Price Management Practice of Medical Service

医疗服务价格管理实务

冯欣 郑大喜 欧凡 主编

U0389741

化学工业出版社

·北京·

内容简介

本书从公立医院的角度出发，探讨如何完善医院价格管理体系、规范价格管理流程及实施数字化转型降低价格行为风险；同时梳理了价格管理工作的具体流程，如新增项目申报、自主定价项目价格制定和调整、医疗收费的考核及评价、医疗服务项目成本测算等，并搜集整理了多家具有推广价值的医院价格管理案例，提出医院改进管理、降低风险及降本增效的建议和措施，对医院具体价格管理工作实务具有很强的实践指导意义。

本书适合各级医疗机构临床医护人员；各级医疗机构管理部门人员，如医保管理、财务管理、价格管理、内部审计等；各大院校公共卫生学院学者、学生等阅读。

图书在版编目（CIP）数据

医疗服务价格管理实务 / 冯欣，郑大喜，欧凡主编. —北京：化学工业出版社，2023.10
ISBN 978-7-122-45002-9

Ⅰ.①医⋯ Ⅱ.①冯⋯ ②郑⋯ ③欧⋯ Ⅲ.①医疗卫生服务-成本管理-研究-中国 Ⅳ.①R197.1

中国国家版本馆 CIP 数据核字（2023）第 253829 号

责任编辑：张 蕾　　　　　　　装帧设计：史利平
责任校对：李 爽

出版发行：化学工业出版社
　　　　　（北京市东城区青年湖南街 13 号　邮政编码 100011）
印　　装：北京科印技术咨询服务有限公司数码印刷分部
710mm×1000mm　1/16　印张 20½　字数 400 千字
2024 年 8 月北京第 1 版第 1 次印刷

购书咨询：010-64518888　　　　　售后服务：010-64518899
网　　址：http://www.cip.com.cn

编写人员名单

主　编　冯　欣　郑大喜　欧　凡

副主编　张伟旋　罗小兰　喻星旻　范阳东
　　　　赵岚岚　余思聪　吴　超

编　委
　　　陈红湛　香港人学深圳医院
　　　陈丽东　汕头大学医学院附属肿瘤医院
　　　陈楚英　汕头大学医学院附属肿瘤医院
　　　陈铃敏　汕头大学医学院附属肿瘤医院
　　　曹湘萍　香港大学深圳医院
　　　丁　慧　深圳市儿童医院
　　　范阳东　广州医科大学卫生管理学院
　　　冯　欣　广东省人民医院
　　　韩冬青　汕头大学医学院附属肿瘤医院
　　　雷亚梅　中山大学附属第三医院
　　　廖　宁　中山大学附属第一医院
　　　罗小兰　中山大学附属第一医院
　　　李湖香　遵义医科大学第五附属（珠海）医院
　　　龙　青　广东省人民医院
　　　李喜秋　香港大学深圳医院
　　　李欣桐　深圳市儿童医院
　　　林思颖　深圳市儿童医院
　　　林　玲　香港大学深圳医院
　　　刘　青　广东省人民医院
　　　刘树奎　广州医科大学卫生管理学院
　　　刘利琼　中山人学附属第一医院
　　　刘庆茜　中山人学附属第一医院
　　　李　妍　汕头大学医学院附属肿瘤医院

欧　凡　广东省人民医院

潘惠珍　中山大学附属第一医院

彭凤婧　深圳市儿童医院

石靖云　遵义医科大学第五附属（珠海）医院

吴抒韵　中山大学附属第一医院

吴晓薇　广东省中医院

吴　超　解放军总医院第五医学中心

吴牡丹　南方医科大学附属南方医院

王　晓　中山大学附属第一医院

王妙君　汕头大学医学院附属肿瘤医院

王　盈　香港大学深圳医院

熊森林　广东省人民医院

喻星旻　南方医科大学附属南方医院

余思聪　广东省人民医院

郑大喜　华中科技大学同济医学院附属同济医院

张伟旋　广东省中医院

张江辉　遵义医科大学第五附属（珠海）医院

赵岚岚　中山大学附属第三医院

周　婷　南方医科大学附属南方医院

朱利辉　深圳市儿童医院

前　言

　　经过新中国成立 70 多年、改革开放 40 多年特别是党的十八大以来的不懈努力，我国建成了世界上最大的医疗服务体系、医疗保障体系。党的二十大报告围绕"推进健康中国建设"作出一系列重要部署，提出"深化医药卫生体制改革，促进医保、医疗、医药协同发展和治理"。

　　医疗服务价格是医疗技术劳务价值的度量衡、医疗资源配置的杠杆，医院运营成本补偿的主要来源，是群众最关心、最直接、最现实的利益问题，关系到群众医药费用负担、医院高质量发展和医保基金承受能力。医疗服务价格项目不仅是医保支付方式改革按疾病诊断相关分组（DRG）、按病种分值付费（DIP）标准制定的基础，还是医保基金监管的重要内容。近年来，医疗保障部门联合卫生健康、市场监管、财政、公安等相关部门，锻造既有力度又有温度的医保基金监管利剑，对粗放管理模式下以重复收费、分解项目收费、超标准收费、串换项目收费、治疗与项目内涵不符、套餐式检查收费、低价项目高套收费、违规收取低值耗材费、虚记多记收费、药品耗材进销存不符、无医嘱无报告收费等方式违规使用医保基金的医院，根据《医疗保障基金使用监督管理条例》、医保服务协议，追回违规使用医保基金，并处罚款，责令该院限期整改，曝光典型案例。

　　医疗服务价格项目是医疗服务收费的基本单元，是医疗服务计价、执行、评价的基础和深化改革的重点、难点。面对繁多且部分内涵边界不清晰、兼容性差，未能统一规范化、标准化要素的医疗服务价格项目，医院价格管理人员和临床医技科室在实务中面临执行难、监管难窘境。《深化医疗服务价格改革试点方案》（医保发〔2021〕41 号）提出："加强医疗服务价格管理队伍及其能力建设；建立分类管理、医院参与、科学确定、动态调整的医疗服务价格机制。"《国家卫生健康委办公厅关于印发卫生健康行业财会监督工作实施方案的通知》（国卫办财务函〔2023〕255 号）要求："建优配强财会监督人才队伍，优化队伍结构，加强人才培养培训，开展医疗、医保、价格、财务、纪检监察、内部审计等医院内部管理部门联检联查日常监督。"医疗服务价格改革深化、外部常态化监管和公立医院高质量发展新形势，对医疗服务价格管理提出了规范化、标准化、精细化、智能化的新要求。在公立医院从"量的积累"转向"质的提升"的关键期，医疗服务价格管理关乎民生福祉、医疗卫生事业健康发展、医改目标的顺利实现，社会关注，群众关切，需要一支政策水平高、业务能力强、作风正的专业队伍来完成。

遗憾的是，医院价格管理机构设置、职能定位、专职管理人员配置、技能培训和人才队伍建设，与精细化管理要求尚有一定差距，行业内指导医院价格管理实务操作的参考书寥若晨星。正是在此背景下，为填补系统性介绍医疗服务价格管理理论、政策、方法和案例书籍的空白，组织长期从事医院成本价格管理理论、政策研究和一线实务操作，熟悉价格政策和医院业务场景、计价流程和环节管理要求的专家学者编写了本书。

本书主要特点如下：一是体系完整，内容丰富。本书涵盖医疗服务价格管理相关概念界定、理论介绍、政策梳理、实务操作和典型案例分析。二是重点突出、破解难题。本书结合实践，对医院价格管理体制、职能定位和人才培养，医疗服务项目技术规范，医疗服务价格项目规范，新增、修订价格项目管理，"技耗分离"，特需及"互联网＋"医疗服务价格项目、价格分类形成与动态调整、价格基础信息维护、收费自查、不合理收费智能监管与风险点防范等重难点进行了详尽介绍。三是深入浅出，便于理解。本书在写作风格上，力求既具有较高理论水平，又通俗易懂，满足不同层次读者需求。四是侧重实务，操作性强。本书针对医院价格管理热点，从实践中提炼价格管理业务场景，辅以大量案例介绍，还搜集整理了多家医院价格管理典型案例，涉及医疗服务价格项目审核、立项申报、政策实施监督管理和工具方法应用，具有较强的操作性和指导性。五是创新性。编写团队倾注心血奉献的理论、政策和实践俱佳的专著，这在业界尚不多见。

医疗服务价格是一项政策性强，融管理、医学、信息化、统计、财务等专业的工作，我国至今仍没有专门的医疗服务价格管理专业。目前医院价格管理工作人员一般是由财务、医务、护理等专业抽离转行，通过师傅带教、自身摸索提升管理能力。希望本书能成为各医院价格管理工作者的入门参考书，提供实用的指导和帮助。医疗服务价格行为来源于医疗行为，合规、合理收费事关临床科室安全运行及发展，临床医护人员对价格政策规定不清楚，是目前医院价格管理工作的难点之一，因此，本书可作为医院临床医护人员了解价格规则和知识的工具书。

编写之际，恰逢《全国医疗服务项目技术规范（2023年版）》发布，各地规范医疗服务收费项目有了最新参考依据，编者也结合新版技术规范对相关实务进行了讲解。本书面向医院价格管理工作人员，也适合对医院价格管理感兴趣的学生、医院管理者、行政管理者、研究者，希望为读者带来启示和益处。因编者水平和时间的限制，本书难免存在不足之处，恳请读者提出宝贵意见，以便我们修订。

编者

2023 年 10 月

目录

第一章

医疗服务价格管理概述

医疗服务价格作为医疗服务市场中重要的经济杠杆和医疗服务成本补偿途径，对患者医疗费用、医院高质量发展以及医保基金使用效率都有着重要影响，也与人民群众切身利益密切相关。作为医院回收合理合规成本的来源，医疗服务项目价格的合理形成与动态调整，是临床正常开展高价值医疗服务的保障。

纵观各地价格政策，存在医疗服务价格管理体系边界不清晰、价格项目规范不统一、价格水平不均衡等问题。各类服务项目中，收费低于成本（医务人员技术劳动价值得不到合理体现）与收费高于成本项目并存。医技诊疗类服务项目价格可涵盖项目成本支出，但护理、手术、中医类服务项目收费总体上不能足额收回成本。筛选比价关系不合理的综合服务、手术类项目，加强医疗服务价格与经济发展水平协同，区域价格衔接、医疗服务价格水平优化，分步分批调整比价关系差异较大项目，是使地区间医疗服务整体价格水平差异符合经济发展情况的必然要求。新技术、新疗法能否及时获批立项准入、定价收费、纳入医保支付，影响创新医疗技术的临床应用；比价关系、价格水平、价格结构合理与否，决定医院所受经济激励；收费是否合规最终决定医院医疗收入是否合理、医保能否回款、成本能否获得适当补偿、医疗费用高低与患者对医疗服务的利用水平。国家实行怎样的医疗服务价格管理体制、如何制定医疗服务价格，能否充分考虑不同项目所需基本人力消耗及耗时、技术难度和风险程度，兼顾地区经济发展状况和同类项目比价关系，直接关系提供医院成本补偿、医务人员激励。各部门、各医院亟须准确把握医疗服务价格管理新要求，推动价格管理机制化、规范化、程序化。

第一节　医疗服务价格管理相关概念界定

从医保支付、医院收费角度看，付费单元和定价单元不直接相关。从付费方式看，医保大力推行按疾病诊断相关分组（Diagnosis Related Groups，DRG）付费、按病种分值付费（Diagnosis-Intervention Packet，DIP），即依诊断的不同、治疗手段的不同和患者特征的不同，每个病例会对应进入不同病组，按一个病组病症严重程度、资源消耗等因素统一打包定价付费标准，保险机构不再按患者在院实际费用（按服务项目）支付给医院，但对病组内各医疗服务项目进行定价仍是基础。对医院收治急诊入院危急症抢救患者、费用极高危重患者，可申请按项目付费方式结算，保证危急重症患者得到及时有效治疗；已在医保经办备案的新技术项目，可暂先按项目付费执行一年后，再根据数据进行测算，修订该病种分组支付标准。从收费方式看，医疗服务价格项目作为计价单元，医保仍会按医疗服务项目定价，医保基金使用飞行检查、大数据筛查、智能审核逻辑规则、违规处罚等常态化监管体系建设仍以按项目收费监管为主，医院仍以医疗服务项目为对象进行成本核算、开具收费票据、设置会计科目和确认医疗收入。定点医院在开展医疗服务后，向医保部门申请费用结算时，提交医保基金结算清单的医疗收费信息（床位费、诊察费、检查费、化验费、治疗费、手术费、护理费、卫生材料费、西药费、中药饮片费、中成药费、挂号费、其他费）数据指标填报口径与财政部、国家卫生健康委统一的"医疗住院收费票据"和"医疗门诊收费票据"信息一致。医疗服务价格管理实行"中央管项目、地方管价格"的政策，按分级管理要求，国家医疗保障局负责规范医疗服务价格项目立项原则，统一项目名称、服务内涵、编码规则等项目要素，编制医疗服务价格项目规范，分批次发布学科项目立项指南；各省级医疗保障部门具体负责设立和调整本地医疗服务价格项目。本节介绍按项目收费相关概念，包括医疗服务价格、政府指导价、市场调节价、价格水平、价格构成、比价关系、医疗收入、收入结构、次均费用、医疗服务项目成本、医疗服务项目技术规范、医疗服务价格项目规范、新增和修订价格项目等。

一、医疗服务价格

医疗服务价格是指医院组织医护人员、仪器设备设施向患者提供医疗技术服务时，按国家或省份医疗保障部门设立的医疗服务价格项目，由医疗保障部门或医院根据项目测算成本、本地经济发展水平和居民承受能力等因素综合确定的单位价格，是医疗服务价值的货币表现，是医院人力、物耗成本的主要补偿来源。

二、计价单元

计价单元是指由医疗服务价格项目编码、项目名称、项目内涵、除外内容、计价单位、价格、计价说明构成的多元素集合体，界定项目内涵外延边界、为测算项目成本测算和定价提供依据。例如，270700003 脱氧核糖核酸（DNA）测序，适用 Sanger 测序、焦磷酸测序及片段分析技术，收费最高不超过 3 位点；330100005 全身麻醉，含气管插管，包括吸入、静脉或吸静复合以及靶控输入，除外内容：喉罩、特殊气管导管，750 元/2 小时，说明：每增加 1 小时加收 125 元，无痛胃镜或肠镜全身麻醉或无痛胃镜、肠镜同时检查全身麻醉，375 元/2 小时。

三、价格项目编码、项目名称和项目内涵

（1）价格项目编码　由多位代表不同含义的数字或字母按照一定规律排列组成。例如，250403066 人乳头瘤病毒（HPV）核酸检测，250403066-a 人乳头瘤病毒（HPV）DNA 检测，250403066-b 人乳头瘤病毒（HPV）分型检测。

（2）项目名称　对医疗服务内容、功能、目的的概括，是价格项目的标准称谓，在医疗服务定价、计价、收费时应用，以国内现行医学教科书中规范的名称或我国临床习惯通用名称命名，表述应当专业、严谨、简洁、规范，便于执行。

（3）项目内涵　对医疗服务价格项目服务范围、内容、功能、目的、方式和手段的具体描述，是固定项目边界、消耗、产出的依据，也是项目计价收费的基础。项目内涵使用"指"（对项目名称的解释）、"含"（表示在服务中应提供的服务内容，这些服务内容不得单独分解收费）、"不含"（后面所列服务内容单独计价）、"包括"（后面所列不同服务内容和不同技术方法，均按本项目同一价格标准计价，但在计价说明中另有规定的除外）进行界定。项目内涵中已含的"基本物耗"原则上限于不应或不必要与医疗服务项目分割的低值易耗品，包括但不限于碘酒、酒精、棉球、棉签、纱布、绷带、检查垫、压舌板、护垫、手术巾、治疗单等。基本物耗列入项目成本，不再单独计价、收费。基本人力投入指直接参与项目实施的医务人员投入，包括人员数量、职级、平均操作时间等。例如，310603001 呼吸机辅助呼吸，含高频喷射通气呼吸机、CO_2 监测，不含持续呼吸功能监测，除外内容：滤网，13 元/小时；330100019 植入式给药装置（输液港）置入术，包括鞘内程控药物灌注泵植入术，鞘内程控药物灌注泵重灌注术，输液港、泵取出术，除外内容：植入式给药装置（泵、输液港）、植入式给药装置专用针（留置针）、药物灌注系统，1200 元/次，说明：取出 600 元；331001027 经内镜消化道病变射频消融术，指内镜下使用射频消融技术治疗胃食管反流病，定价涵盖置入内镜，置入消融电极、消融等人力资源和基本物耗。

四、除外内容

除外内容是指医院开展医疗服务价格项目时，按临床需要使用，除基本物质资源消耗外，市场价格波动较大、用量和规格不可预先确定的可单独收费一次性医用耗材、体外诊断试剂。将嵌入价格项目的试剂、耗材从成本中剥离，可实现技耗分离，按耗材、试剂实际采购价格零差率销售。可单独收费一次性耗材、体外诊断试剂列示在各省份现行医疗服务价格项目目录的各类项目总说明或相应价格项目除外内容。例如，33 手术治疗，说明：手术中所需特殊消耗材料，如特殊穿刺针、特殊导丝、导管、支架、球囊、特殊缝线、钛夹、钛钉、钢（钛）板、扩张器、吻合器、缝合器、固定器、彭氏多功能手术解剖器、防粘连材料、抗菌手术薄膜、可吸收止血材料、生物胶、医用生物蛋白胶、透明质酸钠、生物可吸收医用膜、生物护创膜、胶原蛋白海绵、人工植入体等；330803025 体外人工膜肺（ECMO），除外内容：氧合器、插管、循环管路、离心泵泵头。

五、计价单位

计价单位是指该医疗服务价格项目用于计价、客观反映资源消耗、体现技术劳务价值的基础单位，具体由医疗保障部门在立项时，按符合价格规律和临床实际、便于记录和监管的要求综合确定。例如，项、次、日、半小时、小时、单侧、组、每个部位、每个位点、单肢、每个脏器、每个体位、疗程、照射野、每标本、每视野、每条神经、每个切口、每条肌肉、单眼、单颌、每节间盘、每节椎板等。

六、计价说明

计价说明是指与规范医疗服务价格行为相关、须在项目构成中特别说明的事项。与已开展项目内涵相同并符合以下情形之一的，不单独立项，必要时作为已开展项目的计价说明：①为儿童、婴幼儿、精神疾病重症患者、甲类或乙类传染病患者等特殊群体提供服务时，难度、强度和消耗显著高于向普通群体提供服务；②变更已开展项目服务场景、提供方式、辅助技术等，边际成本或效益特别显著；③不同部位、同一诊疗目的的项目或同一诊疗项目但具备差异化收费标准。例如，11020090300 静脉血栓风险评估与出血风险评估，说明：一个住院过程收费不超过2 次；250700029 染色体拷贝数变异（CNV）检测，说明：高通量测序法。

七、加收项和扩展项

（1）加收项　指同一项目下以不同方式提供或在不同场景应用时，确有必要制定差异化收费标准而细分的一类子项。例如，2304 正电子发射及 X 射线计算机断层显像（PET/CT），说明：使用全景动态 PET/CT 加收 25％；250700035 胎儿染色体非整倍体（T21、T18、T13）检测，nipt-plus 加收 950 元；310800027 脾穿刺术，说明：6 周岁及以下儿童加收 30％。医院采用"手术机器人"等智能化系统辅助骨科、头颈外科、胸外科、心外科、普外科、泌尿外科、血管外科、妇科手术操作的，按劳务价值和设备贡献平衡、收费与功能匹配原则，作为手术价格项目的"加收项"进行收费，按手术项目基准价格为基础上浮一定比例加收。

（2）扩展项　同一医疗服务价格项目下以不同方式提供或在不同场景应用时，只扩展项目适用范围、不额外加价的一类并列子项目，子项目价格按照主项目执行。例如，250403035 病毒血清学试验，包括脊髓灰质炎病毒、柯萨奇病毒、流行性乙型脑炎病毒、流行性腮腺炎病毒、麻疹病毒，25 元/项；340100024 气压治疗，包括肢体气压治疗、肢体正负压治疗，24 元/部位；430000005 微针针刺，包括舌针、鼻针、腹针、腕踝针、手针、面针、口针、项针、夹髓针，25 元/次。

八、政府指导价和市场调节价

政府指导价是指由政府价格主管部门，按定价权限、范围规定基准价及其浮动幅度，指导经营者制定与机构等级、专业地位、功能定位相匹配的价格。市场调节价是指由经营者自主制定，通过市场竞争形成的价格。

公立医院提供的基本医疗服务实行政府指导价，由所属医疗保障部门统一制定项目的最高限价。按照分级定价原则，同一医疗服务价格项目在不同等级医院保持合理价差，如二级医院按三级医院最高限价下浮 10％标准执行。公立医院为满足群众特殊医疗需求而提供的特需医疗服务、立项试行内新增医疗服务价格项目及其他市场竞争较充分、个性化需求较强的医疗服务实行市场调节价。公立医院实行市场调节价项目服务量和费用所占比例，不超过全部医疗服务费的 10％。试行期价格项目按技术难度和风险程度，并参照现行同类项目价格水平合理确定。公立医院实行市场调节价的医疗服务项目由省级医疗保障部门确定，根据医疗市场发展状况、医疗保障水平等因素动态调整，由医院依法自主定价，遵循公平、合法和诚信原则，以测算成本为基础，综合考虑医疗服务项目技术难度、风险程度、市场供求、质量状况等因素，合理定价，并报所属医疗保障部门备案，保持一定时期内价格的相对稳定。

九、价格水平、价格构成和比价关系

（1）价格水平　医疗服务价格水平是一定时期、一定地区或医院所有医疗服务项目的平均价格指标，是以货币表现的基本医疗服务项目价值，包括单一项目价格水平和组合项目价格水平、项目总体价格水平、各类别项目价格水平。在"中共营项目、地方定价"模式下，医疗服务价格水平管制责任在省，设区、市两级医疗保障部门。地方医疗保障部门参考本地经济发展水平、居民承受能力等因素，综合确定价格最高限价水平，各医院可根据地区基准价格浮动，不同地区或不同医院之间医疗服务项目客观上存在收费标准的差异性，即医疗服务价格水平差异。各省市地区生产总值、人均可支配收入、支付能力均有差异，比较医疗服务项目总体价格水平、各类别项目价格水平，可分析本地区价格水平与经济发展水平的相关程度，以便在医疗服务价格动态调整时，综合考虑地区经济发展水平，并通过比价研究及时发现、调整定价不合理项目，加强医疗服务价格区域平衡，使经济发展水平相近、医疗发展水平相当、地理区域相邻地区价格水平保持合理衔接，理顺省级和省内地市项目间比价关系，促进价格同经济发展水平相适应。

（2）价格构成 也称价格组成，指构成价格的各个要素及其在价格中的组成状况。医疗服务项目价格制定应当以价值构成和成本消耗为基础，反映物质资源消耗的补偿和人力新创造价值的分配，涵盖基本人力投入和基本物质资源消耗。例如，种植体植入费（单颗），实现口腔单颗种植体植入，价格构成涵盖方案设计、术前准备、备洞、种植体植入、二期手术、术后处理、手术复查等步骤的人力资源和基本物质资源消耗。乳房下皱襞成形术，指对各种乳房手术后乳房下皱襞形态及位置不满意的手术修整，所定价格涵盖乳房下皱襞皮下组织与胸壁缝合、位置调整以及切开、止血、留置引流、缝合等步骤的人力资源和基本物质资源消耗。

（3）比价关系 指同一市场、同一时期不同商品或服务价格之间的比例关系，反映生产，提供不同商品或服务花费社会必要劳动时间之间的比例关系。医疗服务比价关系是指不考虑频次，各类项目、各级医院、各省或地市间医疗服务价格的比例关系，是价格水平的比较结果，揭示项目人力技术价值实现差异。合理比价要体现总体价格水平与经济水平相当省份相衔接；体现本地水平的重点学科医疗服务价格与发达地区医疗服务价格水平相衔接；大型设备检查治疗价格、常规化验价格与全国偏低的价格水平相衔接；全省各级医院价格水平相衔接；理顺物耗、折旧为主的检查化验费和体现劳务价值的诊察、手术、护理费的比价关系。

十、医疗收入、收入结构和次均费用

（1）医疗收入 指医院开展医疗服务活动取得的收入，包括门急诊收入（挂号收入、诊察收入、检查收入、化验收入、治疗收入、手术收入、卫生材料收入、药品收入、其他门急诊收入）、住院收入（床位收入、诊察收入、检查收入、化验收入、治疗收入、手术收入、护理收入、卫生材料收入、药品收入、其他住院收入）和结算差额。公立医院在为患者提供项目医疗服务时，按现行国家、所在省份规定的医疗服务价格项目以及所属医疗保障部门制定的项目服务价格目录计算确定的金额（不包括折扣）确认医疗收入。公立医院应当在登记的执业诊疗科目范围内，按资质开展业务，建立由单位主要领导负总责、业务科室和职能部门分工负责、协作配合的工作机制，业务科室对提供诊疗服务、检查化验等业务活动的合法合规性、真实性、完整性负责；梳理临床诊疗等业务活动中与获取收入相关的关键环节，规范医疗收入管理流程，依法依规组织医疗收入，各项收入应符合国家的收费政策和院内价格确定、价格执行、合同和资产管理制度，做到应收尽收，既不多收滥收，也不少收漏收，为业务及相关活动开展提供经济保障。

（2）收入结构　指医院开展医疗服务活动取得的各项收入占医疗收入的比例，包括年度门诊收入占医疗收入比例、门诊收入中来自医保基金的比例、住院收入占医疗收入比例、住院收入中来自医保基金的比例、医疗服务收入（不含药品、耗材、检查检验收入）占医疗收入比例，跟踪评价公立医院参与属地医疗服务价格形成与调整，降低大型设备检查治疗价格，合理调整体现医务人员技术劳务价值的医疗服务价格，规范诊疗行为，合理使用药品耗材，优化收入来源情况。

（3）次均费用　次均医药费用增幅（次均医药费用与上一年度次均医药费用之差与上一年度次均医药费用的比值）可衡量患者费用负担水平及其增长情况，包括门诊次均费用增幅和住院次均费用增幅。其中，门诊患者次均医药费用，指门急诊患者平均每次就诊医药费用，简称门诊次均费用，门诊患者次均医药费用＝门诊收入÷门诊人次数；出院患者次均医药费用，指出院患者平均每次住院医药费用，简称住院次均费用，出院患者次均医药费用＝出院患者住院费用÷出院人数。

十一、医疗服务项目技术规范与医疗服务价格项目规范

医院新增医疗服务价格项目以技术准入为先，经医院价格管理委员会审核论证，报省级卫生健康委按医疗服务项目技术规范确认后，方可申报价格项目立项。对于符合法律法规和相关政策规定，尚未列入本省份现行医疗服务价格项目目录管理，省级卫生健康委准许临床应用，技术规范清晰、临床路径明确、服务内容充分、具备执业资格医务人员提供的医疗服务，可申请新增医疗服务价格项目。

（1）医疗服务项目技术规范　《全国医疗服务项目技术规范》是为指导医院规范开展服务，由国家卫生健康委联合国家中医药管理局依据国内现有医疗技术发展水平，按全面、系统、合理、符合临床实际原则制定、统一公立医院允许向患者收取医疗服务费用项目编码、项目名称、项目内涵、使用耗材、基本人力消耗及耗时、技术难度、风险程度、计量单位、资源消耗、说明等相关要素的技术性规范。各地依据《全国医疗服务项目技术规范》，确定本地区医院提供综合、诊断、治疗、康复和中医各类医疗服务收费具体项目。医疗服务项目技术规范的作用在于：促进政府对医疗服务价格行为的监管；维护患者合法健康权益；指导医院科学设置医疗服务价格项目，科学测算成本，体现医务人员技术劳务价值，规范收费行为，促进

经济管理精细化、规范化。

新增医疗服务项目技术规范确认，是指省级卫生健康委对尚未列入《全国医疗服务价格项目规范（2007年版、2012年版)》《医疗机构临床检验项目目录（2013年版)》《全国医疗服务项目技术规范（2023年版)》，以及本省份医疗保障部门已通知试行医疗服务价格项目，经申报医院临床验证、专家论证确有临床价值，拟在本省份内开展试行的项目技术规范申报表（项目编码、项目名称、项目内涵、内涵一次性耗材、低值耗材、基本人力消耗及耗时、技术难度、风险程度、除外内容、计价单位、计价说明）进行疗效、安全性、合规性（项目名称、内涵、除外内容、计价单位、说明等要素）核查。经组织医务、临床、价格等专家审查通过的新增医疗服务项目技术规范，省级卫生健康委向申报医院出具项目技术规范确认意见（申报医院、申报类型、所属学科、编码、项目名称、项目内涵、内涵一次性耗材、除外内容、计价单位、说明、备注、评审结果），医院依据确认结果（同意申报）向省级医疗保障部门申报新增价格项目。省份医疗保障部门以卫生健康委部门准许应用并明确技术规范的医疗服务作为受理审核新增价格项目范围。坚持服务产出导向，积极对接国家医保局下发的各专业价格项目立项指南，按程序将符合条件的技术规范事项转化为医疗服务价格项目。立项指南分批发布，传达未来价格项目管理思路，并与技术规范内项目、现行价格项目进行映射、整合。例如，中医外治、中医（灸法、拔罐、推拿），口腔种植，器官移植环节手术，临床量表评估，辅助生殖，产科、护理等类别的价格项目指南。

《国家卫生健康委 国家中医药局 国家疾控局关于印发全国医疗服务项目技术规范（2023年版）的通知》（国卫财务发〔2023〕27号）要求各地结合工作实际参考使用，完善本地现行相关医疗服务价格项目缺失和不明确的要素内容，标化口径，协商同级价格主管部门，统一行业标准，指导医院规范收费行为；参考《项目技术规范》中的基本人力消耗及耗时、技术难度、风险程度、人力资源消耗相对值等要素，做好行业基础工作，协商有关部门推动理顺医疗服务项目比价关系；指导医院规范申报新增价格项目，科学测算新增项目成本，把好医疗机构申报新增项目规范关；积极推动医院做好成本测算工作，建立体现技术劳务价值的绩效考核体系，加强医院精细化管理。《项目技术规范》中的项目内容包括"项目编码、项目名称（中文）、项目名称（英文）、项目内涵、必需耗材、可选耗材、低值耗材分档、基本人力消耗及耗时、技术难度、风险程度、人力资源消耗相对值、计量单位、特殊情况资源消耗调整系数、说明、收费票据分类、会计科目分类、病案首页费用分类"等17个要素。《项目技术规范》定位为技术工具，所列医疗服务项目是医院按项目提供服务而产生资源消耗的最小计量单元，旨在促进政府对医疗服务价格行为的监督与管理、维护患者合法权益、体现医务人员技术劳务价值，理顺医疗服务比价关系，为科学测算医疗服务成本和绩效管理等相关工作提供技术支持，加强医院经济管理，不作为任何技术准入的前置条件，即纳入《项目技术规范》的项目，各省份卫生健康部门无须进行技术规范确认。医院拟依据自身条件开展《项目技术规范》项目，将试行价格报所属医疗保障、卫生健康部门备案。《全国医疗服务项目技术规范（2023 年版）》在全国各省份的顺利落地，对医院和医保部门来说，可形成沟通医疗与价格间最好的桥梁，让所有相关方有章可循，对统一各省份项目内涵执行口径有重要现实意义。

（2）医疗服务价格项目规范　指对医疗服务价格项目编码、项目名称、项目内涵、除外内容、计价单位、计价说明要素的统一界定。实行全国统一的医疗服务价格项目，是贯彻落实深化医药卫生体制改革精神的一项重要举措，对规范医疗服务价格行为，理顺比价关系具有重要意义。实行统一的医疗服务价格项目后，各级各类医院根据本单位实际情况，在规范确定的项目范围内自主选择能提供服务的具体医疗服务价格项目，不得以任何形式进行分解。各省份执行的《全国医疗服务项目规范》版本包括：《全国医疗服务价格项目规范（试行 2001 年版）》（计价格〔2001〕2020 号），首次从国家层面统一了所有医疗服务价格项目，共计 3966 项，检验项目按不同方法学分别定价；《全国医疗服务价格项目规范（2007 年版）》（发改价格〔2007〕2193 号），由于新技术不断涌现，2007 年三部委发布新增项目 204 项，修订项目 141 项，至此，在全国范围内可收费医疗服务项目共计 4170 项，在项目内涵描述中使用"包括"、在"说明"中使用"酌情加收""分别计价"，涵盖大量价格成本相似的价格项目，诊疗中采用各种内镜治疗的可在原价基础上酌情加收。《全国医疗服务价格项目规范（2012 年版）》（发改价格〔2012〕1170 号，共计 9360 项，框架包括项目编码、项目名称、项目内涵、内涵一次性耗材、除外内容、低值耗材、基本人力消耗及耗时、技术难度、风险程度、计价单位、计价说明），规范项目名称、内涵，对每一项医疗服务项目内涵给予了详细描述，包括操作空间、使用设施、设备及操作步骤，项目内涵统一规范了医疗服务价格项目操作过程中，常规使用的设施、设备，以及提供的技术服务内容（包括操作过程、主要路径、方法或步骤），是制定价格的重要参考依据，增补技术劳务因素，在原有项目名称、内涵、除外内容、计价单位、说明的基础上，增加了"基本人力消耗及耗时、技术难度、风险程度"等内容，使医疗服务项目的技术、劳务和风险具备了相对量化指标。

十二、新增、修订医疗服务价格项目

与新医疗技术、新疗法进入医院临床应用和收费密切相关的新增、修订医疗服务价格项目由医院申报，医疗保障部门受理，会同卫生健康部门审核，基本程序包括项目申报、市级初审、省级审定、国家医疗保障局核准、发布执行等环节。建立全国统一的新增价格项目申报平台，可避免各地重复申报、分解项目申报。新增、修订医疗服务价格项目注重价格项目规范，避免价格项目名称、内涵对医疗技术细节的过度表述。项目审核过程中，针对临床技术细节描述过细问题，为避免临床正常范围内的变通，导致和项目内涵表述不一致而被认定为"欺诈骗保"、价格违法，可对项目表述予以修改；实行兼容合并，拓展现行项目内涵。在受理新增医疗服务价格项目时，对能够通过修订现行项目实现兼容的进行合并处理。

（1）新增医疗服务价格项目 指为促进医疗新技术进入临床应用，按照一定规则和程序，将符合条件，《全国医疗服务价格项目规范》或本省份现行医疗服务价格项目目录尚未覆盖的新医疗技术或新医疗活动，经医院申请（对照现行医疗服务价格项目目录逐一梳理同类相关相似项目，对同类已开展项目进行可替代性分析，说明新增项目的必要性以及同类项目存在的问题和不足），省医保局组织专家评审（经临床验证和专家论证确有诊疗价值、省卫生健康委准许临床使用的，体现技术先进性、经济合理性）、征求社会意见、向国家医保局履行重要事项报告等程序，转化为边界清晰、要素完备的医疗服务价格项目，作为医院服务患者的收费依据和计价单元，包括新设立医疗服务价格项目（《全国医疗服务价格项目规范》和外省医疗服务价格项目目录均未收录项目）、新开展医疗服务价格项目（《全国医疗服务价格项目规范》、国家医疗保障局发布的立项指南或外省医疗服务价格项目目录已收录，诊断或治疗疾病具有明显临床优势和经济优势，且无法通过修订现有项目实现，本省份拟引进并制定政府指导价格的项目）。

（2）修订医疗服务价格项目 指为满足医院改良型创新（诊疗目的、项目提供的服务内容与现行项目一致，因服务场景、提供方式、辅助技术等不同，需增强现行价格项目对医疗技术和医疗活动改良创新的兼容性）收费诉求，对《全国医疗服务价格项目规范》所列项目和在本省份执行的医疗服务价格项目名称、内涵、计价单位、除外内容、计价说明等基本信息进行拓展、调整、分档设立加收标准的医疗服务价格项目。修订价格项目旨在提升现有价格项目对医疗技术的兼容性，以行业主管部门准许应用并明确技术规范的医疗服务作为受理审核新增价格项目的具体范围。坚持服务产出导向，对接国家医保局价格项目立项指南，按程序将符合条件的技术规范事项转化为医疗服务价格项目。其中，技术规范所列医疗服务，现有价格项目可以兼容的，执行现有价格。属于同一医疗服务的不同操作步骤、技术细节、岗位分工的，转化为价格项目时，原则上合并处理，避免过度拆分。属于同一医疗服务以新方式或在新情境应用，资源消耗差异较大的，作为现有价格项目的加收或减收项；资源消耗差异相近的，作为现有价格项目的拓展项，按现有价格项目收费。例如，250309005 血清药物浓度测定，计价说明增加：液相色谱串联质谱法、免疫抑制药物浓度测定加收，以增加方法学和加收形式，实现新方法学应用与现有价格项目的兼容；310902005 纤维胃十二指肠镜检查，增加消化内镜辅助检测加收形式，实现新场景应用与现有价格项目的兼容。

十三、基本人力消耗及耗时、技术难度与风险程度

（1）基本人力消耗及耗时　指完成该医疗服务项目所需各类医务人员数及其操作平均耗时数。耗时一般采用平均时数描述，无法用平均时数描述的，则采用消耗时间的区间来表示。对于有特殊等待时间、制作时间的，则单独列出。例如：经关节镜腕关节松解术，医3护2，平均耗时3小时；病理标本高通量基因变异分析病理诊断，医1技2，平均等待标本固定时间36小时，操作时间8～12小时，测序1～10小时，分析1～24小时，平均诊断时间1.5小时。

（2）技术难度　指根据医疗服务项目技术复杂程度、专业技术所投入培训周期及操作技术含量等因素确定的该医疗服务项目技术操作的相对难易程度。技术难度用数字表示，由低到高，按0～100分赋值，数值越高，技术难度相对越大。

（3）风险程度　医院在向患者提供医疗服务项目操作过程中，患者发生并发症的概率及其可能产生不良后果的严重程度等多种因素确定的相对风险分值。风险程度用数字表示，由低到高，按0～100分赋值，数值越高，风险相对越大。

十四、医疗服务价格项目成本测算与医疗服务项目成本核算

（1）医疗服务价格项目成本测算　指医院结合所属省份医疗保障部门统一设计的《医疗服务价格项目成本构成测算表》样表（包括成本构成具体项目、计算公式和取数来源），按照预计年服务量、每人次摊销金额，对医疗活动项目成本的归集过程。其中，成本构成具体项目包括直接成本和间接费用，直接成本包括人员劳务费（参与完成项目人员、人数、平均耗时、小时工资、福利额、应计金额），内涵一次性耗材、低值易耗品，水电燃料（单位、消耗数量、单价、应计金额），固定资产折旧（房屋、设备名称，原值，折旧年限，使用时间，应计金额），间接费用即管理费分摊。小时工资、福利额(元/小时)＝(上年度卫生健康财务年报"医院收入费用明细表"中的"业务活动费用"项下的"其他经费"中的"工资福利费用"除以该年平均在册医务人员总人数)÷(12个月×22天×8小时)。项目平均耗时指完成该医疗服务价格项目所需的各类医务人员数及预计操作平均耗时；对有特殊等待时间、制作时间的，单独列出。人员劳务费指每人次参加该项目医务人员的人工劳务费，说明各类参加人员的构成（医生、医技、护士及其职称）和相应每小时工资。内涵一次性耗材指该项目应当使用的一次性耗材，计入成本，打包定价，不得单独收费。医疗仪器设备折旧应摊金额＝仪器设备原值÷使用年限÷12个月÷22天÷8小时×设备使用时间；房屋折旧应摊金额＝房屋总造价÷房屋总面积(m²)÷使用年限÷12个月÷22天÷8小时×实际使用面积×实际使用时间。管理费分摊：按上年度管理费用率计算相应项目管理费，管理费分摊＝(劳务费＋材料消

耗＋固定资产折旧费用)×管理费用率。财政补助(财政补助中对项目及医务人员费用的补助,成本合计减项)。医疗服务项目成本测算用于新增医疗服务价格项目申报(附《医疗服务价格项目成本构成测算表》、设备耗材采购凭证)、立项试行新增价格项目试行期自主定价(新增价格项目立项后,两年试行期内由医院综合测算成本、技术难度、风险程度、群众承受能力、现行同类项目价格水平和当地经济发展水平等因素,合理自主制定试行价格,公示并备案)。试行项目继续实施的,试行期届满3个月前,项目申报医院按程序提转正申请,将试行期项目执行情况和实际运行成本报省医保局、省卫生健康委。

(2)医疗服务项目成本核算 指医院为满足医疗服务定价、监管需求,按《公立医院成本核算规范》(国卫财务发〔2021〕4号)、《事业单位成本核算具体指引——公立医院》(财会〔2021〕26号)统一要求,以各科室开展、列入省份医疗服务价格项目目录的医疗服务价格项目为核算对象,归集和分配业务活动中实际发生的各项费用(不包括药品和可单独收费卫生材料),计算出各项目单位成本的过程。医疗服务项目成本核算分两步:先确定医疗服务项目总成本,再计算单个医疗服务项目成本,以某临床服务类或医疗技术类科室二级分摊后成本剔除药品费、单独收费材料费后作为该科室医疗服务项目总成本,按核算条件选择作业成本法、当量系数法、参数分配法(操作时间、工作量、收入等)等分配方法,计算单个医疗服务项目成本。某科室医疗服务项目总成本＝该科室总成本－药品成本－单独收费卫生材料成本。对于多个科室开展的同一类医疗服务项目,将各科室该项目成本按其操作数量加权平均,得出该医疗服务项目院内平均成本。

十五、通用型与复杂型医疗服务项目

(1)通用型项目 指服务均质化、标准化程度、患者认知度、临床使用频率相对较高,可以被医院或医护人员普遍掌握,医院普遍具备开展能力,在大部分临床专业有较成熟应用场景的医疗服务项目。例如,诊察、中医辨证论治费(按医师级别分级定价),以及护理、注射、输液、换药、导尿、清创缝合、床位等费用。

(2)复杂型项目 指服务均质化、标准化程度、患者认知度、临床使用频率相对较低,对医务人员个人能力、医院技术支持体系要求较高,不具备普遍开展条件,在特定专业、学科或疾病应用且不具有广泛应用场景的医疗服务项目。根据手术风险程度、难易程度、资源消耗程度的不同,可以将手术分为四级:一级手术是指风险较低、过程简单、技术难度低的手术;二级手术是指有一定风险、过程复杂程度一般、有一定技术难度的手术;三级手术是指风险较高、过程较复杂、难度较大、资源消耗较多的手术;四级手术是指风险高、过程复杂、难度大、资源消耗多或涉及重大伦理风险的手术。其中,手术风险包括麻醉风险、手术主要并发症发生风险、围手术期死亡风险等。手术难度包括手术复杂程度、患者状态、手术时长、术者资质要求以及手术所需人员配置、所需手术器械和装备复杂程度等。资源消耗程度指手术过程中所使用的医疗资源的种类、数量和稀缺程度。

十六、重复收费、分解项目收费、串换项目收费与超标准收费

医保飞行检查组在检查中发现,部分被检查医院主要存在医保管理问题和重复收费、超标准收费、分解项目收费,无医嘱或无报告收费,串换药品、医用耗材、诊疗项目和服务设施收费,违反诊疗规范过度诊疗、过度检查、超量开药、超医保支付限定用药、串换诊疗项目和将不属于医保基金支付范围的医药费用纳入医保基金结算等违法违规问题;此外,部分医院存在分解住院、挂床住院、低标准收治患者入院、无资质开展诊疗服务,药品、医用耗材进销存不符,未严格执行国家组织药品耗材集中带量采购政策,按 DRG 付费模式下高靠病组、低标准入院等其他违法违规问题,要求当地医保部门对飞检查出问题约谈、责令整改。

《国家医疗保障局关于医疗保障基金智能审核和监控知识库、规则库框架体系(1.0 版)的公告》(2023-05-15)以附件形式提供了规则库框架和医疗服务项目价格管理相关的规则主要包括:重复收费,对医疗服务项目分类与代码中项目内涵有包含与被包含关系或计价说明中明确规定不得另行收费的医疗服务项目进行监管;分解收费,对医疗服务项目分类与代码中应合并收费的医疗服务项目存在拆分为若干收费项目的情形进行监管;超限定单价收费,对医疗服务项目分类与代码中限定单价的医疗服务项目进行监管;手术项目未按规定折价收费,对医疗服务项目分类与代码中手术项目的折价计费情况进行监管;超限定频次,对医疗服务项目分类与代码中有使用频次限定的医疗服务项目进行监管;医用耗材进销存异常,对耗材进销存数据进行监管;医用耗材与医疗服务项目不符,对目录中需要与特定医疗服务项目同时使用的耗材进行监管。

(1)重复收费 指医院对某一项诊疗服务项目超过实际提供数量反复多次收费(做 A 项目,实际收了 A+A1+A2+A3,A1、A2、A3 为 A 的组成部分),或在收取某一项诊疗项目费用时另行收取其内涵中所包含的其他项目和耗材。重复收费以当地现行医疗服务价格项目目录为准,主要形式有将项目内涵的费用另行收费;收取非除外内容的耗材费用(因其成本费用已包含在项目费用内);在收取手术费时将其过程包含的费用一并收取(如开展手术治疗时将手术过程的子手术另外收费)。常见表现形式为收取某一医疗服务价格项目费用数量超过实际提供服务数量。因价格项目目录规定不合理、更新不及时引起的理解分歧,应实事求是分析,属于政策制定不完善的,及时申请调整政策。以"血液透析滤过"为例,该项目价格为330元,而单独的"血液透析"是300元,"血液滤过"是450元,如果既收"血液透析滤过",又收"血液滤过"(共计1080元)为重复收费。

(2)分解项目收费 指医院将一个项目分解为各步骤、过程或内涵组成分别单

独收费（各项目间没有包含关系，但其组合后可以构成一条单独的项目），且单独收费之和大于应收项目费用。例如做 A 项目，收了 A＋A1＋A2＋A3（A1、A2、A3 为 A 的组成部分）。分解项目收费常见于某个项目为多个项目的集合，这几个项目可以单独开展并收费，且其收费之和大于集合项目的情形：不据实收取该医疗服务价格项目费用，而将项目按内涵或步骤（过程）分解为多个医疗服务价格项目收费；收取该医疗服务价格项目费用同时，加收这一医疗服务价格项目内涵或步骤（过程）涵盖的一个及以上医疗服务项目费用。以"血液透析滤过"为例，该项目价格为 550 元，而单独的"血液透析"是 300 元，"血液滤过"是 450 元，如果做了血液透析滤过，收"血液透析"＋"血液滤过"（共计 750 元）是分解收费。

（3）串换项目收费　指医院申报收费的医疗服务价格项目、方法学与实际开展、操作、使用的不符，导致收费、结算金额增加（表面合规的收费）。常见形式为在有多个功能类似但价格不同诊疗项目的情况下，将低价的串换成高价的收费（如将低价方法学检验项目串换成干化学法或其他收费更高的方法），或将非本省份现行医疗服务价格项目目录内项目串换成目录内项目收费。例如，无收费目录套用其他收费目录收取费用（250310054 降钙素原检测，实际使用定价目录外化学发光法，串换按目录内荧光定量法收费）；低价方法学套用高价方法学收费（250304001 钾测定，实际使用离子选择电极法 6 元/项，串换按干化学法 14 元/项收费）。

（4）超标准收费　指医院对所提供的某一医疗服务，超过申报该医疗服务价格项目规定定价标准收取费用的行为。在同一诊疗项目有不同档次收费标准的情况下，多为超标准收费。在尚未通过信息系统进行控制的医院易出现超标准收费，超过最高指导价和该价格项目相关价格加收、减收、折价标准收费。例如，25070300100 化学药物用药指导的基因检测，365 元/个基因位点，第二个基因位点开始每个加收 183 元，最高价格不超过 2012 元。

第二节　医院内部价格行为管理范围

医院内部价格行为管理是指对医院诊疗活动中发生的医疗服务项目、药品和医用耗材等价格行为的内部管理，把价格管理要求融入业务流程控制各环节，加强各类业务场景下医嘱开具、执行、记录和归档等诊疗行为从发生到计价、结算、收入确认的全链条管理，促进业务管理与价格管理深度融合。医院主要负责人对本单位价格行为内部管理工作负领导责任。各业务科室设置兼职医疗服务价格管理工作人员，每个科室（病区）至少设 1 名。医院各临床医技科室要树立法治观念，依法进行计价收费，熟练掌握价格管理各项政策，把握标准、严格执行和操作。在医嘱用语准确、代码规范的基础上，做好标准化医嘱词条或其组合关系和计价项目的一对一或一对多（项目组合）的匹配对照关系，计价项目和可单独收费耗材对照关系，各业务系统按照医嘱执行数量直接归集各项医疗费用，实现费用信息共享。各级医院必须执行全省统一的医疗服务价格项目目录，按目录所列项目编码、项目名称、项目内涵、除外内容、计价单位、说明提供医疗服务，确需新增医疗服务项目的，按相关规定提出申请；严格医用耗材收费管理，明确规定可另行收费的医用耗材，按购进价实行"零差率"销售。医院价格管理负责部门具体组织本单位内部价格行为管理，要从简单的程序性管理，转变为全流程参与，参与新耗材、新试剂、新设备、新项目准入、成本测算、定价和执行跟踪，积极引进信息化技术，大力开展智能监管，规范科室诊疗和收费行为，当好价格行为守门人。

一、医疗服务项目价格行为管理

医院医疗服务项目价格行为管理主要涉及新增、修订医疗服务价格项目管理，获批立项价格项目信息维护（价格项目基础信息维护，分别被对应到门诊收据、住院收据、成本核算、会计科目、病案首页等分类的相应层级科目或项目，医嘱和计价项目匹配对照的价格、医务部门前置准入审核、将标准化医嘱与医疗服务收费项目进行匹配对照，实现医生开具医嘱、按实际执行数量自动生成收费），医疗服务项目成本测算，价格确定、公示、执行，调价，监督检查和绩效考核，价格管理智能化，价格政策文件档案管理等。对已立项实行市场调节价医疗服务价格项目和制剂进行成本测算，提出价格建议，提请医院价格管理委员会讨论确定后执行并进行监管。其中，立项新增价格项目由医院综合成本测算结果、与技术难度、风险程度相近项目比价关系，患者承受能力等因素合理制定试行价格，按程序向所属医疗保障部门备案。

医院信息系统应支持从医生下达医嘱到护士核对，再到药房摆药管理，医嘱执行、费用确认环节的全面电子化管理，使医嘱过程形成一个闭环链路，对医院医疗质量、工作效率和管理效益等产生正向影响。组织清理医院管理信息系统（HIS系统）现行医嘱，经多部门、各学科医护人员论证，对医嘱名称、编码、操作规范进行多维度统一，建立统一规范的医嘱名称和医嘱库，改变长期以来按医生个人习惯下达医嘱模式。医嘱管理主要对医嘱下达、传递和执行等进行管理，提供药品、耗材、诊疗项目等字典及分类检索、编码检索、关键字检索等功能，显示医嘱对应收费项目价格。规范检查检验等项目基本组合收费，统一编码管理，严禁科室未经申请核定擅自设立收费组套，防止各套餐项目间重复收费，减轻百姓就医费用负担，减少医保基金不合理支出。各临床科室要进行医嘱与收费的规范整理，由项目组合费用模板使用科室申请，填写科室收费组套申报表（序号、收费组套编码、收费组套名称、医疗项目编码、医疗项目名称、收费价格、收费数量、收费金额）。诊疗、手术等其他项目可通过完善医院收费系统，建立可自由编辑的个性化模板，方便医生操作。在收费系统设置收费组套时，将组套中的明细项目设置为可勾选状态，允许医生按实际情况灵活选择，减少项目，严禁在收费系统设置为强制组套捆绑收费状态。实施组套收费时，按相关政策规定提供费用清单（医疗服务项目、耗材名称和编码、单价、计价单位、使用日期、数量、金额等），费用清单中列明组套收费明细项目，不得只提供收费组套名称，损害患者知情权。经医务、价格管理部门审核备案，建立电子医嘱与费用匹配的医嘱费用库，必选项目直接提交后按治疗操作执行数量、单位收费，优化电子医嘱流程，从源头防范按医嘱绑定组套计价模板收费模式下，因系统性漏洞和差错带来的潜在重复收费、串换项目收费等风险，有效降低医嘱执行缺陷发生率。标准医嘱库与相应收费项目对照关联，实现医嘱执行和标准化收费一键完成，方便临床计价操作。

医院价格管理部门要加强价格政策宣传培训和自查自纠，让临床医技科室熟悉各价格项目内涵，严格按取得资质和适应证提供适宜的医疗服务，正确执行医药价格政策。上线医疗费用智能审核监控信息系统，将重复收费、超标准收费等智能审核规则引擎嵌入电子病历等医疗业务系统，实现事前提醒、事中监控、事后分析、集中复议闭环管理，辅助管理决策，预警、拦截各种业务场景下因信息传递不准确、不完整、不及时等产生的潜在违规收费风险。病房在为患者办理出院手续时，借助前置费用审核工具，核验是否存在违规收费。接待医疗服务价格咨询，协调科室处理患者对就诊科室的医疗服务价格相关投诉；定期调研并组织相关业务科室讨论医院价格管理存在的实际问题，提出建议；配合相关部门开展医疗服务价格检查；完成主管部门交办的医疗服务成本及价格相关调查和统计，为调整医疗服务价格政策提供真实、可靠的数据。医院要建立健全诊疗规范和诊疗活动管理、价格行为管理制度，严格按批准资质范围开展诊疗活动，明确医务管理、医保、价格等职能部门在医疗活动和诊疗项目价格政策执行方面的监管职责，建立医疗、价格、医保、财务、器械等管理部门对诊疗项目收费联检联查、沟通协调机制，确保诊疗项目收费符合价格项目内涵、计价单位和说明，定期分析诊疗服务过程中存在的潜在执行医保、价格政策风险。比较医疗服务价格调整前后的监测指标数据，分析医疗服务价格调整后，医院在医疗收入结构方面是否得以优化，次均费用变化技术劳务收入增幅，检查和化验收入增幅情况。

医疗服务价格行为管理最主要的工作是新增价格项目管理和价格政策执行监管。新医疗技术是医院提升医疗服务质量和人群健康水平的重要手段，是推进医疗创新和学科发展的重要支撑，科学适宜的定价是医疗技术广泛应用的重要影响因素之一。在立项阶段，医院价格管理部门要指导临床医技科室做好新增价格项目成本测算，提出适合的建议价格，完整准备项目申报佐证资料；在执行阶段，指导科室准确理解项目内涵和适用人群范围，做到计价账目清晰、按医嘱执行情况合理合规收费。将价格管理常见风险点嵌入临床相关业务流程和场景，借助信息系统进行辅助管理，利用大数据分析系统，实现收费价格智能审核。加强各科室项目收费频次和收入结构监测，结合医疗项目成本核算和价格分析，协同争取价格动态调整。以外部收费监管反馈问题为契机，组织医院各部门查找价格违规问题症结，以点带面、以案促改，有效防范价格行为不当所带来的风险。

二、药品和耗材价格行为管理

医院要按药品、器械管理相关法律法规和政策，规范院内药械管理，将主要药品、医用耗材价格纳入主动公开范围，向患者提供有关费用查询服务，提高医疗费用透明度；按所属医疗保障部门要求，坚持招采合一、量价挂钩，做好药品、医用耗材集中带量采购；严格药品、医用耗材进销存管理，严禁设备使用不规范、医疗记录不规范、投放设备后捆绑销售器械、单独收取非价格项目除外内容耗材等问题。国家医保局正在加快推进医保标准化和信息化建设，建立、完善集中统一的大数据全方位、全流程、全环节医保智能监控系统，完善药品、诊疗项目和医疗服务设施等基础信息标准库和临床指南等医学知识库，完善智能监控规则，提升智能监控功能；开展药品、医用耗材进销存实时管理，推进异地就医、购药即时结算。医院价格管理部门要参与药品、医疗设备、医用耗材、试剂的招标采购和价格谈判，以及新技术、新疗法在入院前的收费论证审核，把好对应收费项目准入关。分析药品、医用耗材进销存比对存在的差异，销售数量大于采购数量、多收取费用，药品、医用耗材使用纳入保飞行检查必查清单，药品、医用耗材进销存管理十分重要。药品、医用耗材、试剂使用要注意按逻辑关系，核实是否存在使用与收费异常：①期初库存＋期间入库－期末库存＝期间出库≥实际出库≥收费数量；②期初库存、期末库存：药库账＝财务账；③期间入库数量、金额：药库账＝财务账（序时账）。按期初库存＋期间入库－期末库存＝期间最大可出库≥实际出库≥收费数量（药品、医用耗材、试剂）逻辑，经盘点，使用量不超过可出库量，超出量为异常收费。药品（中药饮片除外）、医用耗材执行零差率销售、不能存在利润，按（收入＋期末资产＋应收）－（支出＋期初资产＋应付）＜0，核查是否盈利、拼余、虚记、多记、串换。

（1）药品价格管理　医疗保障部门管理价格的药品范围，包括化学药品、中成药、生化药品、中药饮片、制剂等。其中，麻醉药品和第一类精神药品实行政府指导价，其他药品实行市场调节价，制定价格应遵循公平、合法和诚实信用、质价相符原则，使药品价格反映成本变化和市场供求，维护价格合理稳定。药品通常由医院内部药学部门按临床科室需求和所在省份招标采购政策要求，统一对外向纳入供应目录中招标采购，满足药品集中带量采购制度，坚持"带量采购、量价挂钩、招采合一"方向，促使药品价格回归合理水平。省级药品集中采购平台上无企业挂网或没有列入本省份集中采购目录的短缺药品，允许医院按规定自主备案采购（报备实际的采购来源、价格和数量）。药学部门以临床需求为导向，负责本院药品统一采购，执行药品购入检查、验收制度。落实国家和省级药品集中采购要求，做好药品集中采购和使用。建立覆盖药品采购、贮存、发放、调配、使用等全过程的监测系统，动态分析药品使用，预估药品使用数量，并实现药品来源、去向可追溯。医院购进药品，应建立并执行进货检查验收制度，验明药品合格证明等标识。由药品库房专人维护药品进销存信息，西药、非饮片中药按实际购进价格"零差率"销售，做好入库、出库记录。医院从正规渠道采购中药饮片（中药饮片范围以药品监管部门的定性为准），按实际购进价格加价不超 25％销售；向患者提供所用药品的价格清单，如实公示其常用药品的价格。

依据相关疾病诊疗规范、用药指南和临床路径合理开具处方，优先选用国家基本药物、国家组织集中采购和使用药品、国家医保目录药品。加大处方审核和点评力度，重点审核处方的合法性、规范性、适宜性，实现安全、有效、经济、适宜用药。临床药师为住院患者提供用药医嘱审核、参与治疗方案制订、用药监测与评估、用药教育服务。在疑难疾病多学科诊疗过程中，临床药师参与指导精准用药。鼓励医院开设药学门诊，为患者提供用药咨询和指导。在医疗服务价格中，统筹考虑药学服务的成本和价值，激励药学人员在促进合理用药、减少资源浪费等方面发挥积极作用。鼓励各地在深化医疗服务价格改革中体现药事服务价值，合理设置药学人员服务收费项目，以多种方式补偿药学服务必需成本。医院配制制剂，应经药品监督管理部门批准，取得制剂许可证；质量检验合格的，凭医师处方在本院使用。经药品监督管理部门批准，医院配制制剂可在指定医院间调剂。医疗联合体内医院间调剂使用临床急需制剂的，调出方、调入方和被委托配送方按药品管理相关规定，记录配送数据，制剂调剂使用相关费用由调入方、调出方按合同约定结算方式结算，凭医疗门诊收费票据、银行结算凭证及时入账；调剂制剂仅限于调入方临床凭医生处方开具，按制剂说明书规范使用，不得转售。医院炮制使用的中药饮片、中药制剂由医院综合同类药品市场价格、制剂配制成本、知识劳务价值、研发等因素，核算后自主定价，公示制剂通用名、剂型、规格、计价单位和价格，按市场供求和生产成本变化调价，符合条件（临床必需、安全有效、价格合理；市场上没有供应品种；医保基金可承受等）的，按程序纳入医保支付范围。结余药品是医院病区药房单剂量摆药、静脉用药调配中心药品集中配置过程中，因药品规格和患者实际用药剂量不一致，个体给药批量配制而产生的药品。鼓励科室实施拆零计费，应拆尽拆，从源头减少结余药品。加强结余药品每月盘点、汇总、登记和入账收回使用形成收益管理，建立结余药品台账，设立结余药品专项资金，纳入财务统一管理，限支出公益性项目，公示报备结余药品专项资金使用，说明支出事由、对象、额度，接受社会监督。

（2）耗材价格管理 医用耗材是指经医疗器械主管部门注册或备案，获得药监部门审批上市的耗材。近年来，我国耗材行业得到较快发展，研发投入不断增加，技术明显进步，临床应用越来越普遍和广泛，在满足患者诊断、治疗、手术、护理等需求方面发挥了积极作用。同时，医用耗材费用在医疗费用中的占比稳步提高，逐步成为参保患者医疗费用的重要组成部分。医用耗材、试剂与药品不同，通常嵌入医疗技术服务之中，与医护人员的操作密切相关。医用耗材价格实行市场调节，经营者根据成本、供求变化等因素自主确定交易价格。医用耗材收费政策大致分为两种：部分一次性使用耗材作为医疗服务价格项目的除外内容，单独向患者收费；部分一次性使用耗材作为成本纳入医疗服务项目收费中（可重复使用耗材按使用次数分摊计入医疗服务项目成本收费）。医用耗材使用科室应根据实际需求，向耗材管理部门提出采购申请。耗材管理部门根据耗材使用科室或部门提出的采购申请，按有关规定，以适当采购方式，确定需要采购产品、供应商及采购数量、采购价格等，并签订采购协议。落实属地高值医用耗材集中带量采购要求，在采购平台上公开交易、阳光采购。对已通过医保准入并明确医保支付标准、价格相对稳定的高值医用耗材，实行直接挂网采购。国家医疗保障局提出，探索体外诊断试剂集采，指导安徽牵头开展体外诊断试剂省际联盟采购。医院要强化耗材采购、存储、院内流转、使用、计价、结算各环节的内部控制，由耗材库房专人录入耗材验收入库，出库价格、数量和科室等信息，控制医疗服务价格项目内涵的不可单独收费耗材成本，做好价格项目价外新品规可单独收费耗材与计价项目的匹配对照。

按照耗材注册证和说明书产品名称、方法学、结构组成、预期用途、适用范围、原理和适用仪器设备，开展诊疗服务。建立医用耗材信息系统，覆盖耗材遴选、采购、验收、入库、储存、盘点、申领、出库、临床使用、质量安全事件报告、不良反应监测、重点监控、超常预警、点评等环节，实现耗材可溯源。妥善保存购入具有较高风险第三类医疗器械原始资料，确保信息具有可追溯性。使用Ⅲ级或植入类耗材时，签署知情同意书。使用大型医疗器械以及植入和介入类医疗器械的，将器械名称、关键性技术参数等信息，与使用质量安全密切相关必要信息记载到病历等相关记录中。医院使用的医用耗材，按采购价格"零差率"销售。引入供应链管理系统和临床二级库房智能货柜，可单独收费耗材消耗信息关联HIS计价项目，以扫码计费解决耗材串换，防范耗材溢库（收费数超出出库数量）。高值医用耗材合理使用不仅依赖于标准化的临床路径制定、执行，医保按病组打包付费下的成本核算、绩效分配指挥棒，还依赖于耗材使用数据监测与质量效果评价措施，院内HIS系统各项子管理系统数据是否联通，耗材管理数据是否与临床诊疗数据关联，是否开展通过临床适应证判断进而影响收费智能化管控。医院价格管理部门要参与新品规耗材入院收费项目审核、准入遴选，做好可单独收费耗材和计价项目的对照维护，公开主要耗材品牌品规、供应企业、价格等信息，会同医务、耗材管理部门，加强高值耗材使用大数据分析，核对耗材入、出库频次、费用记录，建立高值耗材使用点评和异常使用预警机制，开展对医务人员单一品牌高值耗材使用、单台手术高值耗材用量情况监测分析，查处超过规定范围使用耗材多收费、多计或变相多计耗材多收费、串换耗材、套收非价格项目除外内容耗材行为。合理使用直接作用于人体、对安全性有严格要求、临床使用量大、价格相对较高、群众费用负担重的高值耗材，控制费用不合理增长。

医用耗材进销存是医保飞行检查必查内容，调取进销存数据可确定是否有虚计或多计费。耗材期初库存＋入库数量－期末库存≥收费数量，一旦收费数量异常增加，就表明相关耗材存在串换耗材或虚计耗材数量、多计费，找出进销存账实不符背后的原因，改进管理。大量低值耗材不能收费，耗材总收入应小于总支出，可用可收费耗材计算，核查盈利。对于经济实力、运营能力强的医院，为防范将无收费依据耗材靠收费、串换收费，将有收费依据的耗材因执行错误导致的"错收费""漏收费""重复收费"，以及进销存账实不符问题，选择"一物一码＋扫码计费"仍旧是最优解。

（本章撰写人：郑大喜）

第二章

医疗服务价格
管理体制

　　我国实行"中央管项目、地方定价格"的医疗服务价格项目管理体制，在国家统一制定《全国医疗服务价格项目规范》，国家医保局分批发布学科项目规范立项指南，各省市结合测算成本、群众承受能力和经济发展水平制定各级各类医院收费项目具体价格。省级层面统一执行医疗服务价格项目编码和目录，医院开展省份医疗保障部门公布项目目录未覆盖的新医疗技术或新医疗活动需要收费的，必须按规定申请新增立项或修订现行价格项目。省份医疗保障部门未公布实施的医疗服务价格项目，不得向患者收费。省份医疗保障部门统一做好医疗服务价格项目分类与代码、医保标识的导入、更新和维护，报国家医保信息平台确认后印发全区执行；各地市医疗保障部门结合辖区公立医院现行价格政策匹配价格项目目录的项目价格。为加快医疗新技术进入临床使用，满足群众的医疗服务需求，各省份以国家价格项目规范为基础，本省新增医疗服务项目价格管理有关规定，经资料初审、组织专家立项评审、征求社会意见、向国家医保局履行重要事项报告、立项发文、成本调查、集体审议等程序，确定新增部分医疗服务价格项目的正式价格，全省范围内公立医院依据自身条件开展相关项目。医保、检察、公安、财政、卫生健康委等部门围绕医疗保障领域群众反映强烈的违规收费，落实医保基金使用主体责任和监管责任。根据下行检查组移交问题线索和相关医院合理建议，省级医疗保障部门为提高医疗服务价格项目使用效率，逐步形成更好计价、更好执行、更好评价、更能适应临床诊疗和价格管理需要的医疗服务价格项目体系，努力向国家医保局请示、以修订、废止部分医疗服务价格项目。

第一节 医疗服务价格管理相关政府部门职能分工

医疗服务价格与医院、从业人员、医疗技术、药品、医疗器械临床准入、行政许可、规范应用和收费立项密切相关。与医疗服务价格管理相关的政府部门较多,涉及医疗保障、卫生健康、市场监管、财政、公安等。党的二十大报告提出:"深化医药卫生体制改革,促进医保、医疗、医药协同发展和治理。"各部门在医疗、医保、医药方面加强制度、政策衔接,协同提高医疗资源使用效率。按医疗行业综合监管部门职责分工,医疗保障部门负责组织制定和调整药品、医疗服务价格和价格目录,制定药品和医用耗材招标采购政策并监督实施,会同银行保险监管部门按职责监督管理纳入医保基金支付范围内医院相关服务行为和医疗费用。卫生健康行政部门依法负责医院和医疗服务全行业监管,加强医疗服务质量、安全和行为监管,负责医院、医务人员、医疗技术、大型医用设备行政审批、监管,牵头开展医院运行监管和绩效考核。市场监管部门负责医疗行业价格监督检查。中医药管理部门负责中医医院、中医医师、中医服务监管。药品监管部门负责药品、医疗器械行政审批和监管,执业药师管理。发展改革部门会同人民银行负责社会信用体系。财政部门负责落实对符合区域卫生规划的公立医院基本建设和设备购置、重点学科发展等政府投入,开展财务和专项资金监管;依职责对医保基金使用管理情况进行监督,协助完成医疗收费电子票据查验等。审计部门依法对医院开展审计监督。公安部门依法查处打击各类欺诈骗保等犯罪行为。

此外,国家和省级医疗保障行政部门组织实施对定点医院进行不打招呼、直奔现场的医保基金使用飞行检查。医疗保障部门建立与财政、卫生健康、市场监管、中医药等相关部门的沟通机制,加强协调配合,必要时联合相关部门开展突击性飞行检查。飞行检查组来自多部门、多领域,专业复合化程度较高,组内一般设立政策、医疗、信息、财务等若干小组,实现区块化、规模化、集中化协同作战。卫生健康、中医药、市场监管、药品监管、审计等部门按职责分工,落实相关监管责任,加强医药服务价格监督检查,治理乱收费现象,切实维护患者合法权益。《国家医保局 财政部 国家卫生健康委 国家中医药局关于开展 2023 年医疗保障基金飞行检查工作的通知》(医保发〔2023〕22 号)要求:"聚焦重点,选定医学影像检查、临床检验、康复三个领域作为检查重点,检查 2021—2023 年医保基金使用和管理情况,通过彻查医保领域各类违法违规行为,压实定点医院合理规范使用医保基金的主体责任,促进医药行业健康有序发展,提升群众看病就医获得感。针对定点医院,检查内容包括医保内控管理情况,财务管理情况,药品、耗材集中带量采购执行情况,全国统一的医保信息业务编码、医保基金使用过程中涉及的医疗服务行为和收费行为。针对飞行检查发现典型突出问题背后的体制障碍、机制缺陷和制度漏洞，在信息化、制度化、规范化上下功夫，全面提升医保基金管理水平，强化医保对医疗、医药的引领促进作用，推动医院建立健全医保基金使用相关的内部管理制度，主动管好用好群众的看病钱、救命钱。"2024年医保飞行检查聚焦重症医学、麻醉、肺部肿瘤、检查、检验、康复理疗等重点专科和医保基金使用金额大、存在异常变化的药品耗材。

一、医疗保障部门

各级医疗保障部门负责监督医院纳入医保基金支付范围的医疗服务行为、医疗费用，国家医疗保障局监督指导全国医保基金使用监管，省级医疗保障部门监督指导本行政区域内医保基金使用，地市级以下医疗保障部门落实监管任务。

（1）国家医疗保障局　组织制定药品、医用耗材价格和医疗服务项目医疗服务设施收费等政策（对各省份新增、修订医疗服务价格项目提供窗口期指导意见），建立医保支付医药服务价格合理确定和动态调整机制（指导地方动态调价），建立价格信息监测和信息发布制度；制定药品、医用耗材招标采购政策并监督实施，指导药品、医用耗材招标采购平台建设；制定定点医药机构协议和支付管理办法并组织实施，建立健全医疗保障信用评价体系和信息披露制度，监督管理纳入医保支付范围内的医疗服务行为和医疗费用，依法查处医疗保障领域违法违规行为。

（2）省级医疗保障局　组织制定全省药品、医用耗材价格和医疗服务项目、医疗服务设施收费等政策，建立医保支付医药服务价格合理确定和动态调整机制（负责部省属公立医院医疗服务价格调整，并作为重要事项上报国家医保局）；制定全省药品、医用耗材招标采购政策并监督实施，指导药品、医用耗材招标采购平台建设；制定全省定点医院协议和支付管理办法并组织实施，监督管理纳入医保支付范围内的医疗服务行为和医疗费用，依法查处医疗保障领域的违法违规行为。

（3）设区市医疗保障局　组织制定全市药品、医用耗材价格和医疗服务项目、医疗服务设施收费等政策，建立医保支付医药服务价格合理确定和动态调整机制（具体负责各县市区公立医院医疗服务项目价格制定和调整，并报省级医保局）；制定全市药品、医用耗材招标采购政策并监督实施，指导市药品、医用耗材招标采购平台建设；制定全市定点医院协议和支付管理办法并组织实施，监督管理纳入医保支付范围内的医疗服务行为和医疗费用，依法查处医疗保障领域违法违规行为。

二、卫生健康部门

卫生健康部门负责加强医院和医疗服务行业监管，督促医院规范诊疗行为。

（1）国家卫生健康委　负责协调推进深化医药卫生体制改革，研究提出深化医药卫生体制改革重大方针、政策、措施的建议；组织深化公立医院综合改革，健全现代医院管理制度，提出医疗服务、药品价格政策建议。制定医院、医疗行业管理办法并监督实施，建立医疗服务评价和监督管理体系。会同有关部门，制定并实施卫生健康专业技术人员资格标准。制定并组织实施医疗服务规范、标准和卫生健康专业技术人员执业规则、服务规范。推进行业内部价格管理，按照《全国医疗服务项目技术规范制订工作规则》，持续完善《全国医疗服务项目技术规范》。做好医疗服务价格成本检测，组织开展全国医疗服务项目技术规范培训。聚焦医院运营管理，健全风险防范长效机制，推进公立医院经济管理提质增效。

（2）地方卫生健康行政部门　地方卫生健康行政部门依职责对辖区内公立医院价格管理进行指导、考核和检查，控制医院价格管理质量，建立医院价格管理责任追究制度，对违反价格管理规定的行为给予通报，并按有关规定处理。

三、国家市场监督管理总局

国家市场监督管理总局负责组织和指导市场监管综合执法工作，推动实行统一的市场监管。监督管理市场秩序，拟订有关价格监督检查、反不正当竞争的制度措施、规则指南，组织实施商品价格、服务价格检查。组织指导查处收费违法违规行为（未纳入医保基金支付范围医疗违规收费）和不正当竞争行为。

四、国家药品监督管理局

国家药品监督管理局负责药品、医疗器械注册管理，包括组织拟订并监督实施国家药典等药品标准、技术指导原则，拟订并实施药品注册管理制度。组织拟订并依职责监督实施药品生产质量管理规范，组织拟订并指导实施经营、使用质量管理规范。组织拟订医疗器械标准、分类规则、命名规则和编码规则并监督实施；组织拟订医疗器械注册管理制度并监督实施，承担有源医疗器械、体外诊断试剂注册、高风险有源医疗器械临床试验审批；组织拟订并依职责监督实施有源医疗器械、无源医疗器械生产监管制度和生产质量管理规范，组织拟订并依职责监督实施体外诊断试剂及临床检验器械的生产监管制度和生产质量管理规范。

五、国家中医药管理局

国家中医药管理局主要负责拟订中医药和民族医药事业发展战略、规划、政策和相关标准，起草有关法律法规和部门规章草案，参与国家重大中医药项目的规划、组织实施。承担中医医疗、预防、保健、康复及临床用药等的监督管理责任；监督和协调医疗、研究机构的中西医结合工作，拟订有关管理规范和技术标准。承担保护濒临消亡的中医诊疗技术和中药生产加工技术的责任，组织开展对中医古籍的整理研究和中医药文化的继承发展，推动中医药防病治病知识的普及。

（本节撰写人：郑大喜）

第二节　医疗服务价格形成及调整机制

政府在制定医疗服务价格时，其重要依据是医疗服务成本。公立医院的收入仅靠政府提供财政补助是远远不够的，公立医院运营发展需要一定的资金支持。因此，有必要在能够提高医疗服务质量、促进公立医院的发展、提升社会公众的满意度基础上，进行医疗服务成本分析和建立基于医疗服务成本的医疗服务价格体系。

一、医疗服务成本

医疗服务成本是指医疗机构在提供医疗服务过程中所消耗的物化劳动和劳动总和的货币表现。在医疗服务中，资源消耗主要包括各种医疗人力资源成本，如工资福利和补贴；物力成本，如房屋、医疗器械设备等固定资产折旧、药品和医用耗材成本等；财力成本，如资金成本、管理成本和一些其他间接费用支出等。考虑到成本的经济属性，医疗服务成本项目一般包括人员经费、卫生材料费、药品费、固定资产折旧费、无形资产摊销费、提取医疗风险基金、其他运行费用等7大类。

二、医疗服务项目成本的范围及其核算

医疗服务项目成本核算是指以各科室开展的医疗服务项目为对象，归集和分配各项费用，计算各项目单位成本的过程。医疗服务项目成本核算对象是指各地医疗服务价格主管部门和卫生健康行政部门、中医药主管部门印发的医疗服务价格项目，不包括药品和可以单独收费的卫生材料。医疗服务项目应当执行国家规范的医疗服务项目名称和编码。根据医疗服务成本核算的目的不同，医院成本核算可分为医疗业务成本、医疗成本、医疗全成本和医院全成本四类核算内容。

三、医疗服务项目成本核算方法

常用的医疗服务项目成本核算方法有两种，具体内容如下。

（1）作业成本法　是一种通过对所有医疗服务作业活动进行追踪动态反映，计量作业和成本对象的方法，能够评价作业业绩和资源的利用情况。该法以医疗服务作业为中心，以医疗服务成本动因为分配要素，其指导思想是"医疗作业消耗资源，医疗服务消耗医疗作业"。

在医疗服务计算中，"作业"是指服务的完成或者种方式的医疗服务活动行为，包括医疗服务提供过程中的各个工序或环节，例如诊疗、手术（消毒、操

查)、护理等行为都可以视为作业。成本动因是对导致医疗服务成本发生的事项或活动的度量。

（2）加权平均法　指医院内不同临床服务类科室、医疗技术类科室在开展相同的医疗服务项目时所发生的，各科室实际医疗服务成本不同，但可以采用加权平均的方法，赋予不同科室的相应成本权重，从而计算出院级医疗服务项目成本值。

在进行医疗服务项目成本核算之前，医院应对其进行成本分析。通过医疗服务项目成本分析，能够帮助主管部门和医院管理者及时、准确了解医疗服务项目成本状况，进而促进医疗服务质量提升，提高医院管理水平。另外，通过医疗服务项目成本核算，能够计算出各项医疗服务的实际消耗和支出。通过核算，医院之间可以形成比价，从而发现问题，寻找医疗服务资源优化的路径，达到控制医疗服务成本的目的，并且使医疗资源消耗得到应有补偿，实现医院健康良性发展。

以临床服务类科室为例，临床服务类科室分为门诊和住院两类，根据不同类型科室的业务特点，结合其执行的医疗服务项目划分作业。例如，门诊类科室因其主要业务为挂号、诊疗及治疗。对应上述业务，门诊类科室作业主要划分为"分诊""诊断"和"综合治疗"。如果门诊业务包含检查行为，则划分作业时应增加"检查"作业。住院类科室主要业务为诊疗、护理、治疗和检查，对应上述业务，住院类科室作业主要划分为"医生查房""医生交接班""医生开医嘱""护士交接班""护士扫床""病房治疗"和"床位使用"。

医技类科室按照业务特点分为手术类、检验类、放射类、检查类、麻醉类等。根据不同类型科室的业务特点，结合其执行的医疗服务项目划分作业。例如手术类科室作业主要划分为"术前准备""术中操作""术后处理（监测）"和"录入收入计费单"。检验类科室作业主要划分为"取材""标本处理""标本接收接种""检测（检验）""后期处理""出报告"和"签报告"。放射类科室作业主要划分为"登记""扫描""照像""辅助检查""出报告"和"签报告"。检查类科室作业主要划分为"登记""检查""综合治疗""出报告"和"签报告"。麻醉类科室作业主要划分为"麻醉操作"和"麻醉恢复"。

上述科室中涉及多个科室共同完成某项医疗服务项目时，可设置"协作"作业，以实现医疗服务项目成本在多个科室间的分配。设置此项作业时，医疗服务项目执行科室不设置，为执行科室提供相关医疗服务的其他科室增设"协作"作业。

我国医疗服务价格实行的是政府指导价和市场调节价相结合的管理方式。医疗服务定价机制是否合理和公正直接关系到提供的医疗服务质量和医疗资源合理配置。

医疗服务定价机制的制定应该遵循四个方面原则：①公平性，医疗服务定价时不能因人而异，对所有人应一视同仁，不能有价格歧视，应体现出公平性。②公开性，医疗服务定价应该公开，公立医院应该在医疗场所的醒目之处公开医疗服务的收费标准和收费项目，能够使患者清楚地知道医疗服务的费用构成和收费标准。③合理性，医疗服务定价应合理，有关定价部门、医院应该依据医疗服务项目成本和市场需求状况来制定收费标准。④竞争性，无论是营利性医疗机构还是非营利性医疗机构，都需面临日趋激烈的市场竞争。比如，非营利性医疗机构提供的特需服务和营利性医疗机构提供的医疗服务，其定价都应该在市场竞争状况的基础上进行，根据市场需求和竞争情况来制定医疗服务收费标准。

医疗服务定价机制的形成要考虑四个方面主要因素，分别是：①医疗服务的成本，公立医院应综合考虑医疗服务项目成本，同类项目比价、经济发展水平、患者承受能力等因素，合理制定相关项目收费标准，包括固定资产折旧、医疗设备、医疗耗材、人力资源成本等。②医疗服务的质量和疗效，公立医院提供的医疗服务应该根据其提供的医疗服务质量和疗效来制定收费标准，包括医疗服务的技术、质量及疗效等。③市场竞争情况，对于符合按市场情况制定医疗服务价格的项目，公立医院可以根据市场需求和竞争状况来制定收费标准，包括医保、患者的支付能力、医疗服务患者可得性、医疗服务的市场需求量等。④有关政策和法律法规，公立医院必须根据有关政策和法律法规来制定收费标准，包括医疗服务价格规范、管理政策和医疗服务项目的收费标准等。医疗服务定价机制的公正合理性、公平性、公开性对于医疗服务的质量水平和医疗资源的合理配置都有重要的影响。公立医院应该根据公平、公开、公正合理、竞争的原则来制定医疗服务的收费标准，以保证医疗服务的质量和疗效，促进我国医疗资源的合理配置。

医疗服务价格形成后，应根据情况的变化，适时进行调整。医疗服务价格动态调整的原则包括：以"医疗服务成本和收入结构变化"为调整的基本点与出发点原则；合理性原则；与当地经济发展水平相适应原则；比价效应原则，以促进分级诊疗；利益相关者协同合作原则。

（本节撰写人：刘树奎　范阳东）

第三节　医疗服务价格的分类形成与分级管理

按医务人员和医院能力、应用场景、服务均质化、标准化程度、临床使用频率等因素，将医疗服务价格项目分为通用型和复杂型项目，按类别进行管理。通用型项目和复杂型项目分别设立调价启动评估指标、阈值，定期开展调价评估。对通用型项目，制定区域统一的政府指导价和不同等级公立医院实施的浮动标准，保持一定时期内价格稳定。对复杂型项目，建立政府指导、医院参与的价格形成机制，尊重市场规律和医生劳务，在医疗成本核算基础上增加调节价格收入额度，对技术难度大、风险程度高、确有必要开展的医疗服务适当体现价格差异。按不同级别医院提供医疗服务水平的差异，对价格进行分级管理，促进分级诊疗。

一、通用型项目政府指导价基准确定与动态调整

对普遍开展、服务均质化程度相对较高的诊察、护理、床位、注射、输液、换药、清创缝合、采血等通用型医疗服务项目，纳入项目目录清单。通用型项目价格以医疗服务项目社会平均成本为基础，以医务人员技术劳务价值为导向制定。调价方法以现行价格为基数，参考医疗服务项目成本及周边城市价格，兼顾群众承受能力，遵循一定涨幅、比价规则，在总量范围内进行调整。基于服务要素成本大数据分析，由医疗保障部门确定各级公立医院和医务人员提供服务合理价格基准，通过动态升降政府指导价，分期分批向价格基准靠拢，逐步探索同城同价。

通用型项目数量不多，但发生频率高、规模大，在整个医疗服务价格体系和医院服务性收入中具有重要地位，明确价格基准，能更好地体现医务人员技术劳务价值。现行政府指导价和价格基准存在差距的，在调价总量范围内动态调整，板块轮动，分步到位，优先调整差距较大项目。参照城镇单位就业人员平均工资、医保基金承受能力和CPI等指标，每两年开展一次调价评估，达到触发标准的，可及时启动价格调整。例如，乐山规定，有以下情况之一的，可考虑本年度启动通用型项目价格调整：①上一年度的城镇单位就业人员平均工资增长率≥10％；②近三个年度城镇单位就业人员平均工资累计增长率≥18％。有以下情况之一的，本年度不启动通用型项目价格调整：①本年度CPI≥3.5％；②上一年度职工医保统筹基金累计结存可支付月数或居民医保基金累计结存可支付月数任意一项＜3个月。通用型项目调价充分考虑群众负担和感受，同一类别通用型项目尽量在同一轮调整中安排，保持项目间合理比价关系。通用型医疗服务项目价格调整要兼顾与周边地域横向比较，形成合理价格梯度。调整后项目价格不超过周边发达地区同等级医院，保持与经济和医疗条件相近区域价格水平的合理协调衔接。

二、公立医院参与复杂型项目政府指导价形成和动态调整

对技术难度大、风险程度高、少数特定专业开展服务均质化相对较低的复杂型项目，由医疗保障部门"定规则、当裁判"，建立上一年度医疗费用、医疗服务收入、医疗成本变化、医保费用、经济发展等相关动态调价评估指标体系，制定项目政府指导价形成规则和动态调价报价规则。对照动态调价触发评估指标体系，经评估，符合启动条件且未出现约束条件的，按程序启动调价，由医疗保障部门向符合条件的医院公告本次调整总量、受理起止时间、接受报价项目范围和要求。例如，乐山综合考虑区域内经济发展水平、医药总费用、医院运行情况、医保基金收支结余、患者承受能力等因素，建立复杂型项目价格动态调整触发评估指标体系。该指

标体系包括患者费用变化、经济社会及卫生事业发展水平、医院运行情况和承受能力等 4 个一级指标，医药费用等 14 个二级指标，医疗费用增长率等 47 个三级指标，并利用"两步百分制"赋权法制定各项指标取值参考区间、分值和计分标准，评分大于 60 分时，可以启动本年度复杂型项目价格调整。

医院依据项目核算成本、实际服务量和技术难度、风险程度，统筹把握调整项目数量和幅度，按报价程序提出专业性意见，深度参与政府指导价形成过程；聚焦技术难度大、风险程度高的医疗服务项目，按规则提出价格建议，优先遴选以技术劳务价值为主项目。医疗保障部门集中受理报价后，在价格调整总量和规则范围内形成价格。以实际服务量为权重计算各有效项目平均报价，按经济性因素和政策性因素确定项目优先次序，在调价总量范围内，将排序靠前的有效报价转化为新的政府指导价。优先调整多年未调整、成本和价格严重偏离等价格矛盾突出的项目，技术难度大、风险程度高、体现技术劳务价值的医疗服务项目，优先调整国家或省级支持发展的重点专科、薄弱专科及儿科、中医类项目；以核算成本为基础，综合考虑经济发展水平相近、医疗发展水平相当、地理区域相邻地区的同一医疗服务项目价格水平，优化医疗服务项目之间和区域之间比价关系。

三、特需和新增医疗服务价格项目医院自主定价

纳入省份公布特需医疗服务项目目录内的特需服务和试行期内新增医疗服务价格项目实行市场调节价，由医院按公平、合法和诚实信用原则和政府制定价格规则，根据测算成本、经济发展水平、患者承受能力、同类项目比价等因素自主制定与医院等级、专业地位、功能定位匹配的价格，价格水平保持相对稳定，提前一周公示相关信息。调价周期不少于 6 个月，并在公布定调价项目、价格 15 个工作日内，将定调价项目成本测算、价格、公示情况及执行时间备案。公立医院实行市场调节价医疗服务收费项目和费用占比，不超过全部医疗服务费的 10%。特需医疗服务在基本医疗服务区域外开设独立区域进行，以明显标识加以区别。

（本节撰写人：刘树奎　范阳东）

第四节　医疗服务价格分级定价与区域间水平衔接

一、区域内医疗服务价格两级管理和分级定价

在管理权限配置上，医疗服务价格项目实行国家和省两级管理，医疗服务价格水平以统筹的市（地级以上市）属地化管理为基础，国家、省级医疗保障部门可根

据功能定位、成本结构、医疗技术复杂程度等，对部分医疗服务项目价格进行窗口期政策指导。各省份对基本医疗服务项目价格实行分级管理，省医疗保障局负责全省医疗服务价格项目新增、修订，部属、省属公立医院基本医疗服务价格制定和动态调整；设区市医疗保障局按规定负责辖区内公立医院基本医疗服务价格制定和动态调整。按省级医疗保障部门公布的医疗服务价格项目规范，统一全市各级各类医院医疗服务价格项目要素，为畅通收费、报销、医疗保障基金监管各环节打下基础。原则上，设区市管公立医院价格不得高于同等级省管公立医院价格；各市要考虑医院等级和功能定位、医师级别、市场需求、资源配置方向、医疗服务成本和质量等因素，落实分级定价政策，既要保持三级、二级、一级医院间的合理价格差距（10%～20%），又要保持省、市、县、基层同级别医院合理梯度价格关系，促进分级诊疗。省管三级公立医院可在省公立医院医疗服务项目最高限价以下，自主确定医疗服务项目价格标准；各市制定市及市以下公立医院医疗服务项目最高限价，具体项目价格不得高于省定最高限价。对注射、输液、换药、检查化验等均质化程度高的通用型项目，逐步探索同城同价，定价不区分医院等级；诊察费、中医辨证论治费等通用型项目，按医师级别分级定价，各级公立医院提供的服务，实行同城同价。复杂型项目按医院价格执行等级评定办法，综合评判确定医院相应的价格执行等级。

省医疗保障局、省卫生健康委发文公布的立项试行新增和修订医疗服务价格项目，在全省公立医院试行，试行期2年。在试行期内，公立医院综合考虑服务成本、经济社会发展水平等因素，自主制定新增项目试行价格，并保持价格稳定。公立医院制定的试行价格，报省、市医疗保障部门备案，县级公立医院经县级医疗保障部门审核汇总后报设区市医疗保障部门备案（附项目名称、临床资质、操作规范、测算成本、执行价格等，附项目成本测算表）。各级医疗保障、卫生健康部门严格督促相关公立医院落实新增价格项目政策，及时发现问题并研究上报。

经医院申报、资料初审、组织专家立项评审论证、立项公示，结合国家医保局批复意见、立项发文、成本调查、集体审议等政府制定价格程序，省医疗保障局、省卫生健康委确定医疗服务项目的正式价格，项目价格为省管公立医院最高限价，不得上浮，下浮不限，全省范围内公立医院依据自身条件开展转正价格项目；各设区市医疗保障制定市管医院最高限价。修订医疗服务项目涉及价格的，根据各级公立医院的功能定位、项目难易程度和资源消耗经济合理性，拉开省、市、县医院价格梯度，保持项目之间合理比价关系。综合考虑区域内经济发展水平、医药总费用、医院运行情况、医保基金收支结余、患者承受能力等因素，省医疗保障局会同省卫生健康委对省级公立医院相关指标进行量化评估，满足触发标准的，按程序启动医疗服务价格动态调整；设区市医疗保障局会同同级卫生健康委评估市级及以下管理公立医院相关指标，按程序启动医疗服务价格动态调整。

医疗服务价格动态调整要继续实行分级定价，充分考虑医院等级和功能定位、医师级别、市场需求、资源配置等因素，合理调节价格差距。例如，市属三级医院执行调整后的最高政府指导价，二级和一级医院按三级医院价格的90%、80%执行。为推进价格省、地市联动和跨区域统筹平衡，实施调价触发评估、确定调价总量、制定或调整医疗服务价格、新增医疗服务价格项目、重点工作任务落实进展、重要医疗服务价格政策调整等价格重要事项，依属地管理和时限，履行报告程序。各设区市医疗保障局重要事项向省医疗保障局报告，特别重大和制度明确要求事项，由地市级医疗保障局向省医疗保障局报告后，省医疗保障局转报国家医疗保障局。各设区市医疗保障局按价格管理权限，在国家医疗保障信息平台医疗服务价格管理子系统中及时上传本统筹区内现行医疗服务政府指导价。

在口腔种植医疗服务收费和耗材价格专项治理方面，新增"种植体植入费"等多项口腔种植医疗服务价格项目并制定政府指导价，部省属公立医院按规定执行；各设区市医疗保障部门按规定项目编码、名称、内涵、除外内容、说明等，制定公立医院相关价格，不得超过省级公布的上限标准。部省属公立医院严格落实口腔种植价格调控要求；各设区市医疗保障部门综合考虑各级公立医院的功能定位、项目难易程度和资源消耗经济合理性，保持项目间合理比价关系，按价区划分、调控目标合理确定项目价格，严格落实以降为主基调的价格调控目标，并拉开三级、二级公立医院价格梯度。各设区市医疗保障部门将拟定的区域内口腔种植项目价格、全流程调控实际费用、符合上浮政策医院等指标，按程序进行重要事项报告。考虑不同地区经济发展水平、医疗服务水平等差异，按规定将各设区市划分为多个价区，设区医疗保障部门按调控目标、实际费用上限、口腔种植医疗服务能力，合理确定当地单颗常规种植医疗服务价格全流程实际费用。

二、地理区域之间医疗服务价格水平合理衔接

从医疗服务价格水平地理区域间平衡、合理衔接角度看，地区间应加强沟通协调，在不超过最高限价基础上，科学合理确定调价幅度。各省份分批动态调整医疗服务项目价格，要同本省经济发展水平相适应，参照本地区平均价格进行动态调整，省级和地市价格合理衔接，经济发展水平相近、医疗发展水平相当、地理区域相邻的地区价格水平保持合理衔接，逐步缩小本省医疗服务项目价格与省区间的价格差距，逐步理顺省级和省内地市医疗服务项目间比价关系，促进本省医疗服务项目价格同全国的经济发展水平相适应，促进医疗技术均衡发展。设区市要结合本地情况，做好医疗服务价格动态调整，平衡好本地区价格与周边地区价格水平，保持毗邻市价格水平大体相当，确保医疗服务价格体系的整体协调。从国家层面对各省份间的价格进行协调引导，也通过加强经济发展水平高、医疗费用负担合理、政策效果好的中心地区与周围邻近省（自治区、直辖市）的合作交流，打破地域壁垒，缩小各

地区间差异，促进我国医疗服务价格区域间的协调发展。

（本节撰写人：郑大喜）

第五节　我国医疗服务价格管理改革思路及历程

为缓解人民"看病难、看病贵"的难题，医疗服务价格在不断改革。2009年新医改以来，医疗服务价格改革充分考虑各地财政压力和患者的经济承受压力，强调公立医院不以营利为目的，在制定价格时以成本消耗为基础，力争做到医疗服务行业健康、良性发展。尽管我国公立医院医疗服务价格改革取得一定成效，但实践中仍存在诸多需要解决的问题。政府希望公立医院能够提供便捷且价廉的适宜医疗服务项目，以满足人民群众的看病需求，充分体现其社会公益性。基于医疗服务项目具有其自身的特殊性和复杂性，若不能及时有效地处理改革中存在的问题，将对新医改的成效产生影响。

一、我国医疗服务价格管理指导思想、思路、原则和特点

（一）医疗服务价格管理指导思想

以习近平新时代中国特色社会主义思想为指导，深入贯彻党的十九大和十九届二中、三中、四中、五中全会精神，坚持以人民健康为中心、以临床价值为导向、以医疗事业发展规律为遵循，建立健全适应经济社会发展、更好发挥政府作用、公立医院充分参与、体现技术劳务价值的医疗服务价格形成机制，坚持公立医院公益属性，建立合理补偿机制，调动医务人员积极性，促进医疗服务创新发展，提高医疗卫生为人民服务的质量和水平，控制人民群众医药费用负担，保障人民群众获得高质量、有效率、能负担的医疗卫生服务。

（二）医疗服务价格管理总体思路

规范管理医疗服务价格项目，建立符合价格规律的计价单元体系。统筹兼顾医疗事业发展需要和各方承受能力，调控医疗服务价格总体水平。探索政府指导和公立医院参与相结合的价格形成机制，充分发挥公立医院专业优势，合理确定医疗服务价格。建立灵敏有度的价格动态调整机制，明确调价的启动条件和约束条件，发挥价格合理补偿功能，稳定调价预期、理顺比价关系，确保群众负担总体稳定、医保基金可承受、公立医院健康发展可持续。强化大数据和信息化支撑作用，加强公立医院价格监测评估考核，确保价格机制稳定运行。坚持系统观念，统筹推进公立医院补偿机制、分级诊疗、医疗控费、医保支付等相关改革，完善激励约束机制，

增强改革的系统性、整体性、协同性，形成综合效应。

（三）医疗服务价格管理的原则

第一，政府主导原则。由于医疗服务市场的专业性、公益性、不确定性等，政府在医疗服务价格领域继续实行指导价为主政策，发挥政府的宏观调控功能。

第二，分级管理原则。各级价格管理部门和卫生行政管理部门要分清职能、各自管理权限与范围。

第三，政府指导价与市场调节价相结合的原则。对预防保健和基本医疗服务价格由政府定指导价，对特需医疗服务由医院自主定价并备案。

第四，可行性原则。制定与卫生健康事业特点相适应的、切实可行的医疗服务价格管理办法和程序。

第五，灵活性原则。医疗服务价格水平要根据国家社会发展、财政状况以及宏观经济形势的变化、成本要素变化和医院运行情况等因素评估后进行动态调整。

（四）医疗服务价格管理的特点

医疗服务价格管理由于其管理主体多样化，管理对象较复杂，与医疗服务本身的特点相适应，其主要特点包括：①专业技术性，医疗服务价格管理者必须能够较好地掌握各类医疗服务的运行规律，才能制定出正确的医疗服务价格。随着国内医疗技术的进步，医疗服务学科分类越来越细化，医疗服务价格项目也越来越多，而且医疗服务价格的影响因素也快速变化，这些都对医疗服务价格管理者提出更高专业性要求。②综合性，正如前文所述，医疗服务项目定价过程中必须综合考虑各方面的影响因素，除考虑成本因素以外，还需考虑医疗服务行业的性质、当地政府的财力、医保体制状况、患者的承受能力、社会经济和医疗技术发展水平、医疗服务行业发展方向等等，因此，医疗服务价格决策过程是一个综合多因素的决策过程。③社会敏感性，由于患者在身体健康受到影响的情况下需要公立医院提供的医疗服务，患者普遍对其应承担的医疗服务价格较为敏感。因此，在进行医疗服务价格管理时，应针对患者普遍要求和疾病规律作适时调整，有成本性定价、福利性定价、复合性定价、事业性定价和突发性价格管理等不同的管理方式。④成本导向性，随着社会的不断发展，特别是公立医院人力资源成本不断提高，加上医疗技术更新换代，新设备、新技术的投入使用，医疗服务的成本不断上升，从而推动医疗服务价格的上涨。因此，在进行医疗服务价格管理时，应正确认识医疗服务成本上升趋势，充分考虑公立医院的难处，给予以其成本导向的财政补偿。当然，在制定医疗服务价格时，不能单单依据医疗服务成本决定定价，还要考虑当地经济社会发展水平和患者的承受能力，由不能过严管制，使医疗事业从业者失去应有的发展动力和提供服务水平的潜力。

(五) 医疗服务价格管理的必要性

当前，在我国，医疗卫生事业被定位为政府举办的带有一定福利性质的社会公益事业，因此为保障其公益性特点，政府有必要对医疗服务价格进行严格管理。其必要性主要体现在以下几方面：①医疗卫生属于社会公益事业，政府应通过财政补助等形式承担公共卫生支出和部分基本医疗费用，同时公立医院仍按行政性事业单位管理，医院的资产属于国有资产，政府应该履行其社会管理者的职责。②保障医疗服务价格公开、公平、公正性。医疗服务价格具有一定的收入再分配职能，政府通过一定的医疗服务价格管理，使普通百姓也能用相对较低的价格享受基本医疗服务，通过有效管理，确保医疗服务价格的公开、公平、公正性。③防止医疗服务价格乱象丛生。尽管大多数公立医院能够严格按照有关规定执行医疗服务价格，但不排除有些医院为了一己私利，置确定的医疗服务价格于不顾，擅自调整甚至大幅提高医疗服务价格，损害了广大患者的利益和社会利益。世界银行在《1993 年世界发展报告》中将政府应对卫生经济干预的理论基础进行归纳："减少贫困是医疗卫生方面进行干预的最直接的理论基础；许多与医疗卫生有关的服务是公共物品，其作用具有外部性；疾病风险有不确定性和保险市场的缺陷是政府行为的第三个理论基础。"

我国各公立医院的主管单位是国家卫生健康委员会（简称卫健委），直接指导公立医院开展业务活动，管理医疗资源要素配置，医疗保障部门对纳入医保基金支付范围的医疗行为和医疗费用进行监管，是目前医疗服务定价的主要负责单位；市场监管部门执行医疗服务价格监管职能，负责开展非医保基金支付范围的医疗行为和医疗费用的检查、监督及价格违法行为的处罚。价格监管部门在开展医疗服务价格检查监督过程中，发现有些医院执行价格增补文件不够及时，甚至有些医院钻政策空子，医疗服务价格在执行过程中就高不就低，故意选择收费高的标准来执行，以上行为都涉嫌价格违规，但是无制度依据可以证明其违规。

二、我国医疗服务价格管理改革历程

医疗服务价格与医保部门、公立医院、医务人员、患者等主体的利益密切相关，因此，其价格的制定受到多种因素的限制。新中国成立以来，我国对医疗服务价格进行了全方位、多轮次项目规范、价格制定和管理。

(一) 计划经济时期的医疗服务价格政策

新中国成立后，在计划经济时期，由于公立医院都是公有或集体所有，政府对公立医院实行实施"统收统支"的财务管理政策。医疗服务实行低价格，公立医院强调自身公益性和社会福利性，其经营目的是以非营利、提高人民的健康水平为目的。1953 年，对公立医院的财政补偿改为"以收抵支、差额补助"；1954 年调整为"全额管理、定额补助"，即核定公立医院收支计划，根据其需要补助差额，结余上交国家财政；1960 年，县级以上医院实行"全额管理、定向补助"，即国家根据医院编制总人数补助"全部工资＋附加工资"的 3％（简称"包工资"）；1979 年实行"全额管理、定额补助、结余留用"。当时，由于国家经济基础薄弱，医疗服务管理制度也不完善，财政压力大，保障医疗服务的能力较弱，实行医疗服务低价格是必然的结果，但价格过低，严重影响了医务人员的工作积极性，不利于公立医院自身发展。加上过度强调群众的承受能力，低价甚至部分医疗服务项目免费被视为社会主义制度的优越性，医疗服务价格持续下降，相较于 1950 年，1979 年的医疗服务价格水平下降了 82％，严重影响了公立医院的良性发展。为了弥补医院收支亏空，政府出台了药品价格的加成政策，该政策虽然在一定程度上弥补了公立医院收入不足的状况，但也为后来出现的"以药补医"现象埋下了隐患。

（二）市场经济时期，新医改实施以前的医疗服务价格政策演变

20 世纪 80 年代，国家实行市场经济体制后，公立医院按照市场经济规律办事，逐步加强财务管理，提高奖金在工资收入中的比重，以此调动医务人员的工作积极性。与此同时，政府财政投入占公立医院收入比重逐渐下降，公立医院的发展更多依靠医疗服务收入。20 世纪 90 年代，考虑社会承受能力，医疗服务价格改革实行"老项目老价格""新项目新价格"的政策，即手术费、挂号费、护理费等既有医疗服务项目，实行价格不变或者调价幅度很小的政策，而对"新药品、新材料、新设备、新技术"等新医疗服务，则实行新价格政策，其营利用于弥补医疗服务部分的亏损，由此公立医院发生了医务人员劳务价格较低、药品耗材结余留归医院补偿亏损、纯医疗业务亏损、大型设备检查检验业务盈利水平高等不良局面。基于此，医生在诊疗时，给患者开大处方、开贵药、多检查、重复检查等现象时有发生，社会大众叫苦不迭，"看病贵、看病难"问题越发严重。当时，国家医疗保障制度尚不健全，公立医院的公益性受到社会的质疑。市场受到国外进口医疗设备冲击，使得医疗设备、医疗服务成本价格都在不断提升，医疗服务价格随之上调。但是，医疗服务价格调整有一定的滞后性，由于有关部门普遍缺乏相应的经济理论及实践经验，调整医疗服务价格的作用不大。

1997 年 1 月 15 日由国务院颁布的《中共中央国务院关于卫生改革与发展的决定》（中发〔1997〕3 号），可以说是我国第一个最高规格的医疗卫生改革制度文件，决定提出完善政府对卫生服务价格的管理，区别卫生服务性质，实行不同的作价原则。2000 年 2 月 21 日，《国务院办公厅关于城镇医药卫生体制改革的指导意见》（国办发〔2000〕16 号）提出，将医院分为非营利性与营利性医院两类进行管理，将医疗服务价格分为三类，分别是政府、非基本和特需医疗服务，并对三类服

务实行不同的作价办法。营利性医疗服务价格放开，依法自主经营，照章纳税；对非营利性医院的收入实行总量控制，结构调整；拉开不同级别医院的医疗服务价格档次，引导患者合理分流。在确定医疗服务价格时，综合考虑财政补助、药品收入、医疗服务收入等多种影响公立医院运营的收支因素，更多体现医务人员的劳务价值，发现不合理适时调整医疗服务价格等。2000年7月，国家卫生相关部门指出医疗服务价格管理形式改革，应充分发挥市场竞争机制作用，取消对医疗服务价格实施的原有定价，实行政府指导价与市场调节价相结合的新政策；进一步下放医疗服务价格管理权限，规定了统一的医疗服务价格目录，制定医疗服务成本测算法；全国医疗服务价格的项目名称及项目内涵统一起来，改进现有的医疗服务价格管理方式，针对主要的医疗服务价格项目向社会进行价格论证会，征求社会各界的意见；加强对医疗服务价格的监管，实行"统一政策、分级管理"的医疗服务价格管理体制。2006年，国家发改委印发了《关于进一步整顿药品和医疗服务市场价格秩序的意见的通知》（发改价格〔2006〕912号），强调合理调整医疗服务价格，在降低药品价格和医院加价率的基础上，继续适当提高体现医务人员技术和劳务价值的医疗服务价格，降低医用设备检查治疗收费标准，认真贯彻落实《全国医疗服务价格项目规范》。

(三) 新医改以来的医疗服务价格改革

国家对医疗服务价格进行管制，对医疗服务价格管理体系不断进行调整，同时考虑其他医疗服务成本。与此同时，建立医疗服务价格管理体系，其中包括从入院开始产生的挂号、治疗、手术等费用，根据不同医院、不同情况进行合理分析，适当调整价格目录，明确区分医院之间的差别，让患者能够根据自身需求进行选择。在管理制定医疗服务价格时，对医院所提供的医疗服务、医疗服务技术以及医疗服务成本进行全面、专业的考核。例如，结合出现治疗检查的高额费用、耗材试剂成本占比高等问题，继而完善医疗服务价格制定制度。

《关于改革药品和医疗服务价格形成机制的意见》（发改价格〔2009〕2844号）提出，改革医疗服务价格形成机制，非营利性医院提供的基本医疗服务由政府制定价格，营利性医院提供的医疗服务和非营利性医院提供的特需服务实行市场调节价。随后制定了《全国医疗服务价格项目规范（2012年版）》，包含9360项医疗服务价格项目。《国务院办公厅关于全面推开县级公立医院综合改革的实施意见》（国办发〔2015〕33号）提出，理顺医疗服务价格，按照"总量控制、结构调整、有升有降、逐步到位"的原则，合理调整医疗服务价格。降低大型医用设备检查治疗、检验价格，合理调整提升体现医务人员技术劳务价值的医疗服务价格，特别是诊疗、手术、护理、床位、中医等服务项目价格。建立以成本和收入结构变化为基础的价格动态调整机制。价格调整政策与医保支付政策相互衔接。根据需要可将价格调整权限下放到县（市），省级相关部门要加强指导。《中共中央国务院关于推进价格机制改革的若干意见》（中发〔2015〕28号）指出：围绕深化医药卫生体制改革目标，按照"总量控制、结构调整、有升有降、逐步到位"原则，积极稳妥推进医疗服务价格改革，合理调整医疗服务价格，同步强化价格、医保等相关政策衔接，确保公立医院发展可持续、医保基金可承受、群众负担不增加。建立以成本和收入结构变化为基础的价格动态调整机制，到2020年基本理顺医疗服务比价关系。公立医院医疗服务项目价格实行分类管理，对市场竞争比较充分、个性化需求比较强的医疗服务项目价格实行市场调节价，其中医保基金支付的服务项目由医保经办机构与公立医院谈判合理确定支付标准。进一步完善药品采购机制，发挥医保控费作用，药品实际交易价格主要由市场竞争形成。

《国家发展改革委办公厅关于贯彻落实推进医疗服务价格改革意见的通知》（发改办价格〔2016〕1864号）提出，推进分类管理、理顺比价关系、改革价格项目管理、推进定价方式改革和加强监管等具体要求，是各地推进改革的重要依据。各地价格主管部门要统一思想、加强领导、高度重视，全面领会改革精神，充分认识改革的重要性、紧迫性和艰巨性，切实增强推进改革的责任感和使命感，准确把握改革任务的核心内容和内在关系，统筹协调、综合施策，积极稳妥推进医疗服务价格改革。《深化医疗服务价格改革试点方案》的通知（医保发〔2021〕41号）提出，从建立目标导向的价格项目管理机制，建立更可持续的价格管理总量调控机制，建立规范有序的价格分类形成机制，建立灵敏有度的价格动态调整机制，建立严密高效的价格监测考核机制，到完善价格管理的支撑体系，全方位、多角度、综合性在全国5个城市组织开展深化医疗服务价格改革试点工作。

可见，新医改以来，政府在推动医疗服务价格改革时，始终考虑各地财政压力和患者的承受压力，强调公立医院不以营利为目的，医疗服务定价以成本消耗为依据，所以上述文件都在医疗服务价格改革方面做出部署。当前，医疗服务价格改革重点体现在：提高医务人员的技术劳务价值，理顺医疗服务价格的比价关系，建立价格动态调整机制，均衡各有关部门或个人的利益。

（四）医疗服务价格项目规范历程

早在2001年，国家计委、卫生部、国家中医药管理局联合印发《全国医疗服务价格项目规范（试行2001年版）》，医疗服务价格项目的名称和编码实现了全国统一，该规范共颁布3966项医疗服务价格项目，既规范了医疗服务价格行为，同时也理顺了医疗服务价格关系。2007年6月，国家发改委等相关部委颁布了《全国医疗服务价格项目规范（2007年版）》新增和修订项目，共新增和修订345个项目，其中新增234项，修订111项。对于新增项目，该规范文件均按项目编码顺序赋予了新的编码。2012年，国家发改委、卫生部、国家中医药管理局联合印发了

《全国医疗服务价格项目规范（2012年版）》，分为综合、诊断、治疗、康复、辅助操作和中医六大类，确定了可收费的医疗服务价格项目共9360项，这些项目成为不可再分解的并且无歧义解释的唯一项目，从源头有效控制新增的医疗服务价格项目。尽管国家层面强调全国统一医疗服务项目，但各地在落实相关政策时还是有所偏差，出现了没有被国家价格项目规范列出的"临时代码"。2021年8月底，全国医疗服务价格项目共13612项，其中国家代码计7884项、地方临时代码计5728项。综合医疗服务类项目，医技诊疗类项目，临床诊疗类项目，中医及民族医诊疗类项目等所有项目都有地方临时代码。2023年9月，国家卫生健康委新发布的《全国医疗服务项目技术规范（2023年版）》，要求各地结合工作实际，完善本地现行相关医疗服务价格项目缺失和不明确的要素内容，标准化口径，积极协商同级医疗服务价格主管部门，统一行业标准，指导医疗机构规范收费行为；参考规范中的基本人力消耗及耗时、技术难度、风险程度、人力资源消耗相对值等要素，做好行业基础工作，积极协商有关部门推动理顺医疗服务项目比价关系；指导医疗机构规范申报新增价格项目，科学测算新增项目成本，把好医疗机构申报新增项目规范关；积极推动医疗机构做好成本测算工作，建立体现技术劳务价值的科学合理的绩效考核体系，加强医疗机构精细化管理。

（本节撰写人：刘树奎）

第三章

医院价格管理职能定位与人才队伍建设

建立价格监管长效机制和防范潜在违规收费风险，对医院价格管理能力和人才队伍建设提出了更高要求。遗憾的是，医院价格管理专业人员配置、教材编写、人才培养远远不能满足繁重的监督检查任务、精细化管理要求，相较于其他管理部门，价格管理队伍专业化程度和业务培训轮次明显不足。部分医院价格管理部门职能定位尚不清晰，专职价格管理人员大多数出身于财务、会计、护理专业，少数出身于医学、卫生管理、经济学专业，专业背景多样，专业能力和素质参差不齐，缺乏技术职称晋升通道，岗位吸引力不足，人员流动性较大，执行监督作用发挥不充分。

明确医院价格管理职能，配置适宜的价格管理专职人员，加强价格管理人才队伍培养建设，是规范医疗收费行为，守住医保基金使用安全底线，增强患者就医获得感、满意度，维护医院、医务人员和患者合法权益的支撑条件。

第一节　医院价格管理职能定位

在公立医院高质量发展和医保基金使用常态化监管新时期，医院价格管理不是简单的程序性管理，而是全流程参与医院运营管理全过程。面对复杂的医疗业务场景、繁多的医疗服务价格项目、不断深化的医疗服务价格改革，价格管理部门还是价格政策的执行者、传播者，也是打通政策"最后一公里"的践行者。

关于医院价格管理部门设置及工作人员要求，《医疗机构内部价格行为管理规定》(国卫财务发〔2012〕64号)明确提出，"医院要加强价格管理部门建设，三级医院应明确负责内部价格管理部门，并由院领导主管，二级及以下医院在相关职能部门中明确价格管理职责。三级医院配备 3～5 名价格管理工作人员；二级及以下医院配备 1～3 名价格工作人员，依据机构规模和医疗服务量可适当增减人员数量。各业务科室（部门）设置兼职价格工作人员，每个科室（部门或病区）至少设 1 名。"

《医疗机构内部价格行为管理规定》（国卫财务发〔2019〕64 号）、《公立医院内部控制管理办法》（国卫财务发〔2020〕31 号）、《关于加强公立医院运营管理的指导意见》（国卫财务发〔2020〕27 号）、《国务院办公厅关于推动公立医院高质量发展的意见》（国办发〔2021〕18 号）、《深化医疗服务价格改革试点方案》的通知（医保发〔2021〕41 号）、《国家卫生健康委　国家中医药局关于在全国范围内持续开展"公立医疗机构经济管理年"活动的通知》（国卫财务函〔2022〕72 号）等，赋予了医院价格管理部门贯彻价格法律法规、参与价格形成和调整、新增和修订价格项目管理、成本测算、价格监督等职能（表 3-1），以经济学视角对拟开展新技术准入评估，确认设备、试剂、耗材和项目严格执行医疗服务价格政策，促进临床医技科室合规收费。

表 3-1　医院价格管理部门主要职能

主要职能	具体内容
贯彻价格法律法规及政策	遵照价格相关法律法规，依法进行价格管理，熟练掌握价格管理各项政策，指导临床医技科室正确执行医药价格政策，按项目内涵、计价单位、说明计价
院内价格管理制度建设	参考国家和属地医保价格政策，结合实际，建立健全院内医疗服务成本测算和成本控制管理、调价管理、新增价格项目管理、价格公示、费用清单、价格自查、价格投诉管理、价格管理奖惩、价格档案管理、价格管理信息化等制度
参与价格合理形成与价格调整	结合价格管理和政策执行中出现的问题、矛盾，上报动态调整医疗服务价格和改进价格管理、医疗服务定价方式建议，为价格动态调整提供决策依据，理顺比价关系和成本补偿机制
新增医疗服务价格项目管理	了解临床拟开展新技术、新方法和新项目，参与新技术、新疗法入院前的收费论证审核，促进新技术进入临床 对科室申报的新增项目进行成本测算审核，同时参考外省市价格，提出价格建议，按规定程序报批 对立项试行新增价格项目组织科室进行成本测算，参考外省市价格，提出建议价格，报医院价格管理委员会审议，进行试行期价格公示并备案 监测新增价格项目试行期开展情况和实际运行成本，在试行期届满规定时间前，按程序提出项目转正申请
价格维护	按属地价格手册和立项新增、修订价格项目，维护院内价表项目，审核科室申请的可收费医嘱诊疗项目和价格项目对照、可单独收费耗材与计价项目对照
实行市场调节价价格项目和制剂价格管理	兼顾市场供求情况，综合考虑项目成本、技术难度、风险程度、适当盈余自主确定市场调节价，并向所属卫生健康行政部门、医疗保障行政部门备案 对制剂进行成本测算，提出价格建议，报价格管理委员会确定后执行并进行监管

主要职能	具体内容
价格公示	以官网、电子触摸屏、电子显示屏、公示栏、公示牌、价目表等,在服务场所显著位置公示常用医疗服务项目、药品、耗材价格,保障患者查询权、知情权
参与招标采购和价格谈判	按注册证、说明书,审核科室申购新品规耗材可单独收费属性和试剂对应设备、方法学、价格项目,参与药品、设备、耗材招标采购、价格谈判
科室调研	定期调研并组织临床医技科室讨论价格管理方面存在的实际问题,并提出建议
价格政策培训	开展价格政策和审计专项检查、飞行检查风险点培训,让兼职价格管理员和科室准确理解医疗服务价格政策,严格计价操作,不多收、漏收
价格监督检查	多部门定期联检联查门急诊、住院患者费用,将检查结果反馈科室,及时纠正不规范收费行为,并将检查结果纳入科室绩效考核
业务流程优化	规范 HIS 医嘱开立和执行,从业务前端确保临床医嘱下达、治疗检查操作执行、费用确认各节点有序衔接,记录完整,使医疗费用经得起各类收费追溯检查
价格投诉处理	接待患者或政府部门转发医院收费方面的投诉,督促相关科室做好投诉事项核实、沟通解释和处理回复,对有效投诉撰写投诉分析报告并提出整改意见
接待检查	接待各级医疗保障行政部门、卫生健康行政部门、市场监管部门和审计等部门开展的价格检查,对照检查组反馈问题,全面梳理、深入分析、分类组织整改

从具体执行层面来看,可以将医院价格管理岗位分为以下两大类。

(1) 侧重事前准入控制的医疗服务项目价格管理 主要工作内容涉及新增价格项目立项申报、成本测算与立项试行期定价,试行期运行情况监测与拟转正项目成本价格调查,组织市场调节价项目成本测算与自主定价,价格动态调整运行情况调查与测算数据上报,可单独收费耗材、临床检验试剂对应价格项目准入控制,科室调研、计价对照、争取政策等。

(2) 侧重事中、事后运行的价格监督管理 主要工作内容包括正确理解、掌握和执行价格政策,依法开展价格管理;掌握医疗服务价格管理相关知识,了解卫生、财会、经济、管理等专业知识和临床医学基础、常见业务场景和环节(医嘱下达、执行,报告和病历归档,匹配收费项目、可单独收费耗材使用),熟悉业务科室开展的医疗服务价格项目内涵、主要成本构成;有良好的沟通协调能力,妥善处理价格咨询、投诉,做好价格政策宣传解释,指导科室正确执行价格政策,并检查各科室价格政策执行情况,纠正不规范收费行为。例如,随着新技术、新方法引入,除存量检验项目外,新增检验项目、检验方法增多,但检验项目价格目录尚未及时新增、修订,医院未及时申报新检验项目,未及时申请调出低效检验项目,检验科室面临实际执行的项目与政策标准不符时,就会面临串换项目风险。为应对此类风险,医院价格监督管理岗位需对相关科室做好价格政策宣传解释,检查并及时纠正串换项目收费,履行监督职能。

第二节　医院价格管理岗位知识结构与能力要求

《医疗机构内部价格行为管理规定》（国卫财务发〔2019〕64号）对医院专职价格管理人员提出了基本要求：①正确理解、掌握和执行医疗服务价格政策，并依法开展价格管理；②掌握基本的医疗服务价格管理相关知识，了解卫生、财会、经济、管理等相关业务知识，熟悉业务科室开展的医疗服务价格项目内涵及主要成本构成；③有良好的沟通协调能力，能妥善处理机构内部价格管理咨询与投诉；④坚持原则，按医疗服务价格管理有关规定，做好价格政策宣传与解释，指导临床医技科室正确执行医疗服务价格政策，并检查各科室执行情况，纠正不规范收费行为；⑤具备初级及以上职称，并每年接受行业专业化培训。

但由于医学专业的复杂性、医疗服务的特殊性，传统价格管理人员对医学专业技术尤其是新技术、新方法学缺乏了解，难以适应新时期价格管理要求。建设一支政策水平高、业务能力强的价格管理专业队伍，是医疗服务价格精细化管理的客观需要，也是社会关注、群众关切的需求。

根据上述要求，从事医院价格管理人员，一般在取得相关专业学历学位证书的基础上（表3-2），拥有相当专业素质（表3-3），才能较好胜任岗位工作。

表3-2　医院价格管理人员综合素质（学历学位指标）

一级指标	二级指标	三级指标
		管理学
		法律法规
		财务管理
	学历：学士、硕士、博士	卫生经济学
		伦理学
		市场营销
		计算机
学历专业背景		…
		了解医疗服务项目原理
		医疗行业特点
		成本核算
		资金预测
	专业（复合背景）：财务管理、医学、计算机	为决策提供依据
		数据分析
		数据可视化
		监督评价

表 3-3　医院价格管理人员综合素质（专业素质指标）

一级指标	二级指标	三级指标
医院战略执行能力	了解医院发展战略	落实、支持医疗技术创新和临床应用
沟通协调能力	患者沟通	妥善处理收费投诉并回复，维护医院和患者合法权益
	院内各部门沟通	收费问题解答、政策宣讲、调研、推进价格政策有效执行
	政府主管部门沟通	反映价格政策执行中的矛盾，参与价格形成与调整，提出建议，争取有利于医院成本补偿的政策支持
分析决策能力	预测政策变化对医院的影响	寻找替代方案，合理弥补收入
	项目调价及执行跟踪	指导临床医技科室准确测算新增价格项目、特需医疗服务项目、制剂成本，提出建议价格，监测项目运行
	成本视角：市场竞争力	熟悉药品、设备、耗材、试剂招标采购法律法规政策，参与议价、谈判，了解试剂注册证检验方法、耗材功能和对应收费项目方法学，事前控制串换项目收费和可单独收费耗材准入风险，降低采购成本
	问题改进与反馈	收集价格成本调查数据，为相关政府部门项目转正和动态调价决策提供参考依据，更好体现技术劳务价值
职业道德要求	患者隐私保护	执业过程中注意保护患者隐私，禁止泄露
	价格合理	价格公示制度
	外部人员往来	
其他	工作流程设计	合业务场景，梳理医嘱下达、操作执行、计价流程，加强价格管理信息化建设，实现费用智能审核，发现、拦截不合理费用，防范、化解执行价格政策风险
	监督评价	建立医疗、价格、财务等多部门联检联查机制。开展医疗服务收费检查；适应医保飞行检查和智能化监管
	文件书写与语言能力	学习价格管理相关理论，掌握医疗服务项目技术规范、价格项目要素，熟悉医疗服务价格分类形成和动态调整政策
	灵活、适应能力	面对动态变化的政策和外部环境，及时适应

医院运营管理给医院价格管理人员提出了"业财融合"的要求，既懂财务知识，又了解医院业务特点、业务信息系统和信息管理系统。目前，医院价格管理人员按专业背景可分为两类：一类是有医学背景，从事过临床工作，医生、护士、技师转为管理人员，了解医院经济运行特点和诊疗业务场景，但价格专业管理中缺乏理论和工具支撑；另一类是没有医学背景的管理类专业人员，不是非常熟悉临床业务场景流程和关键点，对具体业务管理捉襟见肘。为打破医院价格管理人员专业限制，应不断调整价格管理人才结构，特别引进交叉复合型人才，这类人

员有着普通财管方面的背景（如管理学、法律学等），也有了解临床大部分医疗服务项目原理，同时兼顾卫生经济学、伦理学、临床医学等专业知识，为价格政策宣传培训、监督检查和违规判定工作奠定基础。另外，医院价格管理专职岗位日常工作涉及成本核算及大数据分析，良好的计算机技能将帮助岗位人员实现数据可视化、管理高效化。鉴于医疗服务价格政策执行监督检查和医保基金监管具有复杂性、专业性等特点（临床中病情转归变化具有典型的不确定性，诊疗方式复杂多样），偏重于财务专业背景的价格管理队伍能力不足问题凸显，需要更多借助于临床、药学、法律、财务、计算机等多学科知识。

此外，从人才结构上看，医院价格专职管理岗位应包含 3 个层次的人才：即基础型人才、创新型人才、领军人才，多元化学历（学士、硕士、博士）人员的引进是很有必要的。从管理岗位通识来看，一个岗位的组成，需要实施基础工作的人才，也需要创新型人才来推动专科或者某项专业流程的发展（如价格改革政策、价格动态调整等），更需要领军型人才引领管理跨越式发展。

第三节　医院价格管理人才培养与能力建设

在卫生健康行业，人才培养和能力建设是落实国家和属地各项医疗服务价格政策，做好医院内部价格管理的重要保障。近年来，与卫生经济管理队伍建设相关的文件频发（表 3-4），为医疗服务价格管理队伍人才培养提出了新的要求。

表 3-4　医院价格管理人才培养与队伍建设

文件名称	实施重点
《卫生健康经济管理队伍建设方案(2021—2025 年)》(国卫办财务函〔2020〕810 号)	卫生健康经济管理人员基本能力提升；常态化教育培训
《深化医疗服务价格改革试点方案》(医保发〔2021〕41 号)	提升医疗服务价格管理信息化水平；加强医疗服务价格管理队伍建设
《"十四五"全民医疗保障规划》(国办发〔2021〕36 号)	加强医疗保障人才队伍建设
《国家卫生健康委办公厅关于印发卫生健康行业财会监督工作实施方案的通知》(国卫办财务函〔2023〕255 号)	建优配强行业财会监督人才队伍

各医院、各级医疗保障和卫生健康行政部门、省市卫生经济学会、高校应结合医疗服务价格管理能力建设和医保基金使用监管常态化需求，开展价格项目目录解读、新增修订价格项目申报、成本测算、价格调整、医保基金使用监管、违规收费风险点清单等培训，从价格管理理论、政策文件和监管形势解读、实务操作多维

度，提高医院价格管理人员专业水平，着力打造一支讲政治、有正气、懂业务、敢担当、善创新的高素质、专业化医院价格管理人才队伍。

（1）建立培养体系　医院在岗价格管理从业人员已被纳入卫生健康经济管理队伍建设方案，建立健全医院价格管理人才教育培训制度、培养机制和考核评价机制，培训考核情况作为年度考核、岗位晋升的参考，营造人才发展良好环境。

（2）优化人员结构　从专业背景、价值创造、职业化发展、知识能力要求方面看，医院价格管理岗位是和临床业务衔接紧密、带有一定管理职能的专业技术岗位，需要设计专业知识体系。引进与培养并重，招考、选调药学、临床医学、精算统计、信息、法律等专业人员，充实到医院价格管理队伍，是培养一支理论功底深厚、知识结构合理、具备临床医学和成本价格等专业知识的跨界融合、具有团结协作精神的复合型专职价格管理队伍的基础。

（3）提高思想认知　医疗服务价格是重要的民生问题，价格管理岗位责任重、要求高。价格管理人员要提高思想认识，充分认识价格管理工作的重要性、必要性、紧迫性，结合医疗服务价格改革、价格目录项目内涵和计价说明、耗材收费、违规收费风险点案例、费用智能审核、成本测算、价格动态调整、价格成本监测等，更好地将价格政策运用到实际工作中。由于临床业务场景复杂，价格行为的规范化管理不能仅仅依靠为数不多、必要医学专业知识缺乏、停留在收费政策表面显性合规性理解（纠正重复收复、分解收费、串换项目、错收漏收等）的价格管理专职人员，还有赖于分布在价格执行各流程、环节管控。门诊、病房、检验、影像、药剂等临床医技科室业务端规范可收费医嘱下达、执行记录，按价格项目内涵和具体适用情形确认费用，医务、护理、医保、信息、设备、耗材、试剂和病案等职能部门人员的事前准入控制和过程横向协同联动，有效监督检查价格政策执行，防范医保基金结算风险，打造合规收费和医保基金使用"安全闸"。

（4）强化师资团队　遴选价格管理较成功的典型医院价格管理部门负责人和理论基础扎实、专业技能突出、实践经验丰富的业务骨干，组建专业师资队伍，开发医院价格管理培训教材课件，服务全国医院价格管理规范化、标准化培训工作。开展全省、全国医院价格管理实务培训班，强化知识更新，提高业务技能。

（5）完善培养路径　制定和实施医院价格管理人员能力提升培养计划，涵盖价格政策解读、价格管理常见问题处理等内容，有计划、分层次、系统地开展医院价格管理多渠道人才培养，用3~5年时间完成从业人员专业化轮训，全面提升队伍整体能力素质。同时，定期举办医院价格管理政策培训班，以医保飞行检查、审计等发现的当前价格管理领域突出问题和典型案例为切入点，开展专题培训，规范诊疗相价格行为。发挥高端人才引领作用，建立价格管理研究智库，分析和解决实际问题，研究破解价格改革管理难题，提炼总结规律，促进行业发展。结合国家医保局飞行检查契机，邀请地市基金监管业务骨干参加，以案代训，防范发生案例医院同类违规收费风险。

（6）丰富培养模式　采取举办培训班、现场指导、交叉检查等方式，培养科室负责人和业务骨干，提升医院专、兼职价格管理人员工作技能，帮助其准确理解医药收费相关政策，达到自我规范诊疗相关的价格行为目的。推荐价格管理人员积极参加各级卫生健康、医疗保障部门组织的培训、卫生健康经济管理领军（后备）人才选拔培养，提升综合素质、专业技术水平、价格管理和服务能力。为更好地适应价格管理专业发展和高素质复合型人才培养需求，医院可以和高校、行业协会合作，编写基础理论和管理实践相结合的培训教材，在价格管理人员培训课程中增加医疗服务价格改革、卫生经济学、临床医学基础、临床检验基础、病历书写规范、大数据分析、医保付费和基金使用监管、医院经济管理工具方法等课程，医疗相关行业学会、协会等学术团体可以将价格管理纳入重点研究课题，激发医院价格管理人员申报课题或撰写论文热情，增强洞察、分析、解决问题能力，为决策提供参考。医院可为价格管理人员提供交流培训机会，学习新理念、新技能，应用于实践。

（7）注重实践操作　随着监管力度的持续加大，传统重复收费、串换项目等违法违规行为较快下降，医保基金使用违法违规行为更多由显性转向隐性，并呈现出跨地区、电子化特点。建立医院价格管理人员实践基地，增强教育培训的针对性、实效性，让价格管理人员站在医疗活动发生全过程，主动深入临床一线，研究项目内涵，观察医疗服务具体过程、资源消耗，准确判断收费是否合规，是做好价格管理的要义所在。价格管理人员不能仅仅被动接受执行收费价格政策，要主动下沉，实地走访、调研临床医技科室，了解科室业务活动特点、学科发展和新技术、新业务开展需求，共同研究分析、破解价格政策执行难点，查找和补足管理漏洞，提高灵活运用价格政策为医院精细化管理、经济运行服务能力，为临床诊疗收费提供准确依据，通过促进医疗服务项目收费规范和比价关系理顺，充分体现医务人员技术劳务价值。参与新技术立项准入申报，在医务管理部门评估新增项目临床应用价值的基础上，为临床科室新技术开展申请相应价格项目。科室提出新品规耗材、试剂申购和收费对照，必要时可召开院内外专家审核论证会。在整个医疗过程中，通过信息技术对医嘱从下达、转抄、校对，到执行、执行结果和计价进行监控，使医嘱过程形成闭环链路，实施医嘱闭环可追溯管理。从临床需要出发，按循证医学以疾病诊断和治疗为目的，依据病情合理设置、选择组合检验项目，让检验医学为临床疾病诊断、治疗、预后决策提供科学依据。以价格成本和服务量数据为支撑，为医院上报动态调价方案，优化价格、收入结构。

（8）强调跨领域培养　实现价格管理和医学知识的融合，要鼓励价格管理人员主动丰富交叉学科知识。如果要熟悉临床业务，可以经过医疗岗位轮转，培训只是解决了知识转移、知识传递的问题；解决培训课程体系问题，要将"价"和"业"两方面的知识都作为培训体系的组成，将"业"的知识学习和管理实践紧密结合。积极开展科室、医院内部交流学习，通过集中探讨、帮学结对、邀请临床医技科室与价格管理业务骨干研讨方式，加强对价格管理相关临床医技业务知识的学习，提升价格管理专职人员业务水平。

（9）搭建交流平台　对于医院专职价格管理员而言，需要坚持问题为导向，秉承需要什么、解决什么的工作思路，为人才队伍建设以及价格问题提供交流发展的平台，提升价格管理工作人员有关政策精准解读能力，领会价格管理新要求、新任务，解决当前医院价格管理工作人员本领不足、能力不强的问题，提高价格管理水平。对于兼职价格管理员，需要由熟练掌握国家、省价格政策的专职管理人员定期进行院内培训，为所有价格执行链条上的医嘱下达、执行和计价相关岗位提供交流平台，提升各岗位对收费政策的理解、操作技能，增强个人严格遵守价格法律法规、规范诊疗和收费行为、完善记录的自觉性，提升价格治理效能。

（10）促进成果转化　成果转化作为融通创新的一种方式，是促进岗位创新发展的重要标志。为加速价格管理体系的建设，将具有实用性的工作成果转化为现实生产力，是一个个体、一个团队、一个组织实现成果创新价值的体现。基于医院价格管理体系尚在建设、人才队伍结构失衡、人才缺口仍旧明显的现状，促进价格管理团队将优秀管理经验进行积累、沉淀以及呈现，实现价格管理的创新导向和能力迭代，协助完善价格管理体系的构建，为培养更多更优秀的价格管理人员构建知识图谱。

（11）加强人才评价考核　建立科学严谨的评价考核机制，才能客观、准确、公正地反馈价格管理人员的业绩成果。因此，价格管理人才考评要与其他系列的医院管理人员一致，从德、能、勤、绩、廉全面考核履行岗位职责情况。健全人才评价激励机制，发现和推介中青年骨干人才，加快建设高素质行业价格管理人才队伍。

（本章撰写人：郑大喜　余思聪）

第四章

医疗服务价格
行为监督管理

为合理控制医疗服务价格，保护医院合法权益，切实维护人民群众健康和改善民生，需要构建严密有效的医疗卫生服务价格综合监督管理体系，进一步改革医疗服务行为的监管观念、体制机制与管理手段，从强调事前审查转为强调事中、事后的全方位全流程监督，从过去单个监督对象转为整体监控对象，由过去主要采用行政管理监督措施，转为统筹采用行政管理、制度立法、经济和科技等各种管理手段，进一步强化对医院服务行为的收费价格监管，为落实全面健康中国战略、全方位全周期保护人民健康提供了强大保证。

本章主要阐明医疗服务价格行为监督的政策体系脉络，在此基础上讨论医院如何结合制度与实际情况，搭建价格监管体系，扎实做好医疗服务价格日常监督管理；加强医疗保障基金使用监督管理，做好医保基金监管与医疗服务价格机制协同工作；完善医疗服务价格自查方法，规范收费行为，维护患者与医院的合法权益；运用社会监督手段，促进价格监管能力和水平，同时列举实例说明医保基金飞行检查要点及迎检措施。

第一节 医疗服务价格行为的政策依据

医疗服务价格是医院提供医疗服务项目的收费标准。医疗服务项目包括诊疗项目目录、医疗服务设施目录，其中诊疗项目是指医院救治患者时所使用的临床治疗、检查等项目；医疗服务设施是指由医院提供的，在诊断、治疗和护理过程中必需的服务设施。价格目录是根据各地市经济发展水平和居民的承受能力等来确定的。

一、医疗服务价格政策规定

除《全国医疗服务价格项目规范》，多个省份印发了供辖区内公立医院执行的医疗服务价格项目目录。例如，《天津市医疗服务项目价格目录（2021年版）》（津医保局发〔2021〕93号）、《辽宁省公立医疗机构医疗服务项目最高限价》（辽医保发〔2021〕10号）、《山东省公立医疗机构医疗服务项目价格（2023年版）》（鲁医保发〔2023〕7号）、《江苏省医疗服务价格项目目录（2022年版）》（苏医保发〔2023〕41号）、《浙江省省级公立医院医疗服务价格项目汇总表》（2023-03-31）、《广东省基本医疗服务价格项目目录（2021年版）》（粤医保发〔2021〕20号）、《山西省公立医疗机构医疗服务项目价格（2020年版）》（晋医保发〔2019〕63号）、《河北省城市公立医院医疗服务价格项目（2022年版）》（2023-04-24）、《河南省医疗服务价格项目规范》（2023-03-01）、《安徽省医疗服务价格项目目录（2022年版）》（皖医保发〔2022〕5号）等。医院新增医疗服务价格项目按国家有关规定和所属省份《新增医疗服务价格项目管理办法》申报，推动创新医疗技术及时应用，满足群众就医需要。

二、医疗服务价格行为政策依据

医院医疗服务价格行为应当贯彻有关法律法规制度，遵守《中华人民共和国价格法》（以下简称《价格法》）、《明码标价和禁止价格欺诈规定》（国家市场监督管理总局令第56号）等有关条款和医疗服务价格的相关规定，依据规范的项目编码、项目名称、项目内涵、除外内容、计价单位、收费标准等有关规定进行医疗服务，并保证相应的服务内容和服务质量，切实加强价格自律监督与管理，自觉维护医疗服务价格秩序和公众权益，防止价格违法行为。

（一）法律法规

1.《中华人民共和国价格法》

公立医院是提供有偿医疗服务的法人，属于"经营者"，须严格遵循《价格法》的相关规定。根据《价格法》，价格的确定必须遵循价值基本规律，多数产品和服务价格采用市场调节价，极少数采用政府指导价或政府定价。我国鼓励和促进公平、公开、合法的竞争，维持正常的价格秩序，对价格活动实施管理、监测和必要的调控。经营者从事价格活动，必须遵守法律、法规，严格执行依法制定的政府指导价、政府定价和相应的价格干预、应急措施。产品售价和服务价格，除实施政府指导价或政府定价外，实施市场调节价，由经营者按照《价格法》要求自主确定。

场供求情况为依据。对触犯《价格法》的行为，包括不执行政府指导价、政府定价及法定价格干预手段、应急举措等的，责令改正，没收非法获利，可能并处违法所得五倍以下的罚款；未有非法收益的，也可能处以罚款；情节严重的，责令停业整顿。

2.《价格违法行为行政处罚规定》

为了依法惩治价格违法活动，维持正常的价格秩序，保护广大消费群体合法权益，依照《价格法》的相关规定，国家制定了《价格违法行为行政处罚规定》（中华人民共和国国务院令〔2010〕第585号）。依照该规定，县级以上各级政府的价格主管部门依法对价格活动实施监督检查，并依法决定对价格违法行为的行政处罚。其中第九条明确：经营者未实行政府指导价、政府定价的，有下列情况之一的，责令改正，没收非法获利，并处违法所得五倍以下罚款；无违法所得的，处五万元以上五十万元以下的罚款，情节严重的处五十万元以上二百万元以下的罚款；情节特别严重的，责成停业整顿。①超出政府指导价浮动幅度制定价格的；②高于或者低于政府定价制定价格的；③擅自制定属于政府指导价、政府定价范围内的商品或者服务价格的；④提前或者推迟执行政府指导价、政府定价的；⑤自立收费项目或者自定标准收费的；⑥采取分解收费项目、重复收费、扩大收费范围等方式变相提高收费标准的；⑦对政府明令取消的收费项目继续收费的；⑧违反规定以保证金、抵押金等形式变相收费的；⑨强制或者变相强制服务并收费的；⑩不按照规定提供服务而收取费用的；⑪不执行政府指导价、政府定价的其他行为。

3.《中华人民共和国社会保险法》

按照《中华人民共和国社会保险法》，国家建立基本养老保险、基本医疗保险、工伤保险、失业保险、生育保险等社会保险制度，对社会保险基金实施严格监督管理，并明确了国务院和各省、自治区、直辖市政府都要建立健全社会保险基金监督管理机制，以保障社会保险基金的安全、有效地运转。县级以上政府采取措施，引导和促进社会各方面积极参与社会保险基金的监督。基本医疗保险是社会保险中重要的一环，必须受到全国人大、行政以及和社会各界的监督。

社会保险经办单位按照业务管理的要求，可与医院、药品经营机构订立业务合同，以规范医疗服务行为。医院还应当向参保人提供适当、必需的医疗服务。对医院采取以欺诈、伪造证明资料和其他手段骗取社保基金的违法行为，由社会保险行政部门责令退还骗取的社会保险金，并处以骗取费用二倍以上五倍以下的罚款；属于社会保险服务机构的，解除服务协议；对直接负责的主管人员和其余直接责任者有执业资质的，按规定吊销其执业资格。

（二）行业政策

1.《医疗保障基金使用监督管理条例》

作为群众"看病钱""救命钱"的医疗保障基金，由于使用主体多、链条长、风险点多、控制难度大，监管形势严峻，且关乎广大群众的切身利益，也事关医疗保障制度稳定与持续发挥，所以作为行政监管领域中最重要的一项专门行政法规，《医疗保障基金使用监督管理条例》（中华人民共和国国务院令第735号）（以下简称《医保基金监管条例》）顺势出台，明确了医疗保障基金使用监督管理必须坚持政府监管、社会监督、行业自律与个人守信相结合。《医保基金监管条例》通过规范监督职责、流程、处罚要求等，在完善监管机制、监督举措上，进行了详细的规定，并根据不同违法主体、不同违法行为分别设定了法律责任范围，用法治手段解决医疗保障基金使用监管中的突出问题。按照该法规，对定点医药单位有法规中列举违规行为之一的，由医疗保障行政部门责令改正，并可以约谈有关负责人；造成医疗保障基金损失的，责令退还，并处以造成损失金额一倍以上二倍以下的罚款；拒不改正或造成严重后果的，责令定点医药单位立即停止有关责任部门六个月以上一年以下的有关医疗保障基金使用的医药服务；触犯其他相关法律、行政法规的，由有关主管部门依法处理。

2.《医疗机构医疗保障定点管理暂行办法》

为了进一步完善和严格医院医疗保障定点管理工作，进一步提升医疗保障基金使用效益，从而更好地维护全体参保人利益，国家医疗保障局专门制定了《医疗机构医疗保障定点管理暂行办法》（国家医疗保障局令第2号），要求所有定点医院必须严格按照医疗保险服务协议，合理诊疗、合理收费，并按照药品、医用耗材和医疗服务项目等目录，优先配置，控制患者的自费部分，从而提升医疗保障基金使用效益。并进一步明确了医疗保障行政部门对定点申报、申请受理、专业评估、协议签订、执行和接触等工作实施监管，对经办单位的内部控制制度建设、医保费用的审核与拨付等工作进行引导与监管。

3.《医疗机构内部价格行为管理规定》

《医疗机构内部价格行为管理规定》（国卫财务发〔2019〕64号）（以下简称《行为管理规定》）要求，公立医院应当对诊疗活动中所涉及的医疗服务项目、药品和医用耗材等价格行为进行内部管理，建立医院价格管理体系，至少建立由价格管理委员会，到价格监督管理部门，再到价格执行部门的三级价格管理架构，并对不规范的收费情况及时纠正；采取价格公示制度、费用清单制度、自查制度、信息化制度等措施科学、合理管控医疗服务成本，以提高价格管理质量。价格执行部门要掌握各类医疗服务项目价格政策规定，开展价格行为的自查自纠，及时纠正不合规收费情况，构建内部检查的长效机制，通过事前审批、事中及事后的全过程监督、综合协同监管，现场控制和反馈控制等环节，形成决策、执行、监督相互协调、相互制衡、相互促进的综合治理机制，进一步强化医疗服务质量和安全监管，科学规范收费行为。

《行为管理规定》进一步扎牢了制度笼子，有利于医院规范医疗服务行为，及时发现价格隐患，强化源头防范，最大限度预防减少欺诈骗保，同时合理控制过度诊疗行为，降低不合理的医疗费用。

（三）地方法规

按照国家部署和"放管服"的战略需要，近年来，全国各地也在总结过去经验基础上，根据新阶段的政策要求加强了顶层设计工作，为应对特殊情况和新型医疗服务相继制定了一系列政策，并通过一系列举措加强价格监管，进一步规范价格行为，包括制定地方的《医疗机构医疗保障定点管理暂行办法》以及《基本医疗服务价格项目目录》等，配合《行政检查办法》《行政执法监督条例》等，成为国家法律法规的有力补充，贯彻落实国家部署的重要措施。通过逐步完善对地方医疗服务价格行为的行政管理，进一步提高规范化、法治化程度，将有利于促进构建健康有效的监管长效机制，对进一步提升地方医疗保障基金使用效益，更好的服务保障各方的权益有突出意义与作用。

例如，广东省医疗保障局制定了《广东省基本医疗服务价格项目目录（2021年版）》和《广东省市场调节价医疗服务价格项目目录（2021年版）》对全省医疗服务价格项目进行了全面规范，统一编码，并要求公立医院实施的基本医疗服务价格项目，应当执行所在地级以上政府指导价，各地级以上市医保部门也应当根据现有政府指导价，重新调整服务项目价格，并统一对外发布执行。开展的市场调节价医疗服务价格项目，则实行统一打包收费，不得另行收取医疗器械费用；对同一项目，可按照成本等情况提出不同的价格标准，但须确保价格相对稳定。开展新增医疗服务价格试行项目，自主执行定价。在价格行为监管方面，则强调各级医保部门应知道医疗机构加强内部监督管理，严格执行明码标价、日费用清单制度等价格管理规范，切实做好价格信息公开工作，维护患者对其就医全过程价格信息的知情权。加强监督检查，依法查处各类医疗服务价格欺诈骗保行为，保护参保人的合法权益，维护医疗服务价格秩序。

（四）协议约束

基本医疗保险经办机构按照管理业务的要求，与定点医院签署服务协议并进行协议管理，是明晰医疗保险经办机构与定点医院双方的权利、义务与责任，规范医疗服务行为，维护医保基金安全的根本管理举措与重要抓手。服务协议签订旨在要求协议双方加大监管力量，严格按照服务协议规定，认真履行协议约定的义务，落实协议约定的责任，实现规范医疗服务行为，合理施治、合理检查、合理用药、合理使用耗材，切实维护群众的合法权益，实现基金使用安全合理的目的。更是加强协议双方协调协作，形成合力，转变监管理念，进一步促进双方持续健康规范发展的有力推手。

由此，从法律法规到行业政策，结合地方政策，以及服务协议，医疗服务价格监管工作逐渐形成了执法制度严格，执法依据统一，执法主体明确，执法程序清晰的政策监管体系。

三、新形势新要求

(一) 常态化监管

2023 年，国务院办公厅通过了《关于加强医疗保障基金使用常态化监管的实施意见》（国办发〔2023〕17 号），明确要推进飞行检查、专项整治、日常监管、智能监控、社会监督常态化进程，做实常态化监管，成体系地推进基金监管工作。加强医疗保障基金使用常态化监管，对于确保基金安全运转、提升基金使用效益、规范医疗服务行为、降低群众看病就诊成本有着重大作用。结合采取多重监督手段，不断完善长效监管机制，推进形成职责明确、严格有力、科学合理、规范安全且有效的医保基金常态化监管体系，以零容忍姿态打击欺诈骗保、套保以及挪用贪占医疗保障基金的违法行为，是坚决捍卫医疗保障基金的安全底线，实现好、保障好、发展好最广大民众切身利益的最佳方式。

(二) 持续开展飞行检查

2023 年，国家医保局印发《医疗保障基金飞行检查管理暂行办法》（国家医疗保障局令第 6 号），为继续做好医疗保障基金监督管理工作，切实健全飞行检查管理机制，进一步优化飞行检查程序，规范飞行检查行为，为法治化、规范化、科学合理开展飞行检查提供了制度保证。飞行检查依托其自身优势，广泛开展针对被检查对象的不予事先通知的检查工作，在打击欺诈骗保、维护基金安全领域取得了积极效果。持续开展飞行检查，以巩固基金监管高压态势，在构建基金监管体系、维护基金安全运行等方面发挥了重要作用，对坚决维护医保基金安全具有重要意义。

(三) 多方合作

健全各部门的协同监管机制，强化医保部门和公安、财务、卫生健康、中医药、市场监管、药品监管等部门的沟通协作，将成为医疗服务价格行为监督管理工作的主要推进方式。通过不断深化部门间贯通协同的综合监管，联合开展重大行动，共同出台重要制度，共同构建合作机制，强化跨部门数据共享，畅通线索移交途径，多方位收集违法犯罪线索，提高打击医保欺诈犯罪整体合力，切实控制案件高发多发势头。2021 年，国家医保局联合公安部印发了《关于加强查处骗取医保基金案件行刑衔接工作的通知》（医保发〔2021〕49 号），进一步强化了医疗保障行政部门和公安机关之间的协调配合，汇力严厉打击了骗取医保基金的犯罪行为，切实维护了医保基金安全，有效推动了社会信用与法治建设。

第二节 医疗服务价格监管体系建立

医疗服务价格行为检查和监管，是我国控制医疗服务价格的主要行政措施。对价格行为进行检查和监管，不但可以更加切实地贯彻执行价格方针政策和法规，同时可以保护患者的合法权益。医疗服务价格行为检查与监管的范围主要为医疗服务提供机构，其重点主要包括是否根据规定的医疗服务项目与标准进行收费，有无违规自立项目、自定标准收费、分解项目收费，以及强制服务、强制收费、只收费不服务或少服务；使用的一次性医用卫生耗材，有无根据规定要求进行收费；明码标价和价格公示情况及其他情况。

为夯实医院医疗服务价格行为主体责任，进一步强化政府的价格监管能力，畅通社会监管途径，国家出台了医疗卫生行业综合监管相关制度，并建立了政府综合监管、医院内部监督、社会监督的医疗服务价格多元化监管体系。

一、政府综合监管

根据《国务院办公厅关于改革完善医疗卫生行业综合监管制度的指导意见》（国办发〔2018〕63号），构建严格有效的医疗卫生领域的综合监督体系，是全面建设中国特色基本医疗卫生制度、推动医疗卫生治理体系和治理能力现代化的重要任务。各级政府部门深化转职能、转方式、转作风，提升效率效能，革新监督观念、机制和方法，从重点监管公立医疗卫生机构转为全行业监管，从强调事前审批转为强调事中事后全方位监管，从单项监管转为综合协同监管，从重点使用行政手段转为统筹使用行政、法律、经济和信息等多种手段，提升监管水平和效率，为实施健康中国战略、全方位全周期保障群众健康提供坚实基础。综合监管的总体目标是要形成责任明晰、分工协作、科学高效的综合监督管理机制，完善部门自治、行业自律、政府监管、社会监督等有机结合的多元化综合监督体系，建立专业精干、系统规范、文明公正的现代医疗卫生执法监督队伍，促进医疗行业监督管理法治化、规范性、常态化。

按照该指导意见，针对医院的医疗服务价格情况，政府综合监督主要是医疗卫生主管部门，依法承担对医院和医疗服务全行业的监督管理。政府市场监管部门负责对医疗卫生行业价格的监管检查。医疗保障部门负责组织制定和调整药品、医疗服务价格和价格目录，制订药品和医用耗材的招标采购政策并监督执行，会同银行保险监管部门依据职权监督管理已进入医保范畴的医院相关服务行为和医疗费用。发展改革部门会同人民银行完善社会信用体系。财政部门则会同其他相关机构实施财务和专项资金的监督管理。审计机关依法对医疗卫生机构实施审计监督。

此外，上述指导意见中还规定各地应出台具体方案，将各级政府及其相关机构的统筹监管工作履职状况，与其综合目标管理工作考评结果相挂钩，并列入重大工作督查范畴，从而真正提升政府监督作用。以广东省为例，该省出台《广东省改革完善医疗卫生行业综合监管制度实施方案》（粤府办〔2019〕6号），加强对医保的监管与控费作用，规定全省社会保险经办单位要充分运用医保智能审核监控系统的成果，强化对全省医院服务协议履行状况的有效监管，将监督结果与医院的年度保证金返还、年终费用清算、次年总额预算安排等相挂钩。充分发挥各类医疗保险对医疗行为的指导和监督制约功能，着力强化对慢性病、大病、住院等医疗服务情况的监督，积极利用信息的全方位监测，多维度研究医疗服务和医疗收费状况，构建动态预警指标体系，适时对异常医疗服务行为作出处置措施。健全司法联动制度，有效打击欺诈骗保行为，保障医保基金安全。

二、医院内部监督

医院应当履行自我管理的职责。医院对本院依法执业、规范服务、质量与安全、作风建设等负有主体责任，其主要领导为第一责任人。医院应建立健全服务质量与安全、人力资源、财务资产、绩效考核等内部监管机制。各级各类公立医院应根据现代医院管理制度的要求，研究制订医院章程，形成决策、执行、监督之间相互协调、相互制衡、相互促进的治理机制，并自觉接受行业监督和社会监督。

按照《行为管理规定》的要求，医院要建立自身监管体系，认真做好医疗服务价格监督管理工作，从严规范医疗收费行为，保障医疗双方的权益。医院结合内控管理、经济管理年活动、医疗体制改革等有关工作要求及医保飞行检查发现问题和工作实际，制定自身价格管理实施办法或细则，明确价格管理部门各方的职责，形成多部门联动管理机制，充实价格管理力量，引导各部门准确执行价格政策，筑牢多重预防机制，严肃价格管理原则与底线。

价格管理实行分级负责制，设立价格管理委员会、价格主管部门、价格协同管理部门以及价格执行部门四级管理模式。

三、社会监督

为落实诚信服务，医疗服务价格行为需强化社会监督管理机制，政府部门则需完善医疗服务价格投诉举报办理机制。各医院切实提高价格透明度，规范医疗价格行为，在明显地点公示药品、医用耗材和医疗服务项目价格信息。通过政府设立的12345电话以及配套设置的微信、网站等方式共同组成的24小时公共服务平台，帮助对医疗服务价格行为进行社会监督。

第三节　医疗服务价格行为外部监督

对于各级公立医院来说，不但要受到中央层面的医疗收费价格监管，还要严格按照属地化管理规定，接收所在地各级政府部门所开展的全过程、全要素价格检查，全过程包括事前准入、事中评估、事后评价等；全要素包括医院、工作人员、医疗技术、医药器械、经营管理、绩效、医疗服务价格、行业秩序等。因此政府在防治医疗乱收费方面，在全国范围内深入开展了医疗服务价格整治工作。医院服务价格的重点治理，从严格审查医院费用清单、检验报告单、医嘱病案、采购发票、入库记录、销售清单等内容着手，着重审查医院有无按规定医疗服务项目和标准收费，有没有违法自立服务项目、自定标准收费、分解服务项目收费、只收费不服务，有无依法明码标价和落实价格公示制度等问题。针对群众反映较频繁的医院收费价格问题，有关部门还将深入检查；对屡查屡犯、情节严重的典型案例，依法从严处理、公开曝光。

一、外部监督方式

（一）部门监督检查

《医保基金监管条例》明确了医疗保障行政部门可以会同卫生健康、中医药、市场监管、财政、公安等部门开展联合检查，各部门之间应协调分工、互相配合，形成沟通合作、案件移交等联动机制，共同抓好医疗保障基金使用监管工作。《关于加强医疗保障基金使用常态化监管的实施意见》强调了卫生健康、中医药、市场监管、药品监管、审计等部门要按照职责分工，落实相关监管责任。聚焦过度诊疗、欺诈骗保等违法违规问题，持续加强机构监管，规范医药服务行为。加强医药服务价格监督检查，治理乱收费现象，切实维护消费者权益，落实监管责任。

2023年，14部委共同印发了《纠正医药购销领域和医疗服务中不正之风工作要点》（国卫医急函〔2023〕75号），要求关注重点科室、重点领域、重点监控药品和医保结算费用排序靠前的耗材，规范医保基金管理使用，并持续开展打击虚假就医、医保药品倒卖等欺诈骗保活动。近年来国家逐步提升部门间信息互联互通水平，打通部门间行业信用评价壁垒，不断探索完善行业联合惩戒制度，深化体制机制改革，构筑医疗卫生机构廉政长效机制。

（二）地方监督检查

地方各级人民政府对本行政区域内医保基金使用常态化监管工作负领导责任，统筹区域内各部门资源，形成监管合力。进一步完善医保基金使用监管机制和执法体制，组织督促所属相关部门和下级人民政府认真履行监管职责，加强监管能力建设，积极推进跨部门综合监管，及时协调解决监管工作中的重大问题，为医保基金使用常态化监管工作提供有力保障。

（三）医保飞行检查

在切实加强医保基金监督检查，重拳打击各种弄虚作假欺诈骗保行为，保障基金安全方面起到最积极效果的，无疑是医疗保障基金的飞行检查工作。自 2019 年国家医保局开启医疗保障基金飞行检查工作以来，通过集中各方资源力量形成基金监管合力，全面整治违法违规使用医保基金行为，形成了长效机制有效维护医保基金安全。各级医保部门也始终坚持"一盘棋"思想，迅速将飞行检查成果运用到本辖区监管工作中，形成一批可复制、可推广的飞行检查工作经验。飞行检查作为部门监管与地方监管的有机结合，迅速成为基金监管的重要抓手，发挥了利剑震慑效应与引领示范作用。

为进一步加强医保基金监管工作，切实完善飞行检查机制，优化飞行检查程序，规范飞行检查行为，为法治化、规范化、科学化开展飞行检查提供制度保障，持续严厉打击欺诈骗保行为，历时两年，《医疗保障基金飞行检查管理暂行办法》于 2023 年正式出台。

二、医保飞行检查概述

医疗保障基金飞行检查是指国家和省级医疗保障行政部门组织实施的，对定点医药机构、医保经办机构、承办医保业务的其他机构等被检查对象不预先告知的现场监督检查。飞行检查组由医疗保障行政执法人员和熟悉医保、医疗、医药、财务、信息等相关专业的其他人员组成。医疗保障基金飞行检查具有三环节及五必查的特点。其中三环节包括数据分析、现场检查以及核定金额。五必查为检查价格政策的执行情况，限定支付政策的执行情况，出院患者收费明细，出院患者病历，药品及耗材进、销、存情况。

1. 三环节

数据分析，即利用数据统计分析，制定规则，排查重复收费、分解收费、超标准收费、检验套餐项目重叠等问题现象。

现场检查，即在确定疑点情况后，采取检查病历、收费明细、病房检查、耗材进销存情况等方式，对临床科室进行现场核查，并咨询有关人员或各科负责人意见，为问题定性。

核定金额，指将定性问题通过数据分析，进行定量统计，核算违规金额。

2. 五必查

价格政策的执行情况，即通过对照采购发票，对照药品和耗材售出批料，对照患者费用清单，查看是否严格执行药品和可收费医用耗材的价格政策。

限定支付政策的执行情况，即通过大数据分析被检查对象药占比、药品用量排名等，分析被检查对象用药情况，对照药品目录限定支付政策规定，检查是否存在超限定支付范围使用并结算医疗基金。

出院患者收费明细，即重点检查是否存在住院天数、吸氧时长、输液数量、麻醉收费、护理天数等虚记多记，重复收费等现象。

出院患者病历，即重点检查医院虚假开单、虚假检查、检查不出具报告、手术记录、无资质检查（出报告）等情况，查看病历记录与结算清单、病案首页内容是否相符，是否存在高套 DIP/DRG 的行为。

药品及耗材进、销、存情况，即检查采购清单、入库单、转账单等确定医疗药品和医用耗材采购量，通过库房管理系统、医保结算数据，查实医院药品和医用耗材出库量和使用量及库存量，看是否存在进销存不相符的情况。

三、检查方法

主要通过重点病历筛选以及可疑项目筛选两种手段。

1. 重点病历筛选

重点筛选手术量及住院次均费用排名靠前的医生所涉及的病历；集采后治疗方案和治疗习惯发生较大变化的医生所涉及的病历；集采后安装支架但医疗费用未明显下降的病历；大量使用非集采耗材的病历；短期内因相同疾病多次住院的病历。

2. 可疑项目筛选

从可能存在过度诊疗、分解收费、重复收费、虚假收费的项目中进行挑选。对于过度诊疗的判断，可以通过对比支架集采前后冠脉介入治疗的变化，检查已开展冠脉支架置入术患者数量和确诊的冠心病患者数量对比，是否出现了显著增加；重复收费的判断，通过检查是否在同一天内收取冠状动脉内支架置入术、冠状动脉内溶栓术、冠脉内局部药物释放治疗术等再收取冠状动脉造影术、球囊扩张费用；虚假收费的判断，通过筛查未在心内科住院，且无急性心肌梗死诊断的患者中存在收取冠脉支架类的情况。

四、医保飞行检查准备工作

(一) 迎检准备工作

一是提前了解飞检的动态及其检查方向，包括重点领域、重点专科、费用结算高占比科室、高值耗材、同等级同病种（组）费用等有关情况，结合本院实际，开展自查自纠。自查自纠工作应对照历年飞检、医保审核发现问题进行快速检查，如检查检验套餐单项重复收费情况；对项目内涵存在关键字眼表述的进行快速检查，如项目内涵明确"含"和"指"的项目不能实行单独收费;对当年检查重点领域予以重点关注,如2022年飞检重点的血液透析治疗、骨科与心内科的高值医用耗材使用情况;对收费数量异常巨大、金额异常巨大的项目,先行自查。

二是当确认为被检单位时,院领导要高度重视,全力配合,亲自部署各项迎检工作,并立即召开紧急迎检会议,要求各科室主任、副主任、科护士长、中层干部参加,全院立即进入积极而又紧张的迎检状态。

三是布置检查工作场所,安排信息部门人员安装电脑、打印机等硬件,并保障后勤服务,做好迎检工作。

四是落实各科室责任分工。由医保、财务、医务、设备、护理、信息、病案、药学等部门派成员组成陪检小组。陪检小组内设专人负责陪检、数据统计、提供纸质病历、结算清单、提供证明(证据)、解释、记录等工作。具体可以分为现场组、数据组以及后勤组,职责分工可以参考表4-1。

表4-1 医保飞行检查迎检准备工作职责分工表

序号	分组	负责人员	任 务
1	现场组	科长、资深价格管理员、临床高年资医生、护士长、记录员	现场解答专家提出的疑问及协调现场
2	数据组	资深价格管理员(需熟练运用操作办公软件和系统)	收费数据统计及分析
3	后勤组	收费处、价格管理员	及时打印费用清单、复印病历、提供佐证材料及资料运送等

(二)现场检查准备工作

一是各科室应做好现场检查及接受问询的准备。建议科室主任、护士长在场,并安排熟悉本科室工作情况的医护人员接受问询;检查组问询前,提前获取数据通知本院专家预先做好准备。

二是接到问询通知时应做好以下事项关注。陪检组要立即通知科室准备,包括可能会问询的内容等;安排陪检人员带检查人员到现场,为科室提供协助并记录问题;接受检查或问询人员态度端正,对疑点数据和有关问题作出解释说明,需要如实回复,但不扩大范围;提供的文件、记录、凭证、数据、病历等佐证材料需真实、有效、完整;检查组做笔录时,如实回答,并检查记录是否准确,有无错漏或歧义等。

三是及时复核与反馈意见。被问询或现场检查问题由陪检小组成员记录并及时向组内汇报,组长及时向院领导汇报,每日梳理问题后作出决策,是立行立改还是及时申诉;各科室要及时复核、整理回复意见,有争议的问题要及时组织专家讨论确认,尽力消除问题,尽量当场解决。

具体流程如图 4-1。

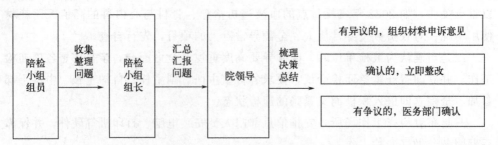

图 4-1　医保飞行检查现场检查准备工作流程

（三）总结工作

飞检结束后，需要及时整理问题清单，进行数据统计并确认上交金额，同时做好复盘工作。价格管理部门应讨论整改方案并撰写整改报告，建立问题清单工作台账，每日进行审查。针对涉及整改科室，进行专科指导，立行立改。后续持续跟踪科室整改情况，确保整改到位。

五、案例实践

（一）常见违法违规问题汇总

医保飞行检查常见违法违规问题汇总见表 4-2。

表 4-2　医保飞行检查常见违法违规问题汇总

问题分类	情况说明	问题举例
重复收费	在同一次诊疗活动中，对同一诊疗项目重复、多次收取费用	同一患者同天同台手术，只应收取 1 次麻醉费用，实际收取 2 次或以上
超标准或超范围收费	1. 超标准收取按日计费项目； 2. 超标准收取按小时计费项目； 3. 超项目"计价单位""说明"等规定范围收费	1. 按日价格项目"留置导尿"和"胃肠减压"收费次数超过住院天数； 2. 停氧不停医嘱，实际氧气使用量小于收费时数； 3. 低频、中频脉冲电治疗，应按部位收费，实际：1 对电极片对应 1 个部位，按电极片收费
分解项目收费	将手术、治疗等操作规范中已包含的项目进行分解重复收费（政策项目内涵明确指出"含"和"指"的项目不能单独收费）	1. "气管插管护理"项目内涵"含吸痰"说明"不可同时收取吸痰护理费"，实际分解收取"吸痰护理"费用； 2. "特殊疾病护理"项目说明"不可收取级别护理"，实际同时收取"级别护理（一级护理、二级护理）"的费用

问题分类	情况说明	问题举例
串换或套用项目收费	1. 使用医用耗材不按实际收费，串换使用医疗服务项目进行收费； 2. 价格项目与实际使用医疗仪器设备功能不符的； 3. 开展新增、自主定价等自费项目，套用基本医疗服务项目收费； 4. 执行同类项目套高标准收费的(串换、挂靠相近相似的项目进行收费)	1. 使用"创伤疼痛穴位快速愈合敷贴仪"串换为"中医科射频电疗"； 2. 开展的"红外线治疗"(13元/每照射区)按"磁热疗法"收费(22元/2个穴位)； 3. "基因检测"项目，套用"脱氧核糖核酸"收费； 4. "外敷药物治疗"串换为"特大换药、大换药、中换药等"收费
虚增或虚记项目收费	1. 未提供医疗服务，或可收费医用耗材实际未使用但进行收费的； 2. 提供的医疗服务与医嘱或收费不符	1. 卧床患者违规收取"等速肌力训练"； 2. 非手术患者收取"植入耗材"

(二) 案例分享

1. 重复收费

【例 4-1】 违规项目：腰椎滑脱椎弓根螺钉内固定植骨融合术、脊柱椎间融合器植入植骨融合术。

问题：该院曾对腰椎滑脱或腰椎间盘突出症患者开展"腰椎滑脱椎弓根螺钉内固定植骨融合术"，认为一次手术过程中使用了多种融合方式（自体骨融合、融合器融合），故同时收取"腰椎滑脱椎弓根螺钉内固定植骨融合术"和"脊柱椎间融合器植入植骨融合术"两项费用，导致多收"脊柱椎间融合器植入植骨融合术"项目费用。

【例 4-2】 违规项目：硬脑膜修补术、颅骨修补术。

问题：医院开展幕上深部病变切除术时，多收"硬脑膜修补术、颅骨修补术"费用。

原因：根据《全国医疗服务项目技术规范（2023年版）》，"幕上深部肿物切除术"项目内涵：全身麻醉，上头架，消毒铺巾，切皮，双极止血，气钻或电钻颅骨钻孔，铣刀取下骨瓣，切开硬脑膜，切除肿物，止血。必要时放置引流装置，缝合硬脑膜，骨瓣复位，缝合，包扎。必要时显微镜手术辅助操作、导航引导。不含神经外科手术导航引导、超声监测、电生理监测。在开展幕上深部病变切除术时，不应再同时收取"硬脑膜修补术、颅骨修补术"费用。

2. 串换收费

【例 4-3】 违规项目：血透监测。

问题：医院不具备血透监测条件收取血透监测费用。

原因：根据《省基本医疗服务价格项目目录》，血透监测的项目内涵包括血温、血压、血容量、在线尿素监测。

3. 虚记收费

【例 4-4】 违规项目：动静脉人工内瘘成形术。

问题：行动静脉人工内瘘成形术，实际为术中动静脉血管吻合或加人工血管植入，收取动静脉人工内瘘成形术的同时收取血管移植术。

4. 过度检查

【例 4-5】 违规项目：葡萄糖测定—各种酶法。

问题：开展血气分析时捆绑开展"葡萄糖测定—各种酶法"。

原因：检查组认为血气分析捆绑葡萄糖测定非必须。

申诉意见：一是价格政策，当前地区执行的价格政策中并无收取"血气分析"不能同时收取"葡萄糖测定"的规定；二是临床需要，根据患者实际病情需要选择开立相应的组套，并非无指征捆绑开展，并举例予以佐证；三是临床指南、教科书或专家共识，相关指南认为在血气分析时同时进行葡萄糖测定是最准确高效的检测方案，具有明确的适应征和客观必要性，《重症患者血糖管理专家共识（2022 年版）》指出"动脉血气分析仪比血糖仪检测动脉血糖更准确"且要求"接受持续胰岛素输注的重症患者，血糖监测间隔不应超过 1 小时"。

5. 超标准收费

【例 4-6】 违规项目：脊髓和神经根粘连松解术。

问题：脊髓和神经根粘连松解术属于脊髓类手术项目，其内涵指的是松解脊髓和硬脊膜蛛网膜间的粘连。医院在脊柱融合类等手术过程中行神经根松解时，由于理解上的偏差，误以为可以收取"脊髓和神经根粘连松解术"费用，导致多收。

6. 其他

【例 4-7】 违规项目：剖腹探查术。

问题：医院开展腹部手术时，将常规开展的"检查腹腔部分脏器有没有明显的病变"这一步骤理解为"剖腹探查术"进行收费。

原因：按照《全国医疗服务价格项目规范》的内涵为逐层进腹，腹腔内各器官探查，止血，清点器具、纱布无误，冲洗腹腔，逐层关腹。《全国医疗服务项目技术规范（2023 年版）》无"剖腹探查术"，仅有"经腹腔镜两性畸形剖腹探查术"和"两性畸形剖腹探查术"，项目内涵为麻醉，消毒铺巾，依次切开皮肤及皮下组织进入腹腔，分辨并定位性腺器官，取活组织备病理学检查，诊断报告。为在无法明确具病因情况下进行的探查止血操作，其符合业内通识，而不是指的一般腹部手术的常规检查操作。

第四节　医疗服务价格行为的内部监督

为履行对医疗服务价格行为的自我管理责任，医院内部价格管理模式亟需转型，应健全内部制度，将价格行为监督管理工作作为医院管理的重要内容，逐步形成持续性、系统化的医疗价格行为内部监督检查工作模式。具体通过价格行为创新监管方式，以信息化为抓手，逐步把医疗收费监管规则转变为信息系统智能审核规则，形成信息技术和人力督查相结合的监控体系，全方位规范医疗服务价格行为，为维护患者健康需求与权益、促进医保基金合理规范使用和节约运营成本提供强力保障，也为医院高质量发展提供强大的保证。

一、内部监督体系

按照《行为管理规定》，各医院应成立价格管理委员会，并确定内部价格管理工作的部门以及专职和兼职的医疗服务价格工作人员，建立健全本单位价格管理委员会、价格管理工作部门、专职和兼职的医疗服务价格工作人员的主要职能和职责。要把价格管理工作与医保、医政、信息、后勤管理、行风建设和医院内部考评工作等有关制度与工作紧密结合起来，健全内部控制流程，明晰监管职责，以形成监管合力。财务价格、纪检监察和审计部门，要对本单位落实医药价格管理规定的情况开展跟踪检查，并结合价格管理方面的内部奖惩制度，把价格管理工作作为科室和个人绩效考核的重要指标，列入年终工作考评。

二、内部监督方式

一是利用信息化手段对药品、医用耗材和医疗服务项目价格运行情况实施后台数据动态监测评估，加强内部监督检查，发现异常数据，及时跟进处理；二是借助医保飞行检查、各级医保督导及医保审核反馈等外部监督，促进执行科室重视规范执行价格政策；三是建立价格行为问题清单制度，将日常自查、医保审核反馈及医保监督检查等发现问题纳入医院问题清单，常态化开展"举一反三"的自查自纠工作，包括日常监督、专项检查、定期抽查、联合检查等方式，持续提高、改进监管效率水平，不断促进规范管理。

日常监督：设专职价格管理员，负责医疗服务项目价格执行情况的日常自查自纠，结合IIS系统报表、智能审核系统等信息化手段，对在院患者的收费情况进行动态监督检查，发现问题立即通知科室纠正，将问题拦截在患者出院之前。

专项检查：价格管理部门应针对专科或专项存在问题，通过拟定数据统计条件以及分析数据后，明确当期检查方向、检查方法、检查目的及受检部门后，开展有针对性的检查，确认存在问题情况，协助科室分析问题原因，制定整改措施并持续跟踪，确保整改落实有成效。

定期抽查：每季度至少开展一次出院患者收费质控检查，其中住院费用金额大、住院周期长以及死亡患者的收费作为必查病例，重点检查收费是否与医嘱、护嘱、病历记录、护理记录以及监测记录等相符。

联合检查：根据内部价格管理制度规定，每年应开展一次全院范围的多部门联合检查工作，参与部门包括财务、医保、医务、医工、护理、信息、设备、药学及质评等，进一步加强规范院内医疗服务收费行为、诊疗行为、药械管理行为。

三、自查方法概述

(一) 统一评判标准

医院内部开展医疗服务价格行为自查，首先需要统一评判标准，进行自查的人员应当熟练掌握省市医疗保障部门发布的医疗服务价格政策、医保支付政策，熟悉医保国家飞行检查、省医保交叉检查、医保基金日常监管和专项检查认定的违法违规情形。以广东省医疗服务价格政策为例，自查人员至少应当掌握文件使用说明的以下内容。

(1) 项目内涵的三个专用名词"含""指""不含"的界定。

① 含：表示在医疗服务项目中应当提供的服务内容，但该部分服务内容不能单独分解收费。在特殊情形下，因患者病情要求仅提供其部分服务内容，可按该标准计价。

② 指：在"指"后列出的内容，指完成该诊疗项目的不同方法，或该诊疗项目的适用范围。若无特殊说明，不能再重复计费。

③ 不含：在"不含"后列出的服务内容，可单独计价。

(2) 提供的各项医疗服务应当严格按照医嘱要求及护理记录执行，无医嘱要求及护理记录的服务项目不允许收费。

(3) 监护（监测）收费必须提供监护（监测）的相关记录与结论报告等依据。

(4) 收取各类片费、图文报告费，必须向患者出具胶片（图片）或图文报告，用作教学目的或医院存档目的的，不能向患者收费。

(5) "除外内容"和"说明"中，未规定可另行收费的医疗器械、一次性医用消耗材料等，均不得另行收取；患者需用到"除外内容"中列明的需另行收费的特殊医用消耗材料时，医院应当事前征求患者或家人同意，未经同意，不得收取。

(6) "项目内涵"中未注明"含药物"的，药物可另行收费。

(7) 所有医疗服务项目收费须符合卫生管理规定及具备相关资质。

(8) 由于操作失误、仪器性能差错等原因，造成需重新检查、检验及治疗的，不得向患者另行收费。

(二) 日常监管

(1) 日常监管首推智能审核。利用信息化技术，在医保智能审核系统或者 HIS 系统中嵌入智能审核规则，形成所有医疗服务收费"事前预防、事中控制、事后分析"的全流程智能管理模式。运用高速审核引擎智能筛查出可疑违规数据，再进一步对可疑数据有针对性的自查。

(2) 医院如果没有上医保智能审核系统，也未在 HIS 系统嵌入智能审核规则，则需要价格管理人员从医嘱、病历记录、检查检验报告、治疗单、费用明细清单等资料入手，凭借个人经验开展自查，自查人员的专业水平直接影响成效。

(3) 专职价格管理员日常自查，以收费结果为切入点比较容易发现违规收费问题。利用住院收费汇总表、住院收费明细表，对收费数量和收费项目的合理性进行分析，重点关注前期被监管部门认定违规的项目、医保基金重点监管的项目、价格标准中有限定条件的项目、收费数量不合理、异常于科室业务范畴的项目，举例说明如下。

① 非康复科患者有康复治疗类收费，妇产科患者有男性患者专用项目收费，非消化科患者常规收取隐血试验费用。

② 科室没有开展精神心理业务的资质，有精神心理卫生方面的收费。

③ 住院患者收取了限门诊使用的项目，门诊患者收取了限住院收取的项目。

④ 其他与专科诊疗服务相关度低的收费数据等。

对于有违规嫌疑的项目，进一步查看数据来自哪位具体患者，核查收费是否合理，有没有相应佐证资料。违规收费及时整改，违规风险较高的收费及时提示业务科室纠正。

(4) 住院科室兼职价格管理员日常自查，可以从医嘱和病历记录开始顺查，顺藤摸瓜比较容易发现错漏收费问题；也可以从患者的费用清单开始倒查佐证依据，这样更容易发现违规问题。自查时重点关注以下内容。

① 每一条医嘱是否收取了相应费用，同一项目是否重复开医嘱、重复收费。

② 医嘱的单次用量、每日频次是否正确，收费数量是否与医嘱相符。

③ 病历记录描述实施了的手术、治疗、护理操作，是否开了医嘱收费。

④ 与诊疗项目同时收取的医用耗材，是否与该诊疗项目的除外内容相符。

⑤ 计价单位为"日""小时"的项目，收费数量是否超过住院天数。

⑥ 每个住院周期、每周、每月有收费数量限制的项目，收费数量是否超标准。

⑦ 有"加收"字样的项目费用，是否有相应主项目收费。

⑧ 医疗服务收费是否有医嘱或护理记录佐证；监护（监测）收费，是否有监护（监测）的记录与结果报告。

⑨ 检验检查收费，实际检测方法和报告内容是否与收费项目相符。

⑩ 输血相关收费，是否与医嘱、输血单条码、输血安全记录单的数量一致。

⑪ 麻醉收费，是否与麻醉单记录的麻醉方式、麻醉时间、监测项目和监测结果相符。

⑫ 手术收费，选择的价格项目和收费数量是否合理，手术记录的内容能否佐证收费。

⑬ 医用耗材收费，与实际使用的耗材是否一致，使用特殊医用耗材，有无签署使用知情同意书。

【例 4-8】 级别护理费、留置针护理等按日计费的项目，按政策规定与床位费一样"计入不记出"，但临床实际中由于患者病情需要，经常急需在各病区或 ICU 间多次转区，导致出现"重复收费"的情况。通过在信息系统设置相关的条件参数，对收费数量超出住院总天数的项目，系统予以拦截提示，患者出院科室必须对提示进行处理，否则不予以办理出院登记。如果级别护理与床位费不匹配，系统弹出警告窗口，告知科室该患者收费存在问题，请病区查看处理，否则不能继续办理出院。

【例 4-9】 跌倒/坠床风险评估，按规定"一个住院周期收费不超过 2 次"；经过分析，造成重复收费的原因是：在临床实际中，根据临床或护理管理规范要求，某些患者在转科前后或术前术后均需进行评估，一个住院周期评估的次数在二次以上，因此病情重转科多的患者容易发生重复收费的情况。为此，价格管理部门分析原因后，制定收费指引、对科室开展培训，并将相关项目互斥规则写入"物价智能审核系统"进行违规拦截提示，收费差错率大幅度下降，价格监管工作取得了一定的成效。

（5）手术室等平台科室兼职价格管理员日常自查，以麻醉单、手术收费单为起点，结合手术记录的疾病诊断、手术名称、手术经过，判断收费是否合规。重点关注以下内容。

① 价格项目选择是否恰当，有无将手术操作必须完成的步骤分解出来收费。

② 手术主次、麻醉主次是否合理，收费数量是否正确。

③ 经同一切口实施了多个手术，或者同一手术经多个切口完成，收费是否正确。

④ 植入体内的耗材收费，是否在病历粘贴了相应耗材条码。

⑤ 使用辅助设备加收项目，设备是否有相应功能。

（6）医技科室兼职价格管理员日常自查，需要查组套和检查检验报告。重点关注以下内容。

① 组套名称是否规范，组套内容是否合理。

② 同时检测多个组套，会不会产生交叉重复收费。

③ 是否利用组套打包收费，有无将低价项目串换为高价项目收费。

④ 检验报告显示的检测方法、检验试剂标明的检测方法、收费项目的检测方法，三者是否一致。

(三) 专项检查

对于医院内部日常自查或者大数据筛查发现有重大违规风险的项目、持续整改效果欠佳的项目、外部监管认定违规数量或者金额较大的项目，应当开展专项检查。价格管理委员会或价格管理部门明确检查方向、检查方法、检查目的及受检部门与检查项目，安排专人负责拟定数据统计条件以及分析数据，对可疑违规项目，进一步查阅病历资料，核实有无佐证收费合理的相关证据；后续撰写分析报告，将问题反馈相关科室，责令时间整改，并持续跟踪。

【例 4-10】 某市医保局 2021 年 11 月开展医疗服务价格专项检查，发现某院有较多微创手术患者收取中换药、有的甚至收取大换药。医院价格管理部门以降低换药不合理收费占比为目的，开展微创手术换药收费专项检查，经过持续整改，微创手术换药超标准收费的占比，从开展专项检查之前的 35%，半年后下降到 4%，专项检查达到预期效果。

(四) 大数据筛查

(1) 利用院内智能审核系统，专职价格管理员逐日查询嫌疑违规数据，导出数据进行分析，按照日常自查的方法，每一项违规情形抽查部分病例，查明违规数据产生的原因：是临床科室不按智能审核规则提示修正收费，还是智能审核规则不合理，抑或是系统原因产生了假性违规数据。自查核实的出院患者违规金额主动退回给基金，进一步培训整改；规则不合理的优化规则，系统报错的及时提请工程师修改程序。

由于临床业务的特殊性，经常会发生晚上收住院或者抢救的患者次日补收费的情形，导致计价单位"日""小时"或者有每日收费数量限定的项目超标准收费。这种有合理理由的超标准收费，应当备注简要说明，并且在结算时与收费明细数据同步上传至基金中心。对于筛查出来没有备注原因的超标准收费数据进一步自查，查明是科室忘记备注说明时，需要重点培训整改。

(2) 医院未安装医保智能审核系统，也并未在 HIS 系统嵌入智能审核的，专职价格管理员应定期请信息部门导出医疗服务明细收费数据，按收费项目编码或名称、患者所在科室、收费科室进行归集，对收费数量和收费项目的合理性进行研究与分析，评估相关事项的违规风险，据此确定下一步日常监督的重点与专项检查项目。

【例 4-11】 自查自纠发现现行价格政策中存在有互斥关系十项目串目，将出现项目及相关规则嵌入医保智能审核系统，对患者整个住院周期内所有的项目进行管控，当同时收取存在包含关系的项目时，系统会做出提示或禁止的拦截提示。将互斥规则嵌入 HIS 收费端，作"事前提醒"，通过系统在医生开具医嘱或收取费用时对可能存在的医嘱问题或可疑行为予以提示或禁止执行，强化管理。

（五）三大目录项目价格自查

1. 医疗服务价格项目

基本医疗服务项目，应当执行所在地级以上市政府指导价，不能高于医院级别对应的最高限价；市场调节价医疗服务项目实行打包收费，不得对项目使用的医疗器械和一次性医用耗材费用进行另行收费。专职价格管理员定期导出医院医疗服务价格字典库数据，或者定期导出医疗服务收费数据，将医院字典库的价格、实际收费价格，与当地医保部门发布的相应级别医院价格进行比对，判断医院的医疗服务项目价格是否正确。

2. 医用耗材

（1）负责医用耗材字典库管理的部门日常自查　采购价有变化的耗材，是否及时调整相应耗材的零售价。

（2）价格管理部门定期抽查　随机调取医用耗材的入库单和销售发票，将进货价与医用耗材字典库的零售价进行比对，或者从耗材的收费价格倒查耗材的入库单和销售发票，自查是否正确执行了医用耗材零差率销售政策。

3. 药品

（1）负责药品字典库管理的部门日常自查　实行零差率销售的药品，当不同批次采购价有差异时，关注零售价是否与相应批次的进货价相同，集采药品是否超限定价；允许加成的中药饮片，有没有超过加成率销售。

（2）价格管理部门定期抽查　调取药品的入库单和销售发票，将进货价与药品字典库的零售价进行比对，或者从药品的收费价格倒查药品的入库单和销售发票，自查是否正确执行了药品销售加成政策。

（六）三大目录项目匹配自查

1. 目录匹配依据

医院三大目录库里的每一个价格项目，都需要匹配相应的医保国家-地方码和工伤标准代码，这些代码直接决定该项目费用的基金支付，一旦匹配错误，可能发生违规获取医保基金或者损害参保人利益的情形，医院应当高度重视。

（1）诊疗项目　依据省社保基金管理局发布的医疗服务项目国家编码映射库匹配医保国家-地方码；依据工伤保险诊疗项目代码数据库，匹配工伤联网结算标准化业务代码。

（2）工伤康复服务项目　依据工伤康复服务项目代码数据库，匹配相应代码。

（3）医用耗材　依据医保医用耗材分类与代码库，匹配医保耗材编码；工伤保险依据工伤保险医用耗材代码数据库匹配。

（4）工伤保险辅助器具　依据工伤保险辅助器具配置目录和工伤保险辅助器具租赁目录匹配。

（5）药品　依据医保药品分类与代码库，匹配医保药品编码；工伤保险依据工伤保险药品代码数据库匹配。

2. 目录维护

更新日志中日志类别为停用的内容，在医院前台系统【目录匹配信息查询】模块取消原有的匹配关系；更新日志中日志类别为新增的内容，可采用批量导入或逐条匹配的方式进行匹配更新。医院可预先在模板上填好目录代码匹配数据或维护好医院目录信息，在省系统代码库调整生效时间点之后，及时将填好的模板导入省系统或逐条匹配。

3. 目录匹配自查

（1）诊疗目录　将本院实际匹配的医保国家-地方码，与标准库相应项目进行比对，重点关注临床用血项目、儿童加收项目的目录匹配。

临床用血项目的医保国家-地方码的编码规则，与工伤保险诊疗项目代码有差异。医疗服务项目国家编码映射库不涉及儿童价项目，各地儿童加收项目也存在差异，因此各地区儿童价项目按国家-地方码进行匹配。

（2）医用耗材目录　医保医用耗材目录库动态更新，同一企业同一注册证号的耗材，可能有的品规可以报销，有的品规需要自费；同一个品规的耗材，可能前一版目录库需要自费，下一个版本可以报销。自查应当使用最新版的医保医用耗材目录库，结合单件产品名称和耗材企业名称，判断匹配是否正确。

【例4-12】　库克（中国）医疗贸易有限公司注册证"国械注进20152660714"的三腔球囊取石导管：在2022年9月16日执行的第八次广东省医保医用耗材分类与代码库中，单件产品名称有6个、对应4个不同的医保耗材编码，其中"三腔球囊取石导管-4"对应的医保耗材编码C0102440000000003089，没有纳入《广东省基本医疗保险、工伤保险和生育保险医用耗材目录（2021年版）》，患者自费；如果将其匹配为C0102050020000503089，患者享受报销，医院则违规获取基金。至2023年1月13日执行的第九次广东省医保医用耗材分类与代码库中，该注册证材料的单件产品名称统一为"三腔球囊取石导管-球囊"，对应医保耗材编码C0102050020000503089，其他明细停用。此后，医保患者使用注册证"国械注进20152660714"、产品名称为"三腔球囊取石导管-球囊"任一型号产品，均可享受医保报销。

（3）药品目录　自查与医用耗材类似，结合药品名称、批准文号、规格/剂型、生产厂家、批号等要素，自查药监局药品编码是否正确匹配。

4. 问题反馈

三大目录标准化业务代码更新过程中遇到问题，医院应当及时向社保基金管理部门反馈，不得自行用变通的方法随意匹配。

（七）对国家医保平台智能监管子系统发布的嫌疑违规数据自查

1. 梳理违规内容

医院收到医保基金、卫健、市场监管、审计等监管部门利用大数据监管智能筛查出来的嫌疑违规数据，医保价格部门应立即组织专人对违规内容进行梳理，检查违规数据涉及哪些科室和医生；科室等要素空缺的，请信息部门查询或自行查询补上。

2. 分配自查任务

根据患者科室将违规数据推送给相应科室主任、护士长、兼职价格管理员核查，同时，根据违规内容将数据分配给医保、价格管理、医务、药事、设备、护理等相关职能部门。

专职价格管理员先抽查部分嫌疑违规数据，指导业务科室核查方法、判断是否违规、撰写申诉理由、提取合适的佐证依据；与医保基金中心对接人保持良好沟通，明确需要提供的佐证资料要求；最后，对申诉理由和佐证依据进行审核，反馈自查结果。

3. 自查要点

针对规则名称和违规内容描述，查找收费不违规的佐证证据。比如，超限定频次、单日超限量的项目，查看该项目的医嘱与各日收费数量，查明超限额的原因，如果是抢救患者等合理原因补收费，或者多收费用在后面的日期退了费，则判断收费没有违规获取医保基金，应该进行申诉；仅独立开展方可收费的手术项目，查手术记录，手术是否经过不同切口实施，是否对应不同的疾病诊断，如果是经过不同切口实施的不同手术且有相应疾病诊断支持，也应当申诉。

4. 及时反馈

自查认为不违规的收费数据，应当在规定的期限内进行申诉，及时反馈申诉理由，上传佐证收费合理的附件资料。

5. 关注处理结果

医保基金中心对医院反馈的资料进行再审核判断，下达处理通知和追回明细表，对认定违规获取了医保基金的金额予以追回。专职价格管理员应当将追回明细表认定的违规数据，与医院此前自查认定的违规进行比对分析。

在实践中，有违规认定不合理的情形。有医院提供的佐证资料不全面、不充分，也有医保基金中心对价格政策理解偏差的原因，医院需要与监管部门对接人耐心进行沟通，双方达成共识，从而维护医院利益。

6. 后续跟进

对最终确定的违规金额，进行责任划分，落实到科室绩效与奖惩。分析产生违规的原因，采取有效措施持续整改，违规项目纳入医院和科室日常监管范围，必要时开展专项检查。

【例 4-13】　国家医保平台智能监管子系统发布某院 2022 年第二季度结算的嫌疑违规数据，规则名称单次就诊诊疗项目重复收费，违规内容描述"根据《广东省基本医疗服务价格项目目录（2021 年版）》项目内涵或说明规定，胰岛素释放试验与血清胰岛素测定不能同时收费""昼夜皮质醇节律测定与血浆皮质醇测定不能同时收费"，筛出 23 条嫌疑违规数据。医院核查，《广东省基本医疗服务价格项目目录（2021 年版）》3102 内分泌系统诊疗"检验费"为除外内容，依据广东省医疗服务价格项目使用说明相关规定，项目编码 3102 开头的内分泌系统诊疗项目，检验费应当允许另外收取。请示市医保局认同医院理解，基金中心坚持认定违规；市医保局请示省医保局，再与基金中心沟通，最终认定医院收费不违规。

(八) 依据医保基金监管部门发布的违规清单开展自查自纠

地方医保基金监管部门根据医保国家飞检和省交叉检查指出的违规情形、医保智能监管子系统智能审核规则等，不定期发布违规清单，要求医院对获取医保基金的行为开展自查自纠。

1. 快速精读文件

收到医保基金中心的通知，医保价格部门立即安排专人精读文件，准确理解监管部门要求医院自查自纠的项目，对自查内容进行分工，确定牵头自查自纠的责任部门。属于医疗服务价格和收费方面的项目，由价格管理部门牵头；属于超标准支付的项目，由医保部门牵头；属于不合理诊治的，由医务部门牵头；药事、设备、护理、信息等相关部门全力配合。

2. 准确理解违规项目与违规情形

对每一个违规项目的违规情形描述进行研判，违规情形表述不合理时，及时与医保局沟通，明确真正的违规情形是什么。

3. 整理院内筛查规则，筛出嫌疑违规数据

将违规项目和违规情形转化为医院的具体收费项目，整理成院内筛查规则、明确判断违规条件，请信息部门查询并导出医院相应时段结算的嫌疑违规数据。每一个违规项目的明细数据列一个表，每一条违规数据列示患者姓名、住院号、所在科室、入出院日期、结算日期、收费项目代码、项目名称、计价单位、收费数量、收

费金额、收费科室、收费日期等要素；涉嫌重复收费的项目，两个项目的收费科室、收费日期、收费数量和金额都要列示出来。

4. 验证数据有效性

专职价格管理员对项目价格超标准、诊疗项目收费数量超标准、重复收费、收费数量不合理的嫌疑违规数据先行抽查，以验证信息部门查询出来的嫌疑数据是否为有效数据。以单个患者的违规数据为起点，倒查该患者相应项目的实际收费明细，核实如果确实违规，则该项目的嫌疑违规数据有效；如果没有相应违规情形，则可能是筛查规则不正确或者信息部门的查询逻辑有误，需与工程师沟通清楚，对重新查询出来的数据进行再验证。

5. 分配自查任务

将嫌疑违规数据分配给收费科室的主任、护士长和兼职价格管理员，由兼职价格管理员具体负责自查。专职价格管理员负责指导科室如何自查和判断违规，随时答疑解惑，要求科室在规定时限内反馈每一条嫌疑数据的自查结果、核实的违规金额、采取的整改措施。

6. 自查要点

兼职价格管理员查阅患者医嘱、护理记录和其他病历资料，查看是否有能够证明收费的证据，从而判断该条收费数据是否违规。如果病历记录能佐证收费的合理性，则可不判定为违规。

【例 4-14】 某院依据省医保交叉检查问题清单，自查仅独立开展本手术方可收费的执行情况，筛出某患者同一天有"开胸探查术＋肋骨骨折固定术"收费，涉嫌违规。查阅手术记录，患者创伤性血气胸、右侧第 3～8 肋多处骨折，经三个切口分别实施了不同手术：经过右侧腋下第 5 肋间和第 7 肋间两个切口（未进入胸腔），做了肋骨骨折内固定术；经右侧第 7 肋腋中线切口，实施了胸腔探查＋积血清除＋留置胸腔闭式引流。依据《广东省基本医疗服务价格项目目录（2021 年版）》手术治疗大类说明"经两个及以上切口的两种及以上不同疾病的手术，按手术标准分别计价"理解，该手术收费合理。请示医保局，认同该病例收费不违规。

7. 自查结果处理

专职价格管理员复核科室自查结果和违规金额，与兼职价格管理员沟通核实，汇总违规金额。价格管理部门和医保部门分析违规原因，共同向分管院领导和主要领导汇报，提出主动退回基金建议，撰写自查报告，汇报医院采取的整改措施，同步提交自查违规的明细数据。

8. 后续跟进

对违规金额进行责任划分，落实到科室绩效与奖惩。分析产生违规的原因，采取有效措施持续整改，违规项目纳入医院和科室日常监管范围，必要时开展专项检查。

(九) 针对监管部门开展的各类专项治理或规范活动开展自查

1. 领会文件精神

地方各级各类监管部门对医疗服务价格行为进行监管，医保局开展定点医院医保管理规范建设年活动，对口腔种植医疗服务收费和耗材价格进行专项治理，卫健部门开展深入推进基本医疗保险基金审计查出问题整改落实工作，都要求医院开展自查自纠工作。医院收到各类专项治理和规范活动的相关文件，首先仔细阅读文件，了解活动目的、主要任务、实施步骤、工作要求，领会文件精神。

2. 制订具体方案

广泛动员，开展宣传与培训，围绕医疗服务价格政策、医保支付政策、《医疗保障基金使用监督管理条例》等有关政策法规文件进行多种形式学习培训，且均有记录。

3. 单位内部自查

自查本单位是否有健全的价格行为内部管理制度与管理体系，根据检查活动明确的规则范围对相应时段获取医保基金的行为，积极开展自查自纠。

第五节　医疗服务价格行为的社会监督

一、概述

(一) 定义

社会监督是指由国家机关之外的社会团体和公民对各项法律活动的合规性实施的，不产生直接法律效力的监督。

(二) 特点

社会监督具有广泛性和普遍性，是法律监督体系中不可缺少的重要组成部分。

社会监督的监督方式和途径灵活多样，且更积极主动。

社会监督机制可以导致或者引发国家监督机制的运作，产生具有强制性的监督措施的使用，甚至造成强制性的法律后果。

(二) 途径和方式

社会监督主要包括了公民监督、社会团体监督和舆论监督等形式，可以通过批评、建议、检举、揭发、申诉、控告等形式，以及对话、示威、舆论宣传等方式，对国家机关及其工作人员职权运行情况合法性和合理性实施监督。

（四）意义

社会监督是建立全领域、全流程的价格安全防范机制，是建立以法治为保障，以诚信为基石，多方式检查、大数据监督为基础，全面监管格局的重要方面，同时也是推动国家医疗保障基金监督管理机制体系变革的需要。

二、制度规定

（一）背景

《关于印发推进医疗服务价格改革意见的通知》（发改价格〔2016〕1431号）中明确完善医疗服务价格监督管理，并根据"管细、管好、管到位"的要求，进一步健全定价过程中公众广泛参与、专家论证等机制，并积极接受社会监督以来，社会监督已成为多元化综合监管体系中最关键的一环，也极大促进了医疗服务价格监管的法治化、规范化、常态化。

2018年，国务院政府办公厅《关于改革完善医疗卫生行业综合监管制度的指导意见》（国办发〔2018〕63号）中把进一步健全社会监督，全面推动信息公开，发挥专业化组织、社会舆论和公众有效监管功能，作为重要原则提出。并在确定监管重点和职责中，把强化社会监督作为重中之重予以强调，鼓励社会积极参与监督。要健全舆情监控与应对机制，充分发挥媒体监督功能，发挥专业机构和中介组织的技术保障与社会监督作用。

2020年，国务院办公厅《关于推进医疗保障基金监管制度体系改革的指导意见》（国办发〔2020〕20号）中明确提出，将聘请人大代表、政协委员、群众和媒体代表等担任社会监督员，作为医疗保障基金安全的"眼睛"和"镜子"，进一步发挥社会义务监督功能，建立社会各界广泛参与医疗保障基金监管的良好局面。

2022年，《医疗保障基金使用监督管理举报处理暂行办法》（国家医疗保障局令第5号）与《违法违规使用医疗保障基金举报奖励办法》（医保办发〔2022〕22号）实施后，引导了社会公众和媒体对涉嫌触犯医疗保障基金使用监管的违法违规现象依法进行社会监督和舆论监督，并动员社会各界合力捍卫医疗保障基金安全和公民医疗保障合法权益。

（二）具体方法

可以通过建立社会价格公示制度、费用清单（含电子清单）制度以及社会监督员制度等多种形式，营造社会各界参与医疗服务价格监督管理的良好氛围，确保医疗保障基金安全运行。

价格公示是在服务场所显著处公示常规医疗服务项目、药品、医用耗材的价格，维护患者的查询权和知情权；价格出现调整的，需及时更新信息；并应在明显地方公布本单位价格咨询、投诉电话。

费用清单是通过多种形式向患者出具医疗服务、药品、医用耗材等的收费明细（病种、DRG 除外），并在患者要求时提供打印服务。

社会监督员机制是在各级党代表、人大代表、政协委员、街道社区工作人员、医保专家、媒体工作人员以及普通群众中进行选聘合适的人员，承担对使用医疗保障基金的各种行为进行日常监管，向相关部门反映涉及违反规定、欺诈骗保问题线索等工作的机制。

三、具体实施

(一) 价格公示

医院按规定公示价格，通过电子触摸屏、显示屏、公示栏、费用清单以及APP 推送等方式，对包括医疗服务项目、药品、医用耗材名称、型号、单价和医保类别的信息向患者提供查询服务，患者也可以利用自助设备、护士工作站以及收费窗口等进行了解。医院门诊大厅公示屏公布医院价格举报电话，便于群众监督。

(二) 费用清单管理

医院通过手机 APP、自助机以及纸质单据等方式，向患者提供收费明细，包含医疗服务项目、药品和医用耗材的名称、编码、单价、计价单位、使用时间、数量和金额等。各科室可指导患者查看，并在患者有疑问时及时解释，存在错误及时纠正。

(三) 设置投诉意见箱

医院设立"服务投诉收集箱"，随时掌握患者对医院服务方面的意见与要求，同时接受社会各界监督管理，持续改善服务中的薄弱环节，以强化医德医风建设，提升服务质量。收集箱设专人负责管理，放置于门诊、住院、行政等楼宇醒目位置，便于患者投掷，按月开启一到两次，对投诉与调查情况进行记录、分类整理和调查核实，并及时反馈有关部门，及时处理存在问题。

(四) 聘任社会监督员

医院在当地范围内，了解医疗保障政策熟悉、知情度与医疗保障事业发展，严格遵守我国法律规定、诚实守信、有着强烈社会责任心和正义感，无违纪犯罪行为等的社会各界群众，作为医疗服务价格监管的社会监督员。社会监督员在聘期内行使日常监督权，主动宣传相关法律法规、政策文件、医疗服务价格知识，积极参加医院组织的业务知识学习、培训、研讨以及监督检查等活动，并广泛听取、了解和收集社会各界对医院价格管理工作的意见和建议，及时向医院反馈。

四、案例分享

【例 4-15】 社会监督员座谈会

参加人员：社会监督员由 10 名以上 25 名以下具备一定代表性的各界群众构成，要求具备认真、客观、公正以及热爱卫生事业发展的良好素养。医院方面由医院主管领导主持，价格管理部门和临床科室负责人参加。

社会监督员聘期：3～5 年，由医院发放聘书，并向社会公布名单，以便更好收集群众意见。

召开时间：每年至少一次。

座谈会内容：包括医院依法行医情况和依法提供医疗服务的有关情况；医院执行上级法规与政策的情况，包括能否按照规定的操作标准进行诊疗服务，能否按照价格目录收费等；以及反映社会民众对医院管理工作方面的意见和建议。

意见落实：对社会监督员反映的问题和意见，能及时处理、回复的要当场给予处理、解答，给监督员满意的答复；对于无法现场处理的，应向监督员进行解释说明，以获得监督员的理解和帮助，并确定具体负责部门和承办人，同时限时将处理结果告知社会监督员。座谈会应建立社会监督员座谈会记录册和社会监督员建议和提案办理记录本，以做好相关的记录工作，并同时注明意见反馈和社会监督员评价结果等信息，以方便今后备查。

目的：为医疗服务价格监管双方搭建了畅顺的信息沟通途径，社会监督员享有监督、建议权，做好法规政策的"宣讲员"、医保基金的"监管员"、群众的"情报员"，对带动整个社会共同的监督、宣传工作，并与医院形成了合力，提高全院的医疗管理服务质量，发挥人民群众在医疗卫生事业中的社会监督作用，有着重要的现实意义。

（本章撰写人：罗小兰　刘彦茜　刘利琼　王晓）

第五章

新增、修订医疗服务价格项目管理

　　基于医疗技术的飞速进步,新增、修订现行医疗服务价格项目能满足诊疗技术的发展需要,为先进技术更快地应用于临床提供条件,从而更好地服务于人民群众的健康需求,关系着人民群众的健康福祉和国家医疗事业与医药产业的高质量发展。

　　本章主要阐明新增、修订医疗服务价格项目的政策推进进程,在此基础上讨论医院如何实施新增医疗服务价格项目全程管理,把握新增项目重点环节,从项目申报立项、运行管理及转归管理进行全程管理,助推医疗服务价格改革高质量发展;以服务产出为标准修订医疗服务价格项目,循序渐进推进"技耗分离";最后结合医疗工作阶段实践积累,分享新增、修订医疗服务价格项目案例,引导医院科学申报,促进医疗技术创新发展和临床使用。

第一节　新增、修订医疗服务价格项目政策依据

　　新增医疗服务价格项目是指符合医疗卫生相关法律、法规及政策规定,且未列入省医疗价格管理部门公布的基本医疗服务项目目录、市场调节价项目目录的,确需在医院开展,经临床验证和专家论证确有诊疗价值,审核通过纳入新增医疗服务价格项目目录的医疗服务项目。

　　修订医疗服务价格项目是指需对在本地区执行的正式项目编码、项目名称、项目内涵、除外内容、计价单位、价格、说明等项目要素进行调整的医疗服务价格项目。新增、修订医疗服务价格项目是国家规范医院价格的重要举措。

根据 2019 年国务院深化医药卫生体制改革领导小组《关于以药品集中采购和使用为突破口进一步深化医药卫生体制改革若干政策措施的通知》（国医改发〔2019〕3 号）文件精神，要加快审核新增医疗服务价格项目，完善审核制度，规范审核流程，促进医学技术创新发展和临床应用。

根据 2019 年国家卫生健康委、国家中医药管理局《关于印发医疗机构内部价格行为管理规定的通知》（国卫财务发〔2019〕64 号）文件精神，医院要建立新增医疗服务价格项目管理制度，坚持新增医疗服务价格项目以技术准入（许可）为先的原则，进行立项和价格申报，规范内部审核流程。

根据 2020 年中共中央、国务院《关于深化医疗保障制度改革的意见》（中发〔2020〕5 号）文件精神，要完善医疗服务项目准入制度，加快审核新增医疗服务价格项目。

根据 2021 年国家医保局、国家卫生健康委、国家发展改革委、财政部、人力资源社会保障部、市场监管总局、国家中医药局、国家药监局关于印发《深化医疗服务价格改革试点方案》的通知（医保发〔2021〕41 号）文件精神，要优化新增价格项目管理。简化新增价格项目申报流程，加快受理审核进度，促进医疗技术创新发展和临床应用。对资源消耗大、价格预期高的新增价格项目，开展创新性、经济性评价。对优化重大疾病诊疗方案或填补诊疗空白的重大创新项目，开辟绿色通道，保障患者及时获得更具有临床价值和成本效益的医疗服务。

根据 2021 年国务院办公厅《关于推动公立医院高质量发展的意见》（国办发〔2021〕18 号）文件精神，要加快审核新增医疗服务价格项目。

可见新增医疗服务价格项目是医疗服务价格项目体系的重要组成部分，自深化医疗服务价格改革以来，国务院、国家医保局、国家卫生健康委、国家发展改革委等部门逐步明确新增医疗服务价格项目实施具体政策和措施，并积极予以推进。

国家对修订现有价格项目的工作也同样重视。根据《国家医疗保障局办公室关于进一步做好医疗服务价格管理工作的通知》（医保办发〔2022〕16 号）文件精神，要提升现有价格项目对医疗技术的兼容性。坚持服务产出导向的原则，积极对接国家医保局下发的价格项目立项指南。其中，技术规范所列医疗服务，现有价格项目可以兼容的，执行现有价格。属于同一医疗服务的不同操作步骤、技术细节、岗位分工的，转化为价格项目时，原则上合并处理，避免过度拆分。属于同一医疗服务以新方式或在新情境应用，资源消耗差异较大的，作为现有价格项目的加收或减收项；资源消耗差异相近的，作为现有价格项目的拓展项，按现有价格项目收费。明晰了医疗服务价格项目修订原则，通过修订完善现行价格项目要素提高项目兼容性，解决相关医疗服务的收费问题。

第二节　新增医疗服务价格项目全程管理

新增医疗服务价格项目全程管理是指强化新增项目申报立项—运行管理—转归管理的全程管理过程，在申报立项环节要以技术准入为先，进行院内多部门、多层级、多维度的审核论证，以提高临床科室申报新增医疗服务价格项目的积极性和项目申报的成功率；在运行管理阶段要保持成本结构合理，精确测算新增项目开展成本，科学制定试行期价格，以保证新增医疗服务项目定价的客观性及准确率；在转归管理阶段要加强项目收费监控，促进新增项目顺利转归基本医疗服务项目或市场调节价项目。医院新增医疗服务价格项目全程管理流程见图 5-1。

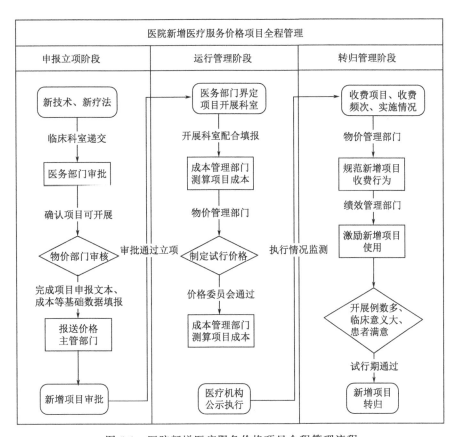

图 5-1　医院新增医疗服务价格项目全程管理流程

一、新增医疗服务价格项目的申报立项管理流程

新增医疗服务价格项目的申报立项管理流程依据《……各类规则相关》，……自采

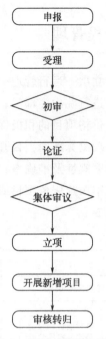

图 5-2　价格主管部门新增
医疗服务项目受理流程

件、全省统一医疗服务价格项目未覆盖的新医疗技术或新医疗活动，转化为边界清晰、要素完备的医疗服务价格项目，作为医院服务患者的收费依据和计价单元的管理过程。目前全国分为属地管理和分级管理两种方式。由具备独立法人资格的医院向所在地级以上提出申请，价格管理部门按照申报→论证→审批→试行的工作程序开展。价格主管部门新增医疗服务项目受理流程见图 5-2。

（一）新增医疗服务价格项目准入

在医院申报新增医疗服务价格项目前，应经过院内新技术委员会的审批论证，这一步骤对于确保新增医疗服务价格项目的质量和有效性至关重要。院内新技术委员会是由医院内部组建的专门机构，由医院医务部门牵头组织，其成员通常包括医疗专家、临床科研人员、技术支持人员等，他们具备丰富的临床经验和专业知识，能够对新技术进行科学的评估和论证。医院应建立规范的程序和标准，确保院内新技术委员会的审批论证过程的科学性和透明性。委员会成员应具备独立、客观、专业的态度，遵循科学的评估原则和方法，充分考虑患者的权益和利益，确保论证结果的公正性和可靠性。此外，相关机构和管理部门也应提供必要的指导和支持，加强对院内新技术委员会工作的监督和评估，确保其正常运行和发挥应有的作用。

医院常规临床应用的医疗技术是指通过常规管理，医院在临床应用中能够保证其安全性和有效性，具有确切的安全性和有效性的技术。等级通常分为：Ⅰ级，在本科室尚未使用的新技术，已有科室成熟并在院内使用的新技术；Ⅱ级，已在国内和省内开展的本院未使用的新技术；Ⅲ级，国外已经开展了新技术，国内尚未采用；Ⅳ级，国内外尚未采用的新技术。新技术项目类型通常分为手术类、医疗操作类、检验检查类和其他类。

医院新技术委员会主要对医疗新技术项目审核以下内容：①项目主要内容；②项目目的、意义及创新之处；③项目依据，包括国内外研究及应用概况、可行性分析及实施计划、项目可解决的临床问题及效益分析、科室已具备的技术和设备条件；④科室实施此新技术制定的相应质控措施、操作规程及相关人员的职责范围；⑤新技术开展适应证、禁忌证、可能造成的不良后果和并发症以及相应防范应急措施；⑥新技术涉及的设备及药品；⑦协作科室或单位的技术情况、承担责任及审批意见等。

在推动医疗服务项目的创新和发展方面，医院新技术委员会发挥着重要的作用。通过对新技术的审批论证，可以为医院引入最新的诊疗技术和方法，提高医疗水平，拓宽医疗服务的范围。这对于满足患者的个性化需求、提高医疗服务的效果和效率具有重要意义。同时，通过严格的审查和评估，可排除对患者健康造成潜在危害，避免了盲目引入和推广可能对患者带来风险或无明确疗效的新技术，筛选出具有诊疗价值和科学依据的项目纳入新增医疗服务价格项目申报范围，减少不必要的医疗风险，提高新增医疗服务价格项目的申报质量和可靠性。

医院价格管理部门应与医务部门建立联动机制，系统梳理新技术历史申报获批情况，确定院内获批新技术对应的无价格项目申报新增医疗服务价格项目情况。并针对未申报新增项目的科室进行一对一的沟通和宣讲工作，提供必要的培训和指导详细介绍新增项目的政策和意义确保科室了解新增项目申报流程和要求，并予以激励措施推动临床申报新增项目积极性。

(二) 新增医疗服务价格项目申报管理阶段

1. 新增医疗服务价格项目申报要求

医院应根据政策要求，积极申报符合新增医疗服务价格项目规定且审批通过的至目前没有相对应价格项目的新医疗技术项目。

有下列情况之一的，不得作为新增事项立项：①对现有的医疗服务项目进行分解、拼接、组合、打包；②将服务内涵拆分，增加非医疗步骤，以变换表述方式或名义增加的项目；③仅以设备、仪器和试剂命名的项目，解决设备、仪器和试剂的收费问题；④费用增加较多，但未明显提高诊疗效果，未达到健康经济学要求的项目，与现行医疗服务项目一致的诊疗目的和内容；⑤技术尚不成熟，落后的、已被淘汰的项目；⑥临床应用不规范、技术规范不清晰、临床路径不清晰、服务内容不充分，未取得行业主管部门批准的项目；⑦包括医学伦理、社会伦理在内的不符合伦理道德的；⑧医院与其他机构之间的合作，不包含直接面向患者的服务项目；⑨医院向患者提供的服务项目属于非诊疗活动；⑩非医务人员提供此类服务，范围涉及远程手术指导，远程查房，医疗咨询，教育培训，科研跟踪，资料处理，便民服务等方面；⑪与相关法律法规和政策规定相冲突的项目。

医院申报新增医疗服务价格项目应提交以下材料：①新增项目资料、项目成本测算等相关申报表。②证明项目所使用的主要技术具有安全性、有效性材料、卫生行政部门同意备案的材料（限制类医疗技术）。③项目涉及大型医用设备检查治疗的，须提供该设备的配置许可证材料。④项目涉及使用医疗器械的，须提供该医疗器械的注册或备案材料。⑤涉及医疗新技术的，需提交本院或第三方非营利性医院出具的项目伦理审查结论。⑥《关于新增项目创新情况的报告》，详细说明与同类收费耗材)以上的申报项目须同时报送《卫生经济评价报告》或已开展项目的《临床效价比较报告》。

新增医疗服务价格项目申报表包含的内容有:①项目类别,综合医疗服务类、医技诊疗类、临床诊疗类、中医及民族医诊疗类。②申报类别,有创临床技术类、无创临床技术类、无创检查检验类、有创检查检验类、护理类、中医类、其他项目。③拟新增的项目编码、项目名称、项目内涵、除外内容、计价单位、说明、拟定价格、开展数量、患者反馈。④是否属卫生行政部门规定的禁止应用于临床/需要重点管理的医疗技术(如是,须提供卫生行政部门同意备案的证明材料)。⑤项目适用范围及临床意义、安全性(风险程度)、有效性(对症程度、症状改善度、疾病治愈率、生活质量评价、疗程时效性、特异性、敏感性)、需求性(临床需求性)、科学性(理论基础、临床实践)、创新性(医学理论创新、临床优势显著、操作手法/技术创新)、传承性(操作手法/技术传承)、可操作性(医疗规范性、技术可复制性)、经济性(经济学评价)等。⑥工作原理、操作规范、质量标准。⑦与现行同类项目的对比分析。

2. 医院新增医疗服务价格项目申报流程

临床及医技科室提交申请:医院价格管理部门对上述申报材料进行详细审查,包括项目的必要性、技术要求的合理性、诊疗流程的可行性等。根据审核结果提供意见和建议反馈,临床和医技科室根据价格管理部门的审核意见对申报材料进行修改和完善。修改后的申报材料将提交院内专家评审。

院内专家评审:为确保新增医疗服务项目的质量和可行性,采用专家评审制度进行申报论证。医务管理部门将根据评审工作的需要,按照医疗服务价格项目的分类,建立和完善评审专家库。专家库中的专家应具有相关领域的专业知识和丰富的临床经验。申报论证工作由医务管理部门与价格管理部门共同组织开展。临床科室就拟申报的项目进行答辩和论证,向专家组展示项目的技术特点、临床应用价值、病患需求以及项目实施的可行性。专家组成员将根据其专业知识和经验提供评审意见。专家组实行集体决策制度,各成员提出是否立项的评审意见。专家组组长将根据少数服从多数的原则,审定形成最终意见。如果在专家组内存在不同意见,这些意见应在评审意见中明确记录,以确保透明度和公正性。

评审结果确认:专家评审完成后,医务管理部门根据会上专家评审的结果和价格管理部门的意见,汇总整理评审结果并综合形成评审报告反馈给价格管理部门。价格管理部门将评审结果和评审报告提交给医院价格管理委员会进行审批确认。

医院价格管理委员会是医疗服务价格管理的决策机构,成员包括财务管理部门、医务管理部门、医疗保险管理部门、护理管理部门、信息管理部门、药学管理部门、医学工程管理部门、质量管理部门,以及医技科室、手术麻醉室等部门和科室负责人，负责医院价格管理工作的领导、组织和决策。由价格管理委员会根据审查评审报告，并基于医疗服务项目的价值、成本和市场需求等因素，对项目的立项和价格进行决策和确认。

提交申请：价格管理部门将归集整理好的申报材料，包括评审报告和其他必要文件以公文的形式提交给院长办公室，通过后报送至价格主管部门。根据各地新增医疗服务价格项目的受理批复流程，各地级以上价格主管部门对受理的新增医疗服务价格项目进行逐级审核，并组织专家论证。在论证时，应选择单数不少于 7 人的医疗、价格（收费）、医保等方面的专家进行论证。对与申报事项有利害关系的专家，原则上予以回避。专家对项目进行论证，并独立发表论证意见，陈述理由，即"建议立项"或"不建议立项"。凡三分之二及以上专家建议立项的项目视为通过专家论证。对通过专家论证的项目，专家组应对项目名称、项目内涵、计价单位、除外内容和说明等价格要素内容进行规范。参考专家论证意见，对申报的新增医疗服务价格项目进行审核，审核通过的项目报送国家医疗保障局审批。经国家医疗保障局审批通过后挂网公示 7 个工作日，予以实施。

3. 新增医疗服务价格项目申报存在问题及改进方式

部分申报新增项目是在现有手术、治疗、检查项目基础上，通过新设备、耗材或软件的辅助功能，达到提高定位精度、缩小手术创伤、实现无线数据传输等效果。可能会造成辅助功能加价过高，普遍高于现有医护人员劳动价值；同类辅助功能加价水平相差悬殊等问题。这类依赖设备耗材和软件的新增项目建议进一步强化经济性评价，促进公平合理和质价相符。

部分申报新增项目为医院提供服务和内部管理的应尽事项，或现有价格项目过度拆分操作步骤、技术细节、岗位分工或拼接形成，或可以与现有价格项目兼容。这类应充分考虑现行价格项目体系，原则上合并处理，或作为相应价格项目的加收项、减收项或拓展项，不单独作为新增医疗服务价格项目申报。

部分申报新增项目为现有医疗服务行为的"组套"方式，例如"健康体适能测评"是心肺耐力、身体成分等 6 项测评服务的拼接组合；"呼吸道病毒七种抗原测定测试""输血前常规检查"为若干个检测项目排列组合形成的"组套"项目，客观上虽具有约束医院收费行为的作用，但组套本质上是收费计费的方式问题，并非具有独立内涵的全新项目。这类易造成强制服务、捆绑收费的不建议作为独立项目申报。

部分申报新增项目的内涵和说明中体现大量对于临床技术操作规范的表述，以及对项目效果进行评价等表述。如"子宫颈缝扎止血术"的项目内涵中描述"缝扎3、6、9、12 点，尤其是 3 点、9 点缝扎子宫动脉下行支"等手术技术要点。"共聚焦激光显微内镜消化道检查术"的项目内涵中描述"被称为光学活检""特别适宜于早癌的发现"等评价性表述。这类建议项目内涵，规则填写与医疗服务价格相关内容。

二、新增医疗服务价格项目运行管理阶段

1. 立项试行新增医疗服务价格项目成本测算与自主定价

新增项目经评审、批准后，试行价格或执行政府指导价或由医院自主制定。自主定价医院应按照《行为管理规定》，遵循公开透明、合法合理、诚实信用的原则，对新增医疗服务项目试行价格进行合理制定和调整，价格保持相对稳定。

定价主要以成本测算为基础，参考专家建议价格、同类项目比价、外省新增项目价格等方式。此外，新增项目试行期间规定，为鼓励新增项目更好地进入临床使用，可根据实际情况，通过论证、医保谈判等形式，将新增项目纳入医保支付范围；有的省份则规定，原则上不允许在医疗保险缴费范围上增加新增项目。新增加的未纳入医保和公医支付范围的项目，需医院按要求做好患者自费告知事项后，按要求在住院患者签署《关于使用医保自费项目和医用消耗材料的知情同意书》并存档备查。

2. 新增医疗服务价格项目成本测算

新增医疗服务价格项目定价方法通常采取以成本为导向的原则。有效测定成本是合理制定医疗服务价格的关键。成本构成如表 5-1 所示。

表 5-1　新增医疗服务价格项目成本测算表

一、劳务支出				
参加人员	人数	工时(小时)	小时工资、福利额	应计金额
技术员				
护士				
医师				
其他				
小计				
二、材料消耗支出				
(一)卫生材料				
品名	单位	数量	单价	应计金额
小计				
(二)低值易耗品				
品名	单位	数量	单价	应计金额
小计				

续表

(三)药品及试剂				
名称	单位	数量	单价	应计金额
小计				
(四)水电燃料				
名称	单位	耗用量	单价	应计金额
小计				
三、固定资产折旧				
(一)医疗仪器设备				
设备名称	原值	使用年限	使用时间	应计金额
设备小计				
设备保修(维修)费				
(二)房屋及建筑物				
房屋面积(平方米)	原值	使用年限	使用时间	应计金额
小计				
(三)其他固定资产				
其他固定资产小计				
设备保修(维修)费				
四、无形资产				
无形资产名称	原值	摊销年限	使用时间	应计金额
小计				
五、管理费及其他				
(一)管理费分摊				
(二)其他				
六、项目成本合计				

(1) 人工成本测算说明

① 工资、福利额：工资、福利额包含基本工资、津贴补贴、绩效工资、社会保障费、其他收入等。

② 工时：参与完成医疗服务项目人员的实际用时。

计算公式：小时工资、福利额(元/小时)＝[上年度卫生健康财务年报"医院收入费用明细表(国卫财03-2表)"中的"业务活动费用"项下的"其他经费"中的"工资福利费用"除以该年平均在册医务人员总人数]÷(12个月×22天×8小时)

(2) 医用卫生材料测算说明

① 卫生材料：指本医疗服务价格项目中应使用的一次性医用卫生材料，市场价格和使用数量相对稳定，如输液器、输血器、注射器、采血针、普通输液胶贴、普通采血管、连接管、吸引器、采血管、普通缝合线和一次性手术包。

计算公式：应摊金额＝实际消耗数量×单位售价

② 低值易耗品：指在医疗服务过程中，由医院提供所消耗的卫生物资，其价值较低，如碘酒、酒、棉球、棉花、棉签、纱布、普通敷料、帽子、口罩、鞋套、袜套、手套、手术衣、绷带、检查垫、压舌板、止血带、消毒液、弯盘等。

计算公式：应摊金额＝实际消耗数量×单价

(注：实际消耗数量为每人每次实际耗用量，如一瓶酒精，可用20人次，则消耗数量为1/20瓶)

③ 药品及试剂：诊疗项目中供多人使用的药品或临床诊断试剂。

计算公式：应摊金额＝实际消耗数量×单价

(注：实际消耗数量为每人每次实际耗用量，如一个试剂盒可检测5人份，则消耗数量为1/5)

④ 水电燃料：水电燃料消耗按实际消耗计算。

计算公式：应摊金额＝实际消耗数量×单价

(3) 固定资产折旧测算说明

① 医疗仪器设备折旧

计算公式：应摊金额＝医疗仪器设备原值÷使用年限÷12个月÷22天÷8小时×设备使用时间

② 房屋及其他折旧

计算公式：应摊金额＝房屋总造价÷房屋总面积(m²)÷使用年限÷12个月÷22天÷8小时×实际使用面积×实际使用时间

③ 其他固定资产折旧

计算公式：应摊金额＝资产原值÷使用年限÷12个月÷22天÷8小时×实际使用时间

（4）无形资产测算说明

计算公式：应摊金额＝资产原值÷使用年限÷12个月÷22天÷8小时×实际使用时间

（5）管理费及其他

① 管理费分摊：根据上年度上报卫生系统统计报表的管理费用率计算项目的管理费。

② 计算公式：管理费分摊＝（劳务支出＋材料消耗支出＋固定资产折旧费用）×管理费用率

3. 新增医疗服务价格项目定价及执行工作流程

（1）确认项目可开展科室　价格管理部门应关注政府价格主管部门有关新增医疗服务价格相关政策，及时公布审核通过的新增项目，建立试行期新增项目清单并发全院通知；医务部门确认项目开展范围及执行科室。

（2）项目成本测算及定价　成本管理部门组织项目开展科室完成项目成本测算；价格管理部门科学制定两年期试行价格并报医院价格管理委员会审议项目定价等。

（3）项目执行　价格管理部门依据审议结果开展项目实施及调价工作。

三、新增医疗服务价格项目转归阶段

目前，新增医疗服务价格项目的试行期限分为1年、2年、3年。试行期满后，主管部门组织专家对新增项目进行转归评估，根据评估结果经临床证明达到预期诊疗效果、符合基本医疗服务诊疗范围的项目，纳入基本医疗服务价格项目；对于疗效好且符合市场调节价准入条件的项目，纳入市场调节价项目；上述条件都不符合的，取消立项。

新增医疗服务价格项目在试行被撤销的几种情况：①项目涉及的医疗技术被卫生健康行政部门禁止临床应用，或重点管理类医疗技术被卫生健康行政部门注销备案；②项目涉及的关键设备、器械、试剂等相关注册、批复等废止失效；③临床证明达不到预期诊疗效果的；④实际执行中在服务内容、服务规范方面难以明确界定、歧义较大，造成投诉、纠纷较多的。

撤销的项目，医院应立即终止执行。

在新增医疗服务项目执行期间，为促进科室积极使用、顺利转归基本医疗服务项目，医院应采取部分管理手段。

（1）培训和指导　提供全面的培训和指导计划，普及科室成员了解新增项目的内涵、流程和操作要求。培训可以包括现场指导、在线培训、研讨会等形式，以帮助科室成员熟悉新增项目相关信息。

（2）制定清晰的项目清单　确保新增医疗服务价格项目和基本医疗服务项目之间的定位清晰明确，并及时发布公布实施的新增项目清单。明确实施时间和实施要求，确保新增项目和基本医疗服务的顺利协调运作。

（3）设立激励机制　建立适当的激励机制，例如将工作量与绩效相结合，在新增项目自主定价试行期间，按适量比例上浮工作量绩效点数，鼓励科室成员积极参与和使用新增项目。

（4）持续监测和评估　建立有效的监测和评估机制，定期检查项目和基本服务的运行情况。收集反馈意见、数据和指标，及时发现问题并采取纠正措施。监测和评估有助于持续改进和优化项目执行。如设立价格监督考核指标，针对开展新增医疗服务价格项目情况设立专项检查，依据价格管理办法规定，结合第三方检查结果和医保管理部门反馈情况进行考核，如发现套用基本医疗服务项目收费，每类扣减当月科室质控考核分或绩效考核分。

新增项目可以转归为基本医疗服务项目，通常具备以下一些特点。

（1）对患者有广泛需求　新增项目应当满足广大患者的需求，而不仅仅是特定病种或病情的患者。基本医疗服务项目是为了服务整个患者群体，因此新增项目应当具备足够的普遍性和适用性。

（2）基于常见病症和常规治疗　基本医疗服务项目通常关注常见的病症和常规的治疗方式。新增项目应当基于广泛的疾病范畴，并提供符合标准的常规治疗方法，以满足患者的基本医疗需求。

（3）与核心医疗服务相辅相成　新增项目应当与核心医疗服务相辅相成，为患者提供综合性的医疗护理。例如，新增的影像检查项目可以作为基本医疗服务中的诊断工具，辅助医生进行准确的诊断和治疗。

（4）需要较少的专业设备和资源　新增项目转归为基本医疗服务项目时，需要考虑设备和资源的可用性和可行性。通常选择不需要过多专业设备和高昂资源投入的项目，以确保项目的可持续运营和普及。

（5）高效且易于操作　新增项目应当具备高效的操作流程和易于实施的特点。基本医疗服务项目通常需要在较短时间内完成，因此新增项目应当设计为高效率的服务，减少患者等待时间，并能够适应医院的日常工作流程。

（6）具备良好的安全性和质量保证　新增项目必须符合相关的医疗安全标准和质量保证要求。保证项目的安全性和质量水平是基本医疗服务的核心要求之一，确保患者得到安全可靠的医疗服务。

新增项目要转归市场调节价医疗服务项目，通常需要满足以下一些条件。

（1）非基本医疗需求　市场调节价医疗服务项目通常指的是高级、专业或非常规的医疗服务，超出了基本医疗需求范畴。新增项目应当提供一种高级、特殊或高附加值的医疗服务，满足那些有特定需求的患者。

（2）高技术含量 新增项目应当涉及高技术含量的医疗服务，可能需要先进的设备、专业技术和专业人员。这类项目通常需要更多的投资和资源，因此可以通过市场调节价来反映其成本和价值。

（3）需求量相对较少 市场调节价医疗服务项目通常面向有限的患者群体，需求量相对较少。这些项目可能是为了满足特定病种、罕见疾病或高端医疗需求的患者而设计的。新增项目应当具备一定的市场需求，但需求量不足以支持其成本和运营的基本医疗服务。

（4）提供附加价值和个性化服务 市场调节价医疗服务项目通常提供额外的附加价值和个性化的服务。这些项目可能包括更高水平的个体化护理、高端设施环境、私人病房、特殊饮食要求等，以提供更加舒适和个性化的医疗体验。

（5）可通过市场供求调节价格 市场调节价医疗服务项目的价格可以通过市场供求关系来调节。新增项目应当具备一定的灵活性，能够根据市场需求和供应情况来调整价格，以达到市场平衡和满足患者的支付能力。

第三节 修订医疗服务价格项目

修订医疗服务项目的工作目前采取的是随时申报、集中审核的方式。

一、修订医疗服务价格项目应坚持的原则

（1）坚持安全有效 修订项目应符合临床疗效确切、临床技术规范明确、临床路径清晰等条件，切实起到治病救人、提高医疗服务质量和水平的作用。

（2）坚持创新性经济性 修订项目与现行同项目相比，技术平有明显提升、临床诊断更准确，价格更合理，与当地经济社会发展水平和群众负担能力相适应。

（3）坚持项目兼容性 修订项目应使医疗服务价格项目更好计价、更好执行、更能适应临床诊疗和价格管理需要。

（4）坚持技耗分离 应逐步实现将医用耗材从价格项目中分离出来，从而更加着重体现医务人员技术劳务价值。

二、修订要求

（1）对于"项目内涵""说明"等的修订，医院应说明原项目执行中存在的问题以及调整的理由依据，并对修订前后内容的效果进行对比分析。

（2）对于"计价单位""价格"的修订，医院要重新核算成本，对新旧项目分别进行成本核算比较，合理测算价格调整幅度并说明原因。

（3）调整价格的项目，要参考周边省份价格目录，修订时实现技耗分离，将试

剂和耗材等成本从项目成本中剥离。

三、以服务产出为标准，资源消耗为基础，技术劳务与物耗分开

现今的医疗服务价格项目，就是按项目收费，即把技术规范当成价格项目来执行。

目前"技耗分离"主要应用在医疗服务领域，是对耗材和医疗服务项目收费进行分开管理，属于医疗服务价格调整范畴。医疗服务是一项综合性的服务，在此过程中需要投入大量的人力物力，技术成本和消耗成本具有不同的性质和核算方式，混在一起计算和管理，会导致医院难以准确掌握医疗服务的真实成本。实行技耗分离可以在一定程度上帮助医院更精准地管理成本资源，降低医院的运行成本，在一定程度上提高医疗服务效益和透明度，使医务人员技术劳务价值得以体现，从而促进医院高质量发展。

随着医疗服务的不断发展和创新，药品、医用耗材、检验、检查等数量和种类也在不断增加，这更加凸显了技耗分离的必要性。只有通过"技耗分离"，医院才能更好地掌握医疗服务的成本构成和变化趋势，更加精确地制定管理策略和服务定价，促进医疗资源在使用过程中的合理配置，从而提升医疗服务的质量和效益。

四、口腔种植类项目降价，顺利实现"技耗分离"

根据国家医疗保障局发布《关于开展口腔种植医疗服务收费和耗材价格专项治理的通知》（医保发〔2022〕27号）指出，围绕种植牙全流程做好价格调控工作。各级医疗保障部门要以单颗常规种植牙的医疗服务价格为重点，按照"诊查检查＋种植体植入＋牙冠置入"的医疗服务价格实施整体调控，目前三级公立医院完成全流程种植，医疗服务价格整体普遍高于4500元/颗的地区，应采取针对性措施，导入至整体不超过4500元/颗的新区间，三级以下公立医院的调控目标参照当地医疗服务分级定价的政策相应递减。当前医疗服务价格整体已普遍低于4500元/颗的地区，鼓励维持现行低价。

针对种植牙的价格调查发现，其价格构成比较复杂，不仅耗材贵，医疗服务价格也十分昂贵。倘若技术与耗材混合笼统降价，容易顾此失彼。这次行动的最大特点是对医疗服务收费和耗材价格分开进行治理，以口腔种植为切入点，有序推进技耗分离的定价方式的改革，降价将会变得更加精准。

过往在全国范围内，种植牙医疗技术服务平均费用超过6000元/颗，一些省市甚至超过9000元/颗，种植体也是根据品牌的差异，价格也不一样。通过治理，对单颗种植牙的价格进行调控，将价格调控目标确定为4500元/颗。4500元/颗不是一个硬性的打包价格，是由医院自行组合的一个价格，这个组合的项目实际上相对

比较自由，只要总额不超过 4500 元/颗，这是一个调控的目标。保持适应的灵活性，宏观上的总价限制，按照医院的级别相应调整，对于一些具有特殊地位的国家口腔的医学中心，以及重点专科，可以放宽调控的目标，可以参照更高水准的一个价格来执行。

以《广东省口腔种植类医疗服务价格项目规范和基准价》的修订为例，其中大类说明中提到："3. 本表格所称'基本物耗'指原则上限于不应或不必要与医疗服务项目分割的易耗品，包括但不限于各类消杀用品、储存用品、清洁用品、个人防护用品、垃圾处理用品、试戴材料、铸造包埋材、义齿清洁材料、牙科分离剂、模型材料、蜡型材料、车针、排龈材料、菌斑指示剂、义齿稳固剂、印模材料、咬合记录材料、咬合检查材料、研磨抛光材料、冲洗液、润滑剂、灌洗液、棉球、棉签、纱布（垫）、护垫、衬垫、手术巾（单）、治疗巾（单）、治疗护理盘（包）、注射器、压舌板、滑石粉、防渗漏垫、标签、操作器具、冲洗工具。基本物耗成本计入项目价格，不另行收费；4. 除基本物耗以外的其他耗材，按照实际采购价格零差率销售；按照实际使用情况作为除外内容，可收费。"该项修订，有效地实现了低值耗材打包，高值耗材独立收费的原则。

第四节　新增、修订医疗服务价格项目案例

本节通过部分典型案例分享，引导医院审慎申报拆分、重组类价格项目；重点申报以技术劳务为主、临床价值明确的新手术、新治疗等价格项目；以新设备、新耗材为主的要深入"服务产出导向"理念；提高项目兼容性，着重体现医务人员技术劳务价值，遵循"技耗分离"原则修订价格项目。

一、新增医疗服务价格项目不同意立项案例

新增医疗服务价格项目不同意立项案例见表 5-2。

表 5-2　新增医疗服务价格项目不同意立项案例

项目	不同意立项理由
椎管内阻滞分娩镇痛	是顺产和椎管内麻醉两项服务的组合，按两者对应价格项目收费，如椎管内麻醉确实价格偏低或者按次收费方式不合理，应通过调整项目价格，按时长加收等方式解决
医学运动处方及指导	医生接诊时可向患者收取门诊诊查费或住院诊查费，医生根据治疗需要开具相应处方，属于门诊诊查、住院诊查包含的应尽事项，处方行为本身不再额外设立价格项目

项目	不同意立项理由
健康体适能测评	是心肺耐力、身体成分等6项测评服务的拼接组合,此类情况不打包设置医疗服务价格项目。指标的临床诊疗意义不确切或获取手段不经济
呼吸道病毒七种抗原测定	强制服务、捆绑收费的风险大
眼部用药护理	设立医疗服务价格项目的依据不充分,建议充分评估申请项目的创新性、合理性、经济性
自理能力评估	属于医院提供服务和内部管理的应尽事项
专用X线模拟机校位	已设立相同功能的医疗服务价格项目可兼容,必要时可修订现有项目名称和内涵的相应表述
新生儿唇腭正畸治疗	属于现行价格项目中变更应用场景,建议完善现行价格项目相关要素或作为加收等方式
麻醉恢复室监护	该服务是麻醉的自然延伸和组成部分,应避免将已有价格项目的完整服务事项按步骤分解立项
林氏糖尿病足外治	按照发明人、技术流派分别设立医疗服务价格项目,不符合以产出为导向的基本原则
全自动数字化病理切片扫描	数据影像处理、存储、传输等,按照相关价格项目管理政策不作为独立的医疗服务价格项目
远程心肺康复训练	新增项目的依据不充分,涉及行业主管部门准许医院开展"互联网+"医疗服务的具体范围
高流量呼吸湿化治疗	提供吸氧方式的改变
脑死亡临床评估	由OPO负责,非医疗服务价格项目
住院医嘱审核	不属于医疗服务项目
深静脉管拔除术	插管操作已含
流产后生殖健康咨询(PAC咨询)	诊查费已含
中心静脉导管心电定位	临床疗效不明确
肠道屏障功能生化指标分析系统	临床意义不明确,强制收费
吸入性笑气	已淘汰技术
经尿道1470nm激光输尿管出血止血术	以耗材立项
前列腺组织粉碎术	不是独立项目,手术方式
妊娠子宫下段前壁切开术	不是独立项目,分解手术步骤
分娩导航	疗效不明确

二、医院新增医疗服务价格项目申报案例

医院新增医疗服务价格项目申报案例见表 5-3。

表 5-3 经尿道前列腺激光剜除术

类别	一、综合医疗服务类□ 二、医技诊疗类□ 三、临床诊疗类☑ 四、中医及民族医诊疗类□			
项目编码	3312××××	项目名称		经尿道前列腺激光剜除术
项目内涵	利用激光的爆破冲击力沿着前列腺外科包膜将前列腺增生组织剥离及切除,再用组织粉碎器将切下组织粉碎后取出用于治疗前列腺增生症	除外内容		一次性激光纤维
计价单位	次	说明	/	拟定价格	4879 元
开展数量	500 例/年	收费例数	/	患者反馈	患者反映良好
是否属卫生行政部门规定的禁止应用于临床的医疗技术	是/否☑			
是否属卫生行政部门规定的需要重点管理的医疗技术	是/否☑(如是,需提供卫生行政部门同意备案的证明材料)			
项目适用范围及临床意义	项目使用范围:明确前列腺增生有以下情况:①药物治疗后病情无改善,有下尿路梗阻症状,尿流动力学检查有明显梗阻改变,或残余尿在 50mL 以上;②症状严重,已引起上尿路积水及肾功能损害;③反复发生急性尿潴留、尿路感染、肉眼血尿;④合并膀胱结石;⑤严重影响正常工作及生活 临床意义:较传统前列腺电切术,经尿道前列腺激光剜除术为最新开展式,具有手术时间短、恢复快、尿管拔除时间早、住院周期短、前列腺增生组织切除彻底等特点,具有较强临床应用价值			
工作原理	借用钬激光的爆破冲击力沿着前列腺外科包膜将前列腺增生组织剥离及切除,再用组织粉碎器将切下组织粉碎后取出			
操作规范	经尿道置入 F26 激光内窥镜,激光输出量 1.9W,光纤 550μm,冲洗液为氯化钠注射液,质量浓度 0.9%,经测量激光功率调整为 2.5W,输出频率 40Hz,经激光内窥镜测定精阜、输尿管口、膀胱颈位置。做两条切割沟,分别于 5、7 点颈项向近端的精阜方向,深达外科包膜,横向切开其上缘,去除前列腺中叶,推至膀胱颈处,在膀胱颈 12 点处用光纤直射切开前列腺,以膀胱颈 5、12 点为起止点,逆时针方向切除左腺叶,与左侧相同的方法切除右腺叶,彻底止血后,再切除左腺叶。取出的组织用粉碎器粉碎后吸出,放入导尿管活检,手术完毕			
质量标准	患者术后排尿量化评分及随访情况			
与现行同类项目的对比分析	① 较传统前列腺电切术,经尿道前列腺激光剜除术为最新开展式,具有手术时间短、术中出血少、术后恢复快、尿管拔除时间早、住院周期短、前列腺增生组织切除彻底等特点 ② 与前列腺电切相比较从水平血量时间短,切除术水平高,术后并发症…			

三、新增医疗服务价格项目转归案例

新增医疗服务价格项目转归案例见表 5-4。

表 5-4　新增医疗服务价格项目转归案例

项目名称	项目内涵	除外内容	计价单位	说明
网上就诊诊查费	指医务人员通过网络查看患者诊疗信息、询问病史、分析病历资料，向患者或家属告知。结合患者实时情况和病情提供检查、治疗和健康管理方案，患者通过网上支付等方式付费并预约检查等的诊疗服务		次	检验、检查费另外收取
压疮护理	指使用压疮评估表确定压疮分级及危险因素，对存在的压疮隐患患者或压疮患者给予相应处理措施，不含换药	长效抗菌材料	次	每天收费不超过 12 次
直肠指力刺激	指人工辅助通便，用于中风、脑外伤、脊髓损伤等导致排便功能障碍的患者及老年长期便秘患者		次	
动态经颅多普勒（TCD）监测	使用经颅多普勒血流图（TCD）进行以 30 分钟为单位的连续长时间地观察颅内动脉血流速度、频谱的变化及异常信号的出现		每半小时	不得同时收取"颅内多普勒血流图（TCD）"费用
超声心肌应变成像	指检测心肌应变参数	造影剂	次	
计算机正向适形调强治疗计划设计	含 CT 图像的输入、靶区勾画、正常组织勾画、布野、正向计划系统优化、剂量计算、计划输出、计划打印，不含 CT 扫描、治疗计划的验证、模拟摆位、剂量验证		疗程	

四、修订医疗服务价格项目案例

案例 1 见表 5-5。

表 5-5　特大/大型/小型伤口负压辅助愈合治疗

项目名称	项目内涵	除外内容	计价单位	说明
特大/大型/小型伤口负压辅助愈合治疗	含慢性溃疡修复术、清创缝合、引流管引流、换药等	负压辅助愈合治疗系统耗材	次	创面 400cm²（含）以上/创面 200cm²（含）～400cm²/创面 200cm² 以下

修订申请：关于"121800001S 伤口负压辅助愈合治疗"项目。建议将伤口负压辅助愈合治疗现有的项目内涵"含慢性溃疡修复术、清创缝合、引流管引流、换药等"修订为"含清创缝合、引流管引流、换药等"或"含皮肤溃疡清创术、清创缝合、引流管引流、换药等"，建议理由如下。

（1）"慢性溃疡修复术"为独立开展的临床治疗类手术治疗项目，对照《全国医疗服务项目技术规范（2023 年版）》，"慢性溃疡切除局部修复术"项目内涵的定义为：术前设计，消毒铺巾，全身麻醉或局部麻醉，体位摆放，对褥疮创面进行彻底清创，应用褥疮周围正常组织进行局部改形，封闭创面。该过程为完整手术过程，步骤复杂、耗时长，与"伤口负压辅助愈合治疗"过程不同。

（2）"慢性溃疡修复术"单项项目价格已超过"特大伤口负压辅助愈合治疗"，价格低的项目内涵不应包含价格高的项目。

（3）从"伤口负压辅助愈合治疗"应用指征："创伤：大面积皮肤缺损、撕脱伤、脱套伤"的理解"皮肤溃疡清创术"比"慢性溃疡修复术"更为适合。

案例 2 见表 5-6。

表 5-6　双气囊小肠镜检查/单气囊小肠镜检查

项目名称	项目内涵	除外内容	计价单位	说明
双气囊小肠镜检查	含活检、刷检；含一次性套管、气囊		次	
单气囊小肠镜检查	含活检、刷检；含一次性套管、气囊		次	

修订申请：建议将"单气囊小肠镜检查""双气囊小肠镜检查"的项目内涵，含活检、刷检；含一次性套管、气囊修改为含活检、刷检，增加除外内容一次性套管、气囊，同时建议价格下调。建议理由如下。

"单气囊小肠镜检查""双气囊小肠镜检查"其原始定价成本是基于包含耗材一次性套管、气囊分摊次数测算。2021 年 1 月国家卫生健康委出台《医疗器械临床使用管理办法》第二十八条规定，一次性使用的医疗器械不得重复使用，使用过的应当按照国家有关规定销毁并记录。现在一次性套管耗材成本高昂，因此项目价格不再能覆盖一次性耗材的价格，造成提供该项检查时出现严重成本倒挂。该检查是协助诊断炎症性肠炎的重要手段，临床意义重大。建议采用技耗分离原则，修改项目内涵，增加除外内容，降低价格，体现医务人员使用该项目技术价值。

案例 3 见表 5-7。

表 5-7 经尿道前列腺电切术（汽化法）

项目名称	项目内涵	除外内容	计价单位	说明
经尿道前列腺电切术（汽化法）			次	

建议将"经尿道前列腺电切术（汽化法）"的说明增加："经尿道前列腺热蒸汽消融术"参照此项目收费，除外内容增加"一次性使用前列腺热蒸汽治疗器械"。建议理由如下。

（1）目前治疗良性前列腺增生的手术方式主要有电切术、剜除术，其中电切术又根据使用方式不同分为激光法、电切法、汽化法。目前最新的热蒸汽消融法是使用一次性的前列腺热蒸汽治疗器械控制性地靶向输送射频蒸汽至增生的前列腺组织，让射频蒸汽在靶向组织内快速弥散，蒸汽液化释放热能，使前列腺组织变性坏死，坏死组织经人体吸收后尿道旁的前列腺组织体积缩小，解除梗阻，缓解症状。

（2）该手术具有出血少、手术时间短，术后 1～2 小时患者就恢复正常饮食和活动，且对患者性功能没有影响，是国际上目前治疗良性前列腺增生（BPH）最新的手术方式之一。

（3）该手术需要通过热蒸汽治疗设备使用一次性热蒸汽治疗器械才能完成，并且该手术方式过程中没有病体组织取出。耗材器械产品有注册证。

（本章撰写人：罗小兰 廖宁 潘惠珍 吴抒韵）

第六章

医疗服务按"技耗分离"方式立项计价收费

　　"技耗分离"是相对于"技耗合并"而言的，即耗材是否纳入医疗服务项目成本，和相关医疗服务合并或分开计价收费。现阶段，全国各地执行不同版本的医疗服务价格项目，主要分为《全国医疗服务价格项目规范（2001 年版）》（2007 年增补了 204 项新增项目，共发布全国统一的价格项目 4170 项）和《全国医疗服务价格项目规范（2012 年版）》（共 9360 项）两个版本。2012 年版价格项目规范修订力度较大，重点实施了"耗材小打包"、检验项目不分方法学（按"主流耗材"和"主流方法"进行定价）等定价政策，实际定价中最大难点是对打包耗材和不分方法的检验项目如何定价，可能阻碍检验学科发展，各地实施进展缓慢。《全国医疗服务项目技术规范（2023 年版）》（国卫财务发〔2023〕27 号）其中的病理学诊断说明，本章相关检测项目中使用试剂属于"必需耗材"；实验室诊查说明，本章相关检测项目中使用试剂属于"必需耗材"，试剂按单个检测项目计量，对于一个试剂可用于多人份检测的，按单项目单人份计量。

　　现行医疗服务项目设立，对耗材进行捆绑式管理，尽可能将耗材合并在医疗服务项目内，不允许单独向患者收费；对于少数高值、使用数量不确定、品规差异较大的耗材，通过价格项目除外内容的方式，允许医院在项目之外向患者收费。以医疗服务价格项目成本测算表为例，诊疗项目中供多人使用的检测试剂应摊消耗金额＝实际消耗数量×单价，实际消耗数量为每人每次实际耗用量（如一个试剂盒可检测 50 人份，则消耗数量为 1/50）。将耗材、检测试剂合并在价格项目内打包定价收费的初衷，是引导医院控制耗材、试剂成本并防止耗材滥用，但将医疗服务价格项目与临床使用耗材试剂捆绑，因医疗技术服务（政府指导价）和耗材、试剂的成本价格（市场招标采购）规律不同，在市场供需不断变化、医院议价能力有限时，较高的物耗会掩盖、稀释技术劳务价值；实践中暴露出为新耗材、新试剂好卖，衍生出许多新增项目的需求，实际上创新性、经济性不高等问题。在新冠疫情防控过程中，部分省份对新冠病毒核酸检测服务探索以"技耗分离"方式立项，从实践结果来看，这种立项方式可以较好地兼顾技术创新与价格规律。

第一节　国家层面"技耗分离"立项计价政策回顾

医疗服务价格项目是医疗服务收费的基本单元，是医疗服务计价、执行、评价的基础。为改变过去将耗材、试剂捆绑打包在医疗服务项目内收费，难以充分体现技术劳务价值，不适应各自成本价格变化规律，当不同品牌价格差异较大，耗材需求刚性较强，容易出现服务"同质不同价"或成本倒挂现象，国家医疗保障局在新冠疫情防控过程中对"技耗分离"立项方式进行了探索。国家深化医疗服务价格改革方案提出，规范医疗服务项目管理，将检测服务作为医疗服务立项定价，保持技术劳务部分的价格相对稳定，对检测试剂盒实行公开挂网、集中采购以及"零差率"销售，使物耗部分的价格随着需求规模竞争程度有序下降。"技耗分离"定价采取"桥归桥、路归路"形式，以服务产出为导向、资源消耗为基础，技术与物耗分开，分别管理医疗服务与耗材价格，兼顾技术创新与价格规律。2020年以来，国家层面印发了多个探索"技耗分离"立项定价收费的相关文件（表6-1），体外诊断试剂盒、抗原检测试剂（含采样器具）在医疗服务价格项目外，按"零差率"单独收费；采取"服务项目＋专用耗材"分开计价的收费方式，有序推进口腔种植医疗服务"技耗分离"。

表6-1　国家层面"技耗分离"立项计价相关政策

文件名与文号	对"技耗分离"立项定价的规定
《国家医保局　国家卫生健康委　国家发展改革委　财政部　人力资源社会保障部　市场监管总局　国家中医药局　国家药监局关于印发〈深化医疗服务价格改革试点方案〉的通知》（医保发〔2021〕41号）	规范管理医疗服务价格项目，建立符合价格规律的计价单元体系。制定价格项目编制规范。按照服务产出为导向、医疗人力资源消耗为基础、技术劳务与物耗分开的原则，制定国家价格项目编制规范。构建内涵边界清晰、适应临床诊疗、便于评价监管的价格项目体系。完善全国价格项目规范，在听取临床专家等意见基础上，分类整合现行价格项目，完善全国医疗服务价格项目规范，统一价格项目编码，逐步消除地区间差异，增强现行价格项目对医疗技术和医疗活动改良创新的兼容性，医用耗材从价格项目中逐步分离，发挥市场机制作用，实行集中采购、"零差率"销售
《国家医疗保障局关于开展口腔种植医疗服务收费和耗材价格专项治理的通知》（医保发〔2022〕27号）	有序推进口腔种植医疗服务"技耗分离"。公立医院提供口腔种植医疗服务，主要采取"服务项目＋专用耗材"分开计价的收费方式。即种植体植入费与种植体耗材系统价格分开计价；牙冠置入费与牙冠产品价格分开计价；植骨手术费与骨粉、骨膜价格分开计价。对于目前耗材合并在医疗服务价格项目中收费的情况，实行"技耗分离"时，按扣减相关耗材线上采购均价的方式，同步下调项目价格

文件名与文号	对"技耗分离"立项定价的规定
《国家医疗保障局办公室关于做好 2023 年医药集中采购和价格管理工作的通知》(医保办函〔2023〕13 号)	探索体外诊断试剂集采,各省份至少开展 1 批省级耗材集采;重点指导安徽牵头开展体外诊断试剂省级联盟采购
《全国医疗服务项目技术规范(2023 年版)》(国卫财务发〔2023〕27 号)	病理学诊断说明:本章相关检测项目中使用试剂属于"必需耗材";实验室诊查说明:本章相关检测项目中使用试剂属于"必需耗材",试剂按单个检测项目计量,对于一个试剂可用于多人份检测的,按单项目单人份计量

第二节　地方层面"技耗分离"立项收费的实践探索

在"技耗分离"实践方面,各省份按国家医疗保障局要求,推进口腔种植医疗服务"技耗分离",采取种植"服务项目＋专用耗材"分开计价收费方式按"产出导向",整合新增"种植体植入费"等口腔种植价格项目,并执行政府指导价以单颗常规种植牙价格为重点,按"诊查检查＋种植体植入＋牙冠置入"全流程收费整体调控;根据临床需求自主选择,种植体系统和牙冠等医用耗材按挂网价格零差率收费。此外,河北省将"技耗分离"新增、修订医疗服务价格项目管理的原则之一。河北省唐山市以集中带量采购、谈判议价保障"技耗分离"后耗材价格的总体稳定。多个省份对检验项目"技耗分离"立项收费进行了积极实践,将体外诊断试剂从项目内涵剥离,纳入除外内容,单独收费。

一、试剂和耗材从新增、修订医疗服务价格项目成本中剥离

《河北省医疗保障局　河北省卫生健康委员会关于进一步做好新增和修订医疗服务价格项目工作的通知》(冀医保规〔2023〕5 号)要求:"新增和修订原则包括:坚持安全有效、创新性经济性、项目兼容性、技耗分离(体现医务人员技术劳务价值,逐步实现耗材从价格项目中分离)。医院申请新增价格项目提交符合技耗分离的成本测算表,将试剂、耗材等从项目成本中剥离,试剂和耗材零差率销售;采购试剂和耗材时,同质量层次的应选择价格较低的。价格项目修订涉及价格调整的,参考周边省份价格目录,实现技耗分离,将试剂和耗材等成本从项目成本中剥离,零差率销售,对仅因低值物耗导致的涨价诉求不予受理。"

二、以集中带量采购保障"技耗分离"后耗材价格总体稳定

《唐山市人民政府关于印发〈唐山市深化医疗服务价格改革试点方案〉的通知》(唐政字〔2022〕10 号)要求:"按国家和省有关部署,推进医疗服务价格项目落

地实施，稳妥有序推动技术劳务与物耗分离。价格项目实行目录清单制管理，加强对医院项目执行情况的监督，严格管理项目的使用、对照，不得串换、分解使用。配合'技耗分离'开展集中带量采购，加快耗材集中采购、谈判议价范围。按医疗服务分类，采集全国最低价格，开展临床使用量大、价格虚高、矛盾突出医用耗材的集中采购，保障'技耗分离'后耗材价格总体稳定。建立全市医院招标采购联盟，加快耗材集中采购工作速度，扩大集中采购范围，推行相同区域同品同规耗材的同质同价，不断降低百姓就医负担，让耗材回归治病属性。"

三、检验类价格项目按"技耗分离"方式进行立项计价收费

辽宁、河南、湖南、江西等省份按国家医保局深化医疗服务价格改革方案要求，积极探索"技耗分离"，将临床检验类服务立项，将体外诊断试剂盒从内涵打包合并在医疗服务价格项目中收费改为项目除外内容价外单独收费，按"检验服务项目＋诊断试剂"分开计价收费，试剂以挂网价零差率销售（表6-2~表6-5）。其中，《河南省医疗保障局　河南省卫生健康委员会　河南省人力资源和社会保障厅关于确定2022年新增和修订医疗服务价格项目的通知》（豫医保办〔2023〕9号）将体外诊断试剂纳入医疗服务价格项目除外内容，项目名称以方法学立项命名，对"遗传代谢病检测"等49个项目进行技耗分离后统一确定试行价格。技耗分离属于医疗服务价格调整范畴，预计未来涉及范围将进一步扩大。对医疗服务收费和耗材价格分开进行治理，实行技耗分离，降价有望变得更精准。除检验试剂外，肺炎链球菌抗原检测价格为5元；维生素测定、药物浓度测定项目收费60元，为河南本次公布技耗分离后，"技"收费最高的项目。钙卫蛋白测定、人乳头瘤病毒核酸分型检测、遗传代谢病检测等项目，除检验试剂外，收费在15~50元之间。江西省

表6-2　辽宁省检验类项目"技耗分离"方式立项计价收费

文件名与文号	编码、名称、内涵、计价单位、价格、说明	除外内容
《辽宁省医疗保障局　辽宁省卫生健康委员会关于制定营养状况筛查与风险评估等新增医疗服务项目试行价格及有关问题的通知》（辽医保〔2020〕72号）和《辽宁省医疗保障局　辽宁省卫生健康委员会关于营养状况评估与风险筛查等新增医疗服务项目延期试行的通知》（辽医保〔2022〕69号）	250203007 血浆组织纤溶酶活化物抑制物活性检测,次,自主定价,发色底物法。S250302001 1.5-脱水-D-山梨醇(1.5-AG)测定,20元/项。SX250102024000005 尿有形成分超活体S染色分析检查(染色法),30元/项。SX250305022 透明质酸检测(磁微粒化学发光法),35元/项。250305026 Ⅲ型前胶原N端肽检测(磁微粒化学发光法),35元/项。SX250305031 多糖酶3样蛋白1检测(酶联免疫法),126元/项。SX250401041 血管内皮生长因子测定(酶联免疫吸附法),80元/项。SX250401047 胎盘生长因子(PLGF)测定(荧光免疫法),70元/项。SX250402113 类天疱疮抗体检测(盐裂方法),120元/项。SX250403084 丙型肝炎核心抗原测定(化学发光法),30元/项。SX250403096 诺如病毒抗原分型检测(胶体金免疫层析法),10元/项。SX270700003 肿瘤细胞DNA定量分析,190元/项	试剂盒

续表

文件名与文号	编码、名称、内涵、计价单位、价格、说明	除外内容
《辽宁省医疗保障局辽宁省卫生健康委员会关于经鼻空肠营养管置管术等新增医疗服务项目延期试行的通知》（辽医保〔2023〕25号）	SX25020308001 血栓弹力图试验（ADP），200 元/次。SX25020308002 血栓弹力图试验（AA），200 元/次。SX25020308003 血栓弹力图试验（ADP＆AA），280 元/次。SX250700003 脊髓性肌萎缩症（SMA）基因检测，140 元/次，荧光定量 PCR 法。SX250700004 基因甲基化检测，含 9 个位点，140 元/次，荧光定量 PCR 法	试剂盒

表 6-3　河南省检验类项目"技耗分离"方式立项计价收费

序号	项目编码	项目名称	项目内涵	除外内容	计价单位	价格/元		说明
						二甲	非三甲	
1	B2508	质谱法	指采用质谱法进行检测。所定价格涵盖样本采集、处理、离心、色谱柱进样，采用质谱仪分析，质控与检测、结果审核及报告、废弃物处理等步骤的人力资源和基本物质资源消耗。含液相/气相色谱分析。含稀释、清洗、定标、质控等过程中消耗的试剂及耗材。不含采血	体外诊断试剂				
2	B250801	质谱法（定性/半定量检测）		体外诊断试剂				
3	B250801001	遗传代谢病检测		体外诊断试剂	次	50	50	新生儿多种遗传代谢病筛查按60%收费
……	4～51 项略							

表 6-4　湖南省检验类项目"技耗分离"方式立项计价收费

文件名与文号	编码、名称、内涵、计价单位、价格、说明	除外内容
《湖南省医疗保障局关于新增试行及规范调整部分医疗服务价格项目的通知》（湘医保发〔2023〕25号）	250503015 各类核酸检测，通过使用基于 PCR 方法检测标本中某个基因位点，对基因位点所对应的疾病、病原体等进行鉴别诊断。所定价格涵盖样本采集、签收、处理、与阴阳对照及质控品同时扩增、分析扩增产物，判断并审核结果，录入实验室信息系统或人工登记，发送报告，按规定处理废弃物，接受临床相关咨询等操作步骤的人力资源和基本物质资源消耗，25 元/项，同时检测多位点，每位点加收 20%。定性检测费用每位点合计不超过 50 元。定量分析加收 200%，每位点合计不超过 150 元。	核酸检测试剂盒

表6-5　江西省肝功生化类项目"技耗分离"方式专项调整收费

文件名与文号	编码、名称、内涵、计价单位、价格、说明	除外内容
《江西省医疗保障局关于部分肝功生化类医疗服务价格项目专项调整的公示》（2023-07-05）	250301006血清前白蛋白测定，7.7元/项，免疫比浊法单人单次包含检测试剂价格的总和不得超过9.6元/项。250303005血清低密度脂蛋白胆固醇测定，9.6元/项，单人单次包含检测试剂价格的总和不得超过10.6元/项……	检测试剂

结合牵头开展肝功生化类检测试剂省际联盟集中带量采购的实际，为巩固试剂集采降价成效，按"修订项目规范，'精准剥离'平稳实施，做好'集采降医疗成本'和'医院降医疗价格'协同联动"思路，进行价格项目专项调整。

梳理各地医疗服务项目，充分借鉴各地"技耗分离"实施经验，总结问题和规律，可完善全国医疗服务项目价格规范，健全医疗服务价格项目价格管理体系。

第三节　"技耗分离"后的耗材和试剂进销存管理

医疗服务价格项目内涵含制定项目价格应涵盖的各类资源消耗（限于不应或不必要和医疗服务项目分割的低值易耗品等基本物耗，计入项目成本价格，不另收费），用于确定计价单元的边界。除基本物耗以外的其他耗材、体外诊断试剂，纳入医疗服务价格项目的除外内容，可以单独收费，按实际采购价格进行零差率销售。"技耗分离"后，耗材、试剂从以往医疗服务价格项目内涵捆绑收费，改为纳入价格项目除外内容，和服务分开，单独计价收费，进销存管理应引起重视。

例如，250305005血清总胆汁酸测定，除外内容为检测试剂，11.6元/项，单人单次包含检测试剂价格的总和干化学法不得超过17.7元/项、酶促法不得超过14.7元/项，经盘点试剂，检验科"血清总胆汁酸测定（干化学法）"试剂上年度消耗总人份数，统计医院HIS"血清总胆汁酸测定（干化学法）"收费数量，如果收费数量大于消耗人次，超出部分为异常收费，核查是否存在串换收费（酶促法串换为干化学法）、虚假收费（未开展）、超量收费（收费大于实际检测量）。医院要按国家医保信息平台规范要求，实行全国统一的医疗服务价格项目、耗材编码。医院使用另外收费的耗材，由医院按临床需求执行确定使用。医院要加强耗材编码、采购使用和价格管理，建立进销存报备管理、采购和使用情况公示等制度，防范价格畸高畸低、滥用、串换收费，虚记、漏记、错记等现象的发生。

将耗材、体外诊断试剂合并在医疗服务价格项目内打包收费，改为技术劳务和物耗分开，有利于让价格项目回归服务计价单元应有面貌，体现技术劳务价值；耗材、试剂从价格项目内涵分离后，可通过医保谈判和集中采购等方式，压低耗材采购成本，体现医院检验技术含量和提供技术服务的价值。成熟的耗材、试剂相对标准化，通用性强，可兼容多种医疗设备，而且耗材、试剂使用量较大、利润较高，完全具备纳入集中带量采购条件。检测试剂集中带量采购降价降费在减轻百姓负担的同时，为医疗服务价格赢得了改革窗口。随着技耗分离政策的落地，试剂成本透明化，医院可在不降低检测质量的前提下，获得更高性价比的试剂。

省、设区市医保局根据国家飞检组移交线索进一步调查，发现医院存在检查检验项目未取得资质收费、重复收费、分解项目收费、串换项目收费、治疗次数不合理、超医嘱及住院天数收费、低价项目高套收费、违规收取低值医疗耗材费、虚计费用、耗材进销存不符、虚记收费违规结算医保基金行为的，会被当地医保部门依据协议约定，追回该院违规使用的医保基金、扣除违约金、上缴处以违规金额倍数行政处罚；约谈医院相关负责人，责令该院对查出的问题进行全面整改。医院要建立健全耗材进销存管理制度、财务制度和信息系统，真实记录耗材进销存和收费。设立医保药品、诊疗项目、耗材等基础数据库，按规定使用国家统一的医保编码。严格执行医保药品、耗材、医疗服务项目目录，控制患者自费比例，提高医保基金使用效率等。落实耗材使用管理责任，建立健全院内耗材遴选、采购、配备、使用、支付、结算管理制度。加强耗材、试剂信息化管理，梳理耗材、试剂入出库和计费流程，定期核查耗材、试剂的采购、申领、使用、计费情况，做到进销存相符，按要求定期向医疗保障部门报送耗材进销存、医保结算等数据。

医用耗材管理贯穿申领、审核、采购、配送、验收、入库、储存、出库、盘点、重点监控、超常预警、临床使用、不良反应监测等多个环节，涉及耗材管理、临床医技科室、财务、医务等多个部门。医院价格管理部门审核、维护计价项目与可单独收费材料、医嘱和计价项目对照，方便临床医技科室按物资库与 HIS 库对应唯一编码计费，将耗材科室领用和记账数据对接，消除溢库监管盲区。上线低值/专科耗材二级库管理系统，对低值耗材批号、注册证号、库存数量进行可视化管理，将可计费低值耗材计费数量与库存数量关联，降低溢库风险；上线高值耗材一物一码管理系统，对高值耗材从采购、配送、到验收、入库、再到领用、计费等各节点数据记录留痕、全链追踪，按粘贴的唯一码扫码计费，自动消减库存。针对耗材品种繁多且分类复杂，耗材"已领代销"、纯手工申领记账方式管理粗放，无法追溯，可能漏记或重复记录，出库和使用数量不符或计费不准等难题，部分医院启动以耗材全流程精益化管理为核心的耗材物流管理（Supply-Processing-Distribution，SPD）系统建设项目，库存清"零"，节约资金和管理成本。医院设立中心库房，储备常用耗材，在临床设立二级库房，在中心库房，配备 BI 可视化屏幕，动态展示全院耗材配送订单完成情况、科室耗材领用量占比统计、耗材效期预警等信息，统一整合、直观展示进销存。在介入室、手术室等高频使用高值耗材的科室配备智能柜，每件高值耗材贴有专属条形码，一物对一码；低值耗材订制成适宜取用的定数包，贴上条形码，以条码识别技术，通过智能终端设备 PDA 扫描包装上的条形码，实现耗材供应链的实时透明管理。

（本章撰写人：郑大喜）

第七章

特需医疗服务
价格项目管理

　　随着国家医疗体制改革的深化，社会医疗保险的全覆盖，人民群众的健康得到基本有效保障。改革开放后社会经济快速发展，人民群众生活水平日益提高，对多样化、个性化特需医疗服务的需求日益增长。随着医疗技术的进步与发展，医院高端医疗技术、高端医疗服务的供给能力与水平也不断提高。部分公立医院在保障基本医疗服务功能的前提下，还具备提供高质量诊疗、优美就诊环境以及个性化服务的特需医疗服务能力，其提供的特需医疗服务形式也呈现出复合型、多样型、多层次型的特点。实施"药、耗零加成"价格改革后，对医疗服务价格改革的进一步深化，逐步对医疗服务项目实施了分类管理，将医疗服务项目分为了基本医疗服务项目、新增医疗服务项目、市场调节价医疗服务项目，以及特需医疗服务项目。基本医疗服务项目、新增医疗服务项目管理，目前基本按要求实施"省级统筹国家审核备案"的管理机制，但特需医疗服务价格项目相关管理制度及机制仍有待进一步健全。由于管理制度不够明确、管理机不够健全，在实践中，易出现"高价格低服务"的现象，医患矛盾不时产生。因此，须进一步规范特需医疗服务价格项目的管理，以确保特需医疗服务有序开展。

第一节　特需医疗服务价格政策及市场分析

一、国家层面相关政策

　　20 世纪 80 年代，为了适应市场经济，在全国范围各级医院推出了一系列带有特需医疗服务色彩的改革措施。如家庭病床、医生出诊、专家门诊、点名医生等服务措施相继得到了推广和实施，满足了不同层次的医疗服务需求。

1985年，《国务院批转卫生部关于卫生工作改革若干政策问题的报告的通知》（国发〔1985〕62号）指出："要积极开展出诊，大力发展家庭病床。"从政策上鼓励基本医疗服务以外的服务形式的发展。次年，上海数家医院率先发展了"业余手术""点名手术""点名就医"的医疗服务形式。这是特需医疗服务早期的展现形式之一。

1992年，卫生部34号文件《关于深化卫生体制改革几点意见》提出："为满足社会不同层次的医疗保健需求，在确保提供基本服务的前提下开展特殊服务。如专家门诊、特约门诊、高档病房、特需护理、上门服务和开展整形、美容、正畸、药膳等服务项目，收费可随需求浮动。"此为国家卫生行政管理部门文件中第一次正式提出特需服务的概念。此后，20世纪90年代国家卫生行政主管部门在会议及卫生事业工作计划中多次提到："在保证基本医疗卫生服务的同时，努力提供适应不同层次需求的服务，患者可自愿选择。"近年，各地出台有关特需医疗服务的管理政策及相关文献中，对公立医院所提供的"特需医疗服务"概念的阐述，仍主要强调须在保证基本医疗服务的前提下开展，从医疗技术、服务质量、时间、诊疗设施、空间环境等方面提供特殊优质服务，满足患者多元化、个性化等不同层次的需求，须遵循患者自愿选择的原则。个别医疗技术水平相对较发达地区，如广州为促进新技术尽快进入临床应用，更好地满足患者需求，将公立医院应用新技术提供的自愿选择的个性化医疗服务纳入特需医疗服务管理。

1994年，《广东省医疗收费管理办法》（粤府〔1994〕72号）提出："根据社会需要，经同卫生、价格部门批准，可开设特需医疗服务项目。特需医疗服务的收费标准由医疗单位按成本及合理利润原则自行确定。"该政策进一步确定了特需医疗服务的定价原则，鼓励了医务人员的积极性。2000年，《国务院办公厅转发国务院体改办等部门关于城镇医药卫生体制改革指导意见的通知》（国办发〔2000〕16号）提到："适度放宽特需医疗服务价格，要拉开不同级别医院的医疗服务价格档次。"

由于特需医疗服务标准和监管的缺失，出现占用基本医疗资源的现象，甚至违背特需医疗服务的初衷。《国务院关于印发医药卫生体制改革近期重点工作实施方案（2009—2011年）》中提出："公立医院提供特需医疗服务的比例不超过全部医疗服务的10％。"2014年，《广东省人民政府办公厅关于印发广东省深化医药卫生体制改革近期工作要点的通知》（粤府办〔2014〕45号）对特需医疗服务开展规模做出进一步明确要求："严格控制公立医院特需医疗服务，已开设特需床位的公立医院特需医疗服务量不得超过其诊疗服务总量的10％。"

2015年，《中共中央、国务院关于推进价格机制改革的若干意见》（中发〔2015〕28号）提出："公立医疗机构医疗服务项目价格实行分类管理，对市场竞争比较充分、个性化需求比较强的医疗服务项目价格实行市场调节价。"2016 年，国家发改委等四部门《关于印发推进医疗服务价格改革意见的通知》（发改价格〔2016〕1431 号）提出："除公立医疗机构提供的基本医疗服务，其余医疗服务实行市场调节价。严格控制特需医疗服务规模，公立医疗机构提供特需医疗服务的比例不超过全部医疗服务的 10%。"以上政策的出台，对公立医院特需医疗服务的开展规模提出了管控要求，并放开了特需医疗服务的价格，实行市场定价。2017 年 5 月，《国务院办公厅关于支持社会力量提供多层次多样化医疗服务的意见》（国办发〔2017〕44 号）发布，进一步明确鼓励社会力量提供医疗服务，逐步形成多层次多样化医疗服务新格局，以此加大特需医疗服务的供给。在特定历史条件下，开展特需医疗服务是公立医院一个非常重要的价格补偿渠道，弥补了政府对公立医院投入的不足。同时，一定程度上调动了医务人员的工作积极性，满足了不同层次人群医疗服务的需求。

2021 年，国家医疗保障局印发的《深化医疗服务价格改革试点方案》（医保发〔2021〕41 号）（以下简称《试点方案》）中提出："医疗机构确定特需医疗服务项目价格，并报医疗服务价格主管部门备案。定价要遵循政府制定的价格规则，与医院等级、专业地位、功能定位相匹配，定价增加的医疗服务费用占用价格调整总量。严格控制公立医疗机构实行市场调节价的收费项目和费用所占比例，不超过全部医疗服务的 10%。"进一步加强了对公立医院开展特需医疗服务的管理。

二、部分省、市相关政策

在国家相关管理政策框架下，部分省、市陆续出台了相应的特需医疗服务管理政策，从湖南省、浙江省、海南省、北京、上海、广州、深圳等部分省、市出台的政策分析，各地政策大多从特需医疗开展的服务内涵、开展的服务定位、开展机构类型、开展场地、服务规模、出诊人员、项目及价格管理、监督管理等方面进行了具体规范和要求，如上海、深圳、延安明确要求二级以上（含二级）公立医院可开展特需医疗服务。详见表 7-1。

表 7-1　部分省、市特需医疗服务价格相关政策分析

序号	省（市）	出台时间	管理文件	服务内涵	开展机构要求
1	北京市	2021.04.12	《关于加强和规范北京市公立医疗机构特需医疗和国际医疗服务管理通知》	适应社会主义市场经济的发展需要,满足国内、外患者多层次医疗需求	三级以上公立医院
2	上海市	2002.05.27 2012.05.04	《关于印发非营利性医疗机构特需医疗服务价格管理试行办法的通知》《非营利性医疗机构特需医疗服务项目和价格管理暂行规定》	特诊部、特需病房及其他主管部门确认的项目	二级以上实行独立核算的非营利性医院

序号	省（市）	出台时间	管理文件	服务内涵	开展机构要求
3	广州市	2020.09.01	《关于印发广州地区新增和特需医疗服务价格项目管理办法的通知》	在基本医疗服务项目目录范围内，通过改善服务设施、优化服务时间、改良服务技术等手段，开展提高疾病诊断防治质量和就医感受的改善型项目，以及为满足患者需求，应用新技术提供的自愿选择的个性化医疗服务价格项目	未作明确要求
4	深圳市	2017.09.15	《深圳市发展和改革委员会关于规范我市公立医疗机构特需医疗服务价格管理的通知》	保证基本医疗服务的前提下，在服务设施、服务时间、生活照料等方面为患者提供的优质、便利、自愿选择的个性化医疗服务	二级甲等（含）以上公立医院
5	广东省	1994.08.01	《广东省医疗收费管理办法》	医院为了满足患者在某些方面的特殊需要，并由患者或其家属自愿选择的医疗服务，包括特需病区、特诊室、专家咨询门诊、特约会诊等所提供的服务	国家和集体开办的医疗单位，在保证做好为群众提供基本医疗服务的前提下，根据社会需要，经同级卫生、价格部门批准，可开设特需医疗服务项目
6	海南省	2020.12.14	《海南省公立医疗机构特需医疗服务管理暂行办法》	在保证基本医疗服务的同时，根据现有设施条件、医师队伍、自身特点，为满足群众多元化、个性化等不同层次需求而开展并由患者自愿选择的医疗服务。包括特需病房和特需门诊	二级以上（含二级）公立医院
7	浙江省	2000.04.01	《浙江省医疗机构开展特需医疗服务管理试行办法的通知》《浙江省关于推进医疗服务价格改革的实施意见》	在保证基本医疗服务的前提下，在服务设施、服务时间、生活照料等方面提供的优质、便利、供自愿选择的卫生服务	各级各类独立核算的非营利性公立医院

序号	省(市)	出台时间	管理文件	服务内涵	开展机构要求
8	湖南省	2021.02.05	《关于规范公立医疗机构特需医疗服务项目价格管理工作的通知》	在保证基本医疗服务供给规模和服务质量的前提下,为满足群众多元化、个性化等不同层次需求、改善就医体验,以及新技术应用而开展并由患者自愿选择的医疗服务	二级(含二级)以上公立医院
9	内蒙古自治区	2020.04.01	《关于规范公立医疗机构特需医疗服务项目价格管理工作的通知》	为满足不同层次人群对医疗服务的特殊需求,开展的服务	二级(含二级)以上公立医院
10	延安市	2020.01.01	《延安市公立医疗机构特需医疗服务管理办法(暂行)》	在保障群众基本医疗服务需求的前提下,为满足不同层次人群的医疗卫生服务和保健需求而开展的由患者自愿选择的特殊医疗服务	各类二级以上(含二级)公立医院

三、特需医疗市场分析

(1) 特需医疗需方市场分析　据查阅相关文献,我国已经形成了一定规模的个人可投资资产超过 60 万元人民币(或 10 万美元)的高收入群体,这些个体可以说基本构成了我国的财富投资市场,也被称为高收入富裕群体。近年来,我国的宏观经济发展进入新常态,高端财富管理市场的"高净值"人群规模和可投资资产总量也随着经济的高速发展而迅速增长。有关数据显示,我国高净值人群数量正快速增长,在 2010 年仅有约 50 万人,在 2014 年便突破了 100 万人,至 2019 年已经超过了 200 万人,保持着四五年便翻一番的态势。从横向对比来看,截至 2019 年,我国已经有 1 亿人口的财富数量位于全球的前 10%。在区域分布上,主要集中在北上广深和江浙地区。高净值人群是未来医疗卫生服务的高消费人群,在选择医疗卫生服务机构时,由于医疗服务资源差异过大,三级甲等公立医院仍是首选。超过半数的高净值人群会选择三级甲等公立医院普通门诊、专家门诊、特需门诊和国际医疗部。

(2) 特需医疗供方市场分析　以沿海经济发达地区的广东省为例,根据 2020 年广东省医疗卫生资源和医疗服务情况简报数据显示,全省卫生资源总量稳步增长,三甲医院数增多,高质量卫生人力资源稳步增长,人员队伍结构不断优化,医疗服务能力不断增强。

① 医院床位数：截至 2020 年底，全省医院拥有住院床位 56.5 万张。其中：医院 45.9 万张（民营医院 10.9 万张，占比 23.75%），卫生院 6.5 万张，妇幼保健机构 2.5 万张，专科疾病防治机构 0.6 万张，社区卫生服务机构 0.9 万张。与上年相比，医院床位总量增加 2.0 万张，增长 3.6%。

② 卫生人员队伍结构：人员队伍结构方面，医护结构持续改善，全省医护比从 2011 年的 1∶1.005 上升至 2020 年的 1∶1.22；高学历、高职称人才不断充实，2020 年全省高级以上职称卫生技术人员达 7.7 万人，占卫生技术人员总数的 9.2%，较 2017 年提高 0.9 个百分点；本科以上学历 34.8 万人，占卫技人员总数的 41.8%，较 2017 年提高 5.7 个百分点。

（本节撰写人：喻星旻）

第二节　特需医疗服务价格项目开展

一、特需医疗服务开展形式

国内公立医院开展特需医疗服务主要有：①"院中院形式"，即在医院内部建立独立区域开设的特需门诊、特需病房、特需体检等。患者基本可实现在独立区域内实现闭环诊疗及管理。②医疗中心"分散开展形式"，即医院内无集中场地单独开展，仅针对部分科室或项目开展，如仅开设口腔、眼科、产科等专科特需项目及服务，或仅开设个别项目的特需服务，如名专家门诊诊金等。

其中，"院中院形式"开展的特需医疗服务，在医务人员资质及配备、医疗制度、护理制度、服务设施环境、生活照护等方面形成了较为成熟的管理制度及体系，甚至形成各自较有特色的"管理文化"。民营医院的特需医疗主要集中在美容、体检、眼科、口腔等领域及专科医院，受规模及医疗技术资源所限，以门诊业务、日间手术、日间病房为主。

公立医院与民营医院开设的特需服务各有特点，公立医院特需医疗服务项目更为体现其技术优势，而民营医院特需医疗服务项目更为体现其服务优势。兼具技术优势和服务优势的特需医疗服务仍有待进一步发展。

二、特需医疗服务开展价格项目

公立医院开展的特需医疗服务，须符合政府制定的相关管理政策，从目前部分省市出台的政策来看，特需医疗服务价格项目，一般并未超出各省基本医疗服务价格项目目录、市场调节价价格目录，也就是开设的项目基本来源于各省已经公布执行的医疗服务价格项目目录。根据部分省市出台的特需医疗服务管理规定来看，开设的项目主要集中在"床、护、诊"，北京、上海、广东等经济较为发达地区，开设项目的范围未做过多的限定，"院中院形式"或是"分散开展形式"开展服务内容与特需医疗服务价格项目更为广泛，一定程度上促进了特需医疗的发展。

三、特需医疗服务价格项目定价形式及方法

特需医疗服务价格项目主要采用"特需定价"。"对少数人利用的特殊卫生服务项目，其价格可高于成本定价，根据市场供求关系，进行市场调节。"医疗服务定价，可采用"以成本为心、以需求为中心、以竞争为中心"等不同的定价准则，根据开设项目性质特点选择不同的定价方法，如成本加成定价法、目标收益定价法、利润最大化定价法、理解价值定价法、需求定价法、随行就市定价法、盈亏平衡定价法、变动成本定价法等。

特需医疗服务价格项目的定价有别于基本医疗服务项目定价，定价的形式及方法更为灵活。可根据开展项目成本构成情况而选择不同的定价方法。从定价实践看，可根据"人力成本支出占比高"与"人力成本支出占比低"项目分型，重点体现人力技术劳务价值；可根据"简单型"与"复杂型"项目分型，重点体现项目"技术难度与风险程度"价值；可根据"项目竞争优势"，重点体现其技术稀缺性及项目品牌价值；部分项目成本无法通过测算的成本体现其价值的，可选择"理解价值定价法"等。总的来说，目前特需医疗服务价格项目定价，仍处探索实践阶段。

四、特需医疗服务价格项目定价调价影响因素

合理的医疗服务项目价格可以有效调节卫生资源的配置，准确客观反映供求关系和相关政策的要求。制定价格或是调整价格，应当遵循调价程序，使制定或调整的价格与市场经济发展水平相适应，与供求关系相适应，与人们的承受能力相适应，使医疗服务价格趋向合理。服务成本、供求关系、价格政策、财政补贴、支付意愿和支付能力等因素，均不同程度影响特需医疗服务价格项目的定价。特需医疗服务项目具有一定的市场属性，特需项目价格的制定，类似于普通商品，制定价格时除了应考虑项目本身价值，还应从医院战略发展角度考虑定价。《定价策略与技巧》指出："战略定价是结合相关的营销决策、竞争决策和财务决策所制定的营利性价格。价格制定与战略定价的区别在于公司对市场状况的不同反应和如何有效管理。"战略定价是寻求人们就医需求得到满足与公立医院收回成本并获得合理预期利润的平衡。公立医院必须把"坚持公立医院公益性，切实维护人民群众健康权益放

在第一位"。从笔者定价管理实践看，坚持公益性原则，亦是特需医疗服务价格项目定价影响因素，特需医疗服务不得超过服务总量的 10％是目前对特需医疗服务最根本的管控原则。

（本节撰写人：喻星旻）

第三节　特需医疗服务价格定价管理实践

本节以广州 N 医院特需医疗中心（下称"医疗中心"）某次特需医疗服务价格定价实践为例，介绍特需医疗服务价格项目定价管理经验。该次特需医疗服务价格项目定价，体现了医院战略管理目标及对特需医疗服务发展的定位，对不同类型项目作出的定价方式的选择，通过分析价格变动的影响因素，测算制定定价方案，此次定价的过程及步骤，展现了较为完整的定价管理流程。

具体定价方案设计如下。

在广州市价格主管部门的政策要求下，公立医院特需医疗服务项目价格实行市场调节价，由医院在公平、合法和诚信的前提下，按照成本及合理利润的原则自主制定。N 医院为配合医疗中心新楼启用，体现医院特需医疗技术服务价值，进一步优化作价方法，理顺服务价格，结合医院实际开展情况，拟将特需医疗服务价格进行调整。通过调研分析国内特需医疗现状、特需医疗病区运营现状，提出医疗中心调价方案。

一、特需医疗现状分析

随着我国经济快速发展，人民生活水平提高，民众健康理念不断提升，对健康水准和医疗服务有了更高的要求。特需医疗因其便捷、高品质、舒适安全的特点得到了社会的广泛需求。

1. 特需医疗服务主要特点

特需医疗服务主要具备以下特点：①服务人群少，主要为高收入且追求优质服务的人群；②价格昂贵，高端医疗可自主定价，收费价格远高于普通医疗；③服务周到，提供超过患者期待的医疗技术和专业服务；④运营成本高，管理要求高。

2. 特需医疗服务共性体现

公立医院开展的特需医疗服务，其形式和内容与基本医疗服务的区别主要体现在：①医疗服务提供者的特殊性，如专家门诊等；②服务时间的便利性，如夜间门诊、特约门诊等；③服务环境的私密性，如独立病房、套间病房等；④服务内容的丰富性，如点名手术、择时剖宫产、整形美容、中医、口腔等。

3. 特需医疗服务定价调研

由于各省、市特需管理办法不同，特需医疗定价方式存在一定的差异。目前我国特需医疗定价主要包括备案制和无需备案制，如北京采取备案制，而广州无需备案。调价方案制定前，对省内、外同类型的公立医院特需医疗服务价格进行了调研。调研医院定价的共性方面为：①药品、耗材均不加收。全国基本已实现药品、耗材零加成。②床位收费参考同区域 4 星或 5 星酒店价格，实行市场调节价，对于朝向好、面积大、环境好的房间个别调整价格，套房价格在 1000～2000 元。③其余项目采用"基本项目价格的基础上再作调整"的加收方式，手术、治疗、护理、诊金等体现技术劳务价值的项目实行个性化调整。

二、医疗中心现状分析

1. 统计医疗中心近三年医疗收入、患者收治情况

分析医疗中心近三年的开单收入、特需收入、门诊及住院人次、手术量及变化趋势。同时，计算出对应年度的床位使用率情况。

2. 分析医疗中心医疗收入结构情况

分析近三年医疗中心的医疗收入中特需加收收入、检查化验收入、药品收入、耗材收入、医疗服务收入（床位、手术、治疗、诊查、护理）、手术和治疗收入的构成情况。尤其，须重点分析特需加收收入的占比情况及变化趋势。

3. 分析病源结构

为了针对特需医疗的潜在用户提供更好的差异化的医疗服务，一方面，需要对医疗中心近三年患者的年龄段分布、性别、地域分布等情况进行分析；另一方面，按照全自费、医保、商业保险等类型统计患者的结算类型。

4. 住院患者学科分布及费用水平

按照患者的出院主诊断、手术及操作，对近三年医疗中心收治住院患者的病种、科室进行分类，统计各科室住院患者的数量、平均住院天数及费用水平等。

三、SWOT 分析

运用 SWOT 等分析模型，对医疗中心的内部优势、劣势和外部机会、挑战进行深入剖析。首先，从医疗中心具备的医疗服务能力、知名度、品牌影响力、患者口碑及推荐度、特需医疗运作模式、设施配备、医院组织文化等维度开展全面、深入的分析，挖掘出医院及医疗中心的内部优势、找出存在的不足。其次，准确把握国家、省市的相关政策（卫生健康、医保、价格等），聚焦高净值人群分布及其健康需求、所属区域人口老龄化程度、医疗中心所在地各类医院聚集程度和竞争强度、商业保险普及程度等方面，找出外部面临的机会与挑战。

四、价格调整方案

结合医疗服务的技术内涵和服务外延、需方、第三方支付能力和服务提供主体等方面要素，高端医疗服务分为以下 3 种类型：①"高技术高服务"，既有尖端医疗技术核心，又有高标准服务内容延伸的医疗服务；②"高技术低服务"，有高层次医疗技术核心，但无高端服务内容延伸的医疗服务，即基本医疗服务中的高技术服务；③"低技术高服务"，有高标准服务内容延伸，但无尖端医疗技术核心的医疗服务，即常见病诊疗服务中的高层次服务。综上分析，医疗中心目前与"高技术高服务"仍有一定差距，因此，结合其在医疗市场中的位置，特拟定此次价格调整方案。

1. 设计价格调整方案

根据上述分析，设计三套不同的价格调整方案。

方案一：价格整体加收××%，在此基础上，对部分体现技术劳务价值的项目进行重点调整。

方案二：不分类、不分级加收，统一提高××%的加收比例。

方案三：……

2. 价格调整方案优缺点分析

方案一优点：重点调整诊疗、手术、康复、护理等体现医务人员劳务价值的医疗服务价格……缺点：该方案加价方式较为复杂……

方案二优点：加收比例统一，简便易操作，便于做好患者知情同意、解释费用的工作。缺点：价格无差别调整……

方案三优点：……缺点……

3. 价格调整方案测算情况

以最近一年医疗中心的医疗收入数据，对三种价格调整方案进行测算，新楼投入使用后，如维持现有的床位使用率，方案一的特需加收收入预计为……亿元（新楼特需加收收入预计为……亿元）；方案二的特需加收收入预计为……亿元（新楼特需加收收入预计为……亿元）；方案三……

如维持现有结余水平，三个调价方案的收入测算情况分别是……

4. 价格调整方案决策

根据医院价格调整流程，选择出最适合医疗中心的调价方案，使得价格调整后，各项运营指标均有不同程度改善，获得医患双方一致认可。

（本节撰写人：周婷）

第四节　讨论及建议

一、公立医院开展特需医疗的重要意义

1. 特需医疗可适当补偿公立医院运行成本

公立医院运营面临着以 DRG/DIP 为代表的医保支付方式改革、药品和耗材零加成等的冲击，通过政府财政补助和基本医疗服务价格两种渠道获得的有效收入补偿明显不足。特需医疗服务有开展的客观需求与动力，不仅能满足群众高端医疗的外部需求，更有内部发展的自发性，是实现公立医院自身收支平衡，弥补资金不足的重要来源。

2. 公立医院有发展特需医疗的优势条件

虽然，国家对公立医院开展特需医疗服务作出了收入不超总量 10％，价格项目数不超总量 10％的限制。但是，大部分的优质资源仍旧集中在大型公立医院。根据历年统计年报的数据看，医护资源、床位数等方面，公立医院都占据压倒性优势，比民营医院更具优势。据统计，2020 年民营医院门诊总诊疗人次 3573.7 万人次，出院 172.3 万人次，住院手术量 71.5 万人次，分别占医院总量的 10.7％、13.7％、9.9％。与公立医院相比，民营医院提供特需医疗服务的能力受到医疗技术、品牌信誉等多方面的限制，提供特需服务能力十分有限。因此，今后较长一段时期内，公立医院仍将是提供特需医疗的主体。

3. 特需医疗可促进医疗技术的发展

特需医疗服务除了在服务设施、诊疗环境、服务时间、医护队伍、疾病诊断防治等方面提供多元化、个性化服务，也涵盖以先进技术为特色，应用新型生物治疗产品、高端医疗设备器械等开展的医疗服务。随着技术和设备的更新，特需医疗服务不仅能提供高品质服务，更有利于促进由于价格相对昂贵还未普及的高端医疗技术在临床的运用与开展。一方面满足群众对高诊疗技术应用的需求；另一方面激发了公立医院研究发展新技术的动力，促进了医疗技术的发展。

二、特需医疗开展存在的问题

1. 管理政策制度不够健全

广东省作为经济大省、医疗水平较发达，是特需医疗服务开展最早、规模较大的沿海省份，在管理上还没有形成统一政策规范及执行的细则，尤其在特需医疗服务内涵、开展机构、开展形式、出诊人员要求等方面尚未明确规范，大部分医院仅遵循"双 10％"原则开展及管理，管理相对较为粗放，服务水平与质量难以保证。

现实存在部分公立医院部分知名专家，只出特需门诊，不出普通门诊，未能遵循"在保证基本医疗服务的前提下开展特需医疗服务"的基本管理原则。

2. 对公立医院绩效考核指标的影响不确定

深入实施公立医院绩效考核，提升运行绩效，是推动公立医院高质量发展的重要举措。门诊次均费用增幅、住院次均费用增幅等公立医院绩效考核指标，均受特需医疗服务开展程度影响。对开展特需医疗而言，更多关注的是提供医疗技术的质量与服务品质，其次才是对费用的管控。并且，特需医疗价格更多是根据市场需求决定，其费用水平较难控制。以上数据分析现阶段特需医疗收入占比较小，目前特需医疗的开展对公立医院绩效考核控费指标所带来的影响还不确定，但随着绩效控费考核的进一步深入，特需医疗费用也将成为控费的考核目标。越是开展特需医疗服务较成熟、规模较大的综合性三甲医院受到的影响将越大。

3. 特需医疗服务形式较单一，服务质量参差不齐

通过分析广东省内医院特需收入构成，发现依赖仪器设备完成的诊疗服务、依赖病房环境条件改善的特需收入占比较高，而更能体现技术劳务价值的手术费、治疗费占比则偏低。显示出特需医疗主要"特"在环境，而并非"特"在服务诊疗技术水平。体现医务人员技术劳务价值项目占比有待提高，特需医疗收入结构有待优化。

三、建议

1. 出台管理政策规范，保障特需医疗有序开展

以《试点方案》指导精神和《关于城市公立医疗机构综合改革试点的指导意见》（国办发〔2015〕38 号）文件，制定特需医疗服务管理办法，以界定特需医疗服务的内涵，明确开展特需医疗的机构准入条件、开展形式、场地、服务规模与范围、出诊人员、项目及价格管理等方面的要求。推动优质医疗资源均衡分布，鼓励引导有能力的三甲医院以更多元的形式开展特需医疗服务，满足发展国际医疗中心的需求。特需医疗服务的规范管理、有序开展实现优质医疗资源的合理分配，从制度层面平衡好公立医院基本和特需的关系。

2. 依托互联网技术优势，丰富特需医疗服务

特需医疗除了满足群众在线下的体检、门诊、住院、康复、疗养等方面个性化需求，提供高效优质的服务环境、设备等硬件设施，也可依托互联网优势，借助互联网＋医疗、智慧医疗平台，跨越地域障碍提供问诊、阅片、居家护理康复、健康保健指导等个性化特需医疗服务。

3. 推动公立医院特需医疗供给改革，促进公立医院高质量发展

2021 年 6 月，国务院办公厅印发《关于推动公立医院高质量发展的意见》（国

办发〔2021〕18 号），明确提出公立医院是我国医疗服务体系的主体，深化医疗服务价格和医保支付方式改革，是激活公立医院高质量发展新动力之一。高端医疗需求日增，供给有效，但供给资源短缺反过来又容易挤压基本医疗需求。在供给方面，一是调存量，在政策允许开展的规模范围内，积极发展以先进技术为特色，应用新型生物治疗产品、高端医疗设备器械等开展的医疗服务。二是做增量，鼓励公立医院组织医务人员与社会力量举办的医院合作提供特需医疗服务，调动积极性，建立公立医院可持续性高质量发展的运行机制。

特需医疗服务是基本医疗服务的补充，是为那些有更多健康服务需求、又具有相应支付能力的人群提供的。它的存在与发展，有利于促进健康服务消费，增进健康服务提供，扩大健康就业，推动经济增长，为公立医院提供合理补偿。公立医院把握好"特需"与"基本"的关系，充分保障基本医疗服务的前提下，完善特需医疗服务相应的管理政策，可更进一步发挥公立医院医疗技术优势，满足广大人民群众多层次医疗服务需求，实现公立医院公益性和效益性的统一。

（本节撰写人：吴牡丹）

第八章

"互联网+"医疗
服务价格管理

数字时代"互联网＋"医疗服务正以更先进的信息技术和更温暖的服务模式惠及万千百姓。医疗服务价格作为重要的供需调节杠杆，应起到促进"互联网＋"医疗服务快速发展及模式创新的作用，进一步满足人民群众对便捷医疗服务的迫切需求。本章主要介绍"互联网＋"医疗服务价格政策及各类"互联网＋"医疗服务价格项目管理要点，探讨"互联网＋护理服务"的价格管理。

第一节 "互联网＋"医疗服务价格概述

一、"互联网＋"医疗服务的概念

"互联网＋"医疗服务依托实体医院，是线下医疗服务的线上延伸及创新融合。推进"互联网＋"医疗服务，可以让百姓少跑腿、数据多跑路，不断提升公共服务均等化、普惠化及便捷化水平。"互联网＋"医疗服务的外延和扩展很宽泛，且在不断创新，关键仍然是要保证医疗安全及质量，本章仅讨论政府主管部门有明确定义及严格监管的，公立医院主导的"互联网＋"医疗服务。根据《互联网诊疗管理办法（试行）》《互联网医院管理办法（试行）》《远程医疗服务管理规范（试行）》（国卫医发〔2018〕25号），"互联网＋"医疗服务主要包括以下三个方面。

（1）互联网诊疗 指医院利用在本机构注册的医师，通过互联网等信息技术开展部分常见病、慢性病复诊和"互联网＋"家庭医生签约服务。互联网诊疗实行准入管理，不得对首诊患者开展互联网诊疗活动。

（2）互联网医院 包括作为实体医院第二名称的互联网医院，以及依托实体医院独立设置的互联网医院，国家对互联网医院实行准入管理。患者在实体医院就诊，由接诊的医师通过互联网医院邀请其他医师进行会诊时，会诊医师可以出具诊断意见并开具处方；患者未在实体医院就诊，医师只能通过互联网医院为部分常见病、慢性病患者提供复诊服务。

（3）远程医疗服务　包括以下情形：①某医院（以下简称邀请方）直接向其他医院（以下简称受邀方）发出邀请，受邀方运用通讯、计算机及网络等信息化技术，为邀请方患者诊疗提供技术支持的医疗活动，双方通过协议明确责权利。②邀请方或第三方机构搭建远程医疗服务平台，受邀方以机构身份在该平台注册，邀请方通过该平台发布需求，由平台匹配受邀方或其他医院主动对需求做出应答，运用通讯、计算机及网络技术等信息化技术，为邀请方患者诊疗提供技术支持的医疗活动。邀请方、平台建设运营方、受邀方通过协议明确责权利。邀请方通过信息平台直接邀请医务人员提供在线医疗服务的，必须申请设置互联网医院，按照《互联网医院管理办法（试行）》管理。

根据国家卫健委和国家中医药管理局《关于做好公立医疗机构"互联网＋医疗服务"项目技术规范及财务管理工作的通知》（国卫财务函〔2020〕202号）（以下简称《通知》），省级卫生健康行政部门要按照全国统一的"互联网＋医疗服务"项目技术规范，公布本地区实施目录及技术规范，各级公立医院按照属地原则严格执行。

二、"互联网+"医疗服务价格政策简述

国务院发布的《关于积极推进"互联网＋"行动的指导意见》（国发〔2015〕40号），要求医院充分利用互联网、大数据手段，大力发展互联网医疗服务，但与之对应的价格标准、服务范围及医保支付政策，都处于萌芽阶段。至2019年，国家医保局陆续印发了《关于完善"互联网＋"医疗服务价格和医保支付政策的指导意见》（医保发〔2019〕47号）（以下简称《完善意见》）以及《关于积极推进"互联网＋"医疗服务医保支付工作的指导意见》（医保发〔2020〕45号）（以下简称《推进意见》），以"促进医疗服务降本增效"为指导思想，分别从项目立项、价格制定、服务监管等层面，为"互联网＋医疗"价格管理提供了系统性纲领，结合《通知》内容，基本上明确了以下价格政策。

在项目立项层面，根据《通知》规定，在全国"互联网＋医疗服务"项目技术规范外，医院新增的"互联网＋医疗服务"项目，须经省级卫生健康行政部门确认并公布，否则医院不得申报价格和开展相关价格项目（特需医疗服务价格项目除外）；《完善意见》《推进意见》指出，线下已开展的项目转为线上服务的模式申请收费的，由医保部门审核准入。对于申报新增的"互联网＋"项目，由国家医保局以临床价值为导向、反映资源消耗、线下项目有明确内涵、规范立项原则，确

目名称、服务内涵等与医疗服务价格项目相关的要素，由各省、市根据医疗技术发展和本地区实际，设立适用本地区的"互联网＋"医疗服务价格项目。

在价格制定层面，按属地管理原则，由地方医保部门针对不同服务主体、制定有操作性的属地价格。形成以市场定价、政府调节的价格政策体系，由医保部门对价格的上线给予指导。

在服务分类方面，主要分为两大类型：一类是完全依托互联网提供的医疗服务，目前主要是问诊费（多见于慢特病复诊续方、网络问诊等）；另一类实则是依托"互联网＋"提供的家庭式医生服务，也就是患者在互联网上预约，由医护人员上门提供的医疗服务（多见于"互联网＋护理"服务）。

在服务监管方面，要求通过信息化、智能化的方式，将"互联网＋"医疗服务价格纳入统一监管，监管力度与线下服务相当。医院应加强价格公示及患者知情同意，未经批准的项目不得收费。同时，着重关注开展服务的合规性，如是否存在强制服务、分解收费、价格虚高等等。

（本节撰写人：冯欣　吴超）

第二节　"互联网＋"医疗服务价格项目管理

一、"互联网＋"医疗服务价格项目的准入

《全国医疗服务项目技术规范（2023年版）》第一章综合医疗中包含"互联网诊疗"项目，明确了普通医师互联网诊察、副主任医师互联网诊察、主任医师互联网诊察、远程会诊、远程病理诊断、远程影像诊断、远程心电诊断、远程心电监测、远程起搏器监测、远程除颤器监测等十个项目的内涵和技术规范，也明确指出该版技术规范不作为任何准入的前置条件，印发后供各地参考使用。由于"互联网＋"医疗服务价格项目实施严格的准入制度，实务中"互联网＋"医疗服务虽形式丰富，但各省医疗服务价格项目目录中真正属于"互联网＋"医疗服务价格项目非常少。

目前已获准入的"互联网＋"医疗服务价格项目规范分为"互联网诊察""远程监测""远程会诊""远程诊断"4类，共计10项。但大部分省份并没有集中列示"互联网＋"医疗服务价格项目，而是分散在价格目录的不同板块，且项目名称也与《通知》规定不完全相同。如安徽省价格目录中，同步远程病理会诊、远程会诊及远程中医辨证论治会诊等"互联网＋"医疗服务价格项目列示在"会诊费"目录下，影像远程诊断及影像远程会诊等"互联网＋"医疗服务价格项目则是列示在"医学影像会诊"目录下。但也有少数省、市将"互联网＋"医疗服务价格项目归类集中列示（表8-1），方便医院查找及比对。

表 8-1　江苏省"互联网＋"医疗服务价格目录

项目	项目名称	项目设置
1111	"互联网＋"医疗服务	
111101	远程会诊	设置远程单学科会诊、远程多学科会诊、同步远程病理会诊、非同步远程病理会诊等价格项目
111102	互联网医院门诊	设置互联网医院普通门诊诊察费、互联网医院副主任医师门诊诊察费、互联网医院主任医师门诊诊察费、互联网医院享受政府特殊津贴待遇的临床医学专家门诊诊察费等价格项目
111103	远程诊断	设置远程影像诊断(CR、DR)、远程影像诊断(CT、MRI)、远程超声诊断、远程心电诊断、远程病理诊断、切片数字转换及上传、远程胎心监测等价格项目

二、具体项目价格管理要点

(一) 互联网诊察

互联网诊察包括普通医师互联网诊察费、副主任医师互联网诊察费及主任医师互联网诊察费。《互联网诊疗管理办法（试行）》规定"不得对首诊患者开展互联网诊疗活动"，还规定"患者未在实体医疗机构就诊，医师只能通过互联网医院为部分常见病、慢性病患者提供复诊服务"。故互联网医院门诊仅限于复诊患者。相关资料显示，广州市 2022 年共有 43 家签约医保互联网定点医院，互联网诊疗病种排名前三位的是高血压、冠心病、糖尿病（需要长期复诊的慢性病患者）。

《国家医疗保障局关于完善"互联网＋"医疗服务价格和医保支付政策的指导意见》（医保发〔2019〕47 号）明确，公立医疗机构开展互联网复诊，由不同级别医务人员提供服务，均按普通门诊诊察类项目价格收费。《国家医疗保障局关于积极推进"互联网＋"医疗服务医保支付工作的指导意见》（医保发〔2020〕45 号）也强调，定点医疗机构提供符合规定的"互联网＋"医疗复诊服务，按照公立医院普通门诊诊察类项目价格收费和支付，发生的药品费用比照线下医保规定的支付标准和政策支付。

【例 8-1】　某高血压一类门诊特定病种待遇的患者，在"互联网＋"医院复诊（曾在医院线下问诊）开药。系统自动获取患者上次就诊处方信息推送给接诊医生（普通医师），医生复核处方（可能涉及处方内药品的一些增减）后，由药师审方，最后系统合计医药费用为"普通医师互联网诊察费"及实际药费，患者实际支付费用为比照线下医保规定进行联网结算后的自付费用，"互联网＋"医院收款后将信息推送给药品供应商，提示进行药品配送（或自提）。药品配送服务不属于医疗服务范畴，一般由患者向快递公司直接支付快递费（或由药品供应商承担）。

由于互联网诊察上要靠医师的智慧劳动完成，不同级别医务人员均按普通门诊诊察类收取诊察费，无法体现医生的技术劳务价值，故部分省、市设立了"互联网＋"医疗服务的特需医疗服务价格项目，来反哺普通门诊诊察费弥补不足的部分。如上海市医保局制定《关于推进本市"互联网＋"医疗服务价格管理的通知》（沪医保价采发〔2022〕38号），试行"互联网远程特约高级专家诊察费""互联网远程会诊费"等互联网特需医疗服务价格项目，实行市场调节价管理。并规定公立医院经市卫生健康行政部门批准，同时具有互联网诊疗服务和特需门诊服务资质的，可兼顾市场供应情况的原则，按成本加适当盈余自主定价，暂不纳入基本医疗保险支付范围。

（二）远程会诊、远程诊断及远程监测

远程医疗服务项目具体包括远程会诊、远程诊断（远程病理诊断、远程影像诊断及远程心电诊断）及远程监测（远程心电监测、远程起搏器监测及远程除颤器监测）。在"互联网＋"医疗服务进入公众视线之前，《全国医疗服务价格项目规范（2001年版）》已有"远程会诊"医疗服务价格项目，并在《全国医疗服务价格项目规范（2012年版）》进一步扩充了项目范围及明确内涵，具体包括同步远程病理会诊、非同步远程病理会诊、远程会诊及远程中医辨证论治会诊。各省、市根据此规范制定了本地区的"远程会诊"医疗服务价格项目。

远程会诊价格项目需严格满足项目内涵要求，同时还应关注其计价单位。如表8-2中，福建省价格目录中的远程会诊类项目的计价单位为"次"，即不论会诊时长，均按完成一次完整的会诊计价。安徽省价格目录中远程会诊、远程中医辨证论治会诊计价单位为"小时"，即按实际会诊时间计价，详见表8-3。远程会诊无论是以"次"还是按"小时"计价，还应考虑参与会诊专家人数及来源，这是影响会诊成本的关键因素，需得到合理价格补偿。因此，福建的远程会诊价格目录中，不但按会诊专科数量（会诊专家数量）设置不同项目，还按专家来源省内或省外设置价格项目，更符合医院实际运作及成本消耗情况。

表8-2　福建省远程会诊价格目录

项目名称	项目内涵	计价单位
远程会诊	指网上远程会诊	
远程会诊(省外专家)	指网上远程会诊	次
远程会诊(省内专家)	指网上远程会诊	次
交互式远程医疗会诊 （临床单学科会诊）	开通网络计算机系统，通过远程视频系统提供医学资料等，对患者的病情进行研讨诊治(含影像诊断、病理诊断等)	次
交互式远程医疗会诊 （临床多学科会诊）	开通网络计算机系统，通过远程视频系统提供医学资料等，对患者的病情进行研讨诊治(含影像诊断、病理诊断等)	次

表 8-3　安徽省远程会诊价格目录

项目名称	项目内涵	计价单位
会诊费		
同步远程病理会诊	通过网络传输的实时医院之间的病理会诊。不含图像的采集、数字化转换	次
非同步远程病理会诊	通过网络传输的非实时医院之间的病理会诊。不含图像的采集、数字化转换	次
远程会诊	指临床各专业会诊。开通网络计算机系统,通过远程视频系统提供医学资料,对患者的病情进行研讨的多学科、多专家的会诊诊治	小时
远程中医辨证论治会诊	开通网络计算机系统,通过计算机系统提供医学资料,由中医、中西医结合专家对患者的病情进行研讨的会诊诊治,综合中医四诊信息,依据中医理论进行辨证,分析病因、病位、病性及病机转化,作出证候诊断,提出治疗方案	小时

【例 8-2】　A 医院与 B 医院签订远程会诊协议,双方通过临床图文共享、医疗设备互联、远程视频会议等方式实现远程联通;B 医院作为邀请方(乙方),在征得患方书面同意的基础上邀请 A 医院(甲方)提供相应的远程医学咨询。甲方根据乙方申请安排专家,向乙方提供指导意见或建议。乙方请患者或患者监护人、家属签署《远程会诊知情同意书》后,向甲方提供完整、准确的文字与影像(视频)资料;甲方接收申请,经相关会诊专家审核资料,同意开展会诊。按双方约定时间准时会诊,会诊后专家针对会诊情况,提供咨询意见。

现分析案例中价格管理应关注的要点如下。

① 做好患者知情同意,尤其是远程医疗服务内容、费用等情况。开展远程会诊前,邀请方应根据患者的病情和意愿组织远程医疗服务,并向患者说明远程医疗服务内容、费用等情况,征得患者书面同意,签署远程医疗服务知情同意书。

② 明确适用价格项目及标准。在 A 医院与 B 医院的协议中,应事先明确受邀方所在地区的适用的远程医学服务价格项目及价格标准。如 B 医院所在地区,医疗服务价格项目目录公布的基本医疗服务,远程会诊收费标准为 647.50 元/小时(不足 1 小时的按 1 小时收费);院外远程影像会诊收费标准为 100 元/例。会诊完成后,双方根据会诊时长确认远程会诊费用,患方应及时缴纳远程会诊费用,甲方收到远程会诊费用后,为支付方开具有效票据。

远程诊断、远程监测价格项目主要关注计价单位,远程影像诊断(CR、DR)一般按次收费,远程影像诊断(CT、MRI)、远程超声诊断一般按部位收费,远程监测项目一般按日收费,其价格管理要点与远程会诊类同。

（本节撰写人：冯琳　吴越）

第三节 "互联网＋护理服务"价格管理

依托互联网提供如寻医问诊等医疗咨询的医疗服务，发挥了跨地区、零接触等优势，但并不能从根本上解决诸如老年群体、母婴群体对跨地区提供医疗服务的需求，"互联网＋护理服务"医疗模式应运而生。2019 年 1 月 22 日，《国家卫生健康委办公厅关于开展"互联网＋护理服务"试点工作的通知》（国卫办医函〔2019〕80 号）确定了北京市、天津市、上海市、江苏省、浙江省、广东省等六省市作为"互联网＋护理服务"试点省份开展试点工作，并要求试点地区结合实际供给需求，发挥市场议价机制，参照当地医疗服务价格收费标准，综合考虑交通成本、信息技术成本、护士劳务技术价值和劳动报酬等因素，探索建立价格和相关支付保障机制。

2020 年 12 月 8 日，《国家卫生健康委关于进一步推进"互联网＋护理服务"试点工作的通知》（国卫办医函〔2020〕985 号）要求原明确的试点省份继续开展试点，其他省份原则上至少确定 1 个城市开展"互联网＋护理服务"，再次强调各地卫生健康行政部门要主动协调有关部门，结合"互联网＋护理服务"新业态的特点和服务形式，建立完善有利于"互联网＋护理服务"试点工作发展的相关医疗服务价格政策和医保支付政策。

通俗而言，"互联网＋护理服务"是指医院利用在本机构注册的护士，依托互联网等信息技术，以"线上申请、线下服务"模式为主，为出院患者或罹患疾病且行动不便的特殊人群提供慢病管理、康复护理、专项护理、安宁疗护等方面的护理服务。

从表 8-4 试点地区的"互联网＋护理服务"价格政策来看，"互联网＋护理服务"价格按照医院性质实行分类管理，形成多层次价格体系相互补充的格局。

表 8-4　试点地区的"互联网＋护理服务"的价格政策

试点地区	"互联网＋护理服务"的价格政策（公立医院）	文件名称	允许开展护理项目数量
北京	公立医疗机构开展的现行医疗护理项目执行政府指导价管理；新增项目价格实行动态管理，新增项目在初期实行市场调节价管理，价格管理部门根据项目开展情况适时组织评估论证工作，制定公布价格。医疗机构提供互联网居家护理服务所需交通费用，由医疗机构事先告知，据实收取	《关于发展和规范互联网居家护理服务的通知》（京卫医〔2018〕214 号）	60 项
天津	公立医疗机构开展的"互联网＋护理服务"项目按照现有相关服务项目进行收费，要严格项目内涵；入户服务按照相关规定执行	《天津市"互联网＋护理服务"试点工作实施方案》（津卫医政〔2019〕82 号）	

续表

试点地区	"互联网＋护理服务"的价格政策（公立医院）	文件名称	允许开展护理项目数量
上海	① 价格分类管理：医疗机构提供"互联网＋护理服务"的医疗服务，要执行市医保局、市卫生健康委制定的收费规定。公立医疗机构实行政府定价管理、非公立医疗机构实行市场调节价管理 ② 完善价格机制：市医保局、市卫生健康委将根据试点工作情况，综合考虑交通成本、信息技术成本、技术风险和劳务报酬等因素，探索建立价格和相关支付保障机制	《上海市"互联网＋护理服务"试点工作实施方案》（沪卫医〔2019〕29 号）	42 项
江苏	医疗保障部门要在现有护理价格政策基础上，综合考虑交通成本、信息技术成本、护士劳务技术价值和劳动报酬等因素，进一步完善居家护理服务价格政策	关于印发《江苏省"互联网＋护理服务"试点工作实施方案》的通知（苏卫医政〔2019〕25 号）	43 项，负面清单 4 项
浙江	各地各单位确定居家护理服务项目收费时应当结合实际供给和需求，发挥市场议价机制，综合考虑交通成本、信息技术成本、护士劳务技术价值和劳动报酬等因素	《浙江省"互联网＋护理服务"工作实施方案（试行）》的通知（浙卫发〔2019〕26 号）	31 项
广东	积极探索并及时完善有利于"互联网＋护理服务"规范发展的价格政策，合理新增相关护理服务项目，对基于互联网开展的护理项目，属基本医疗服务的，按基本医疗服务价格项目规范执行，按规定纳入医保支付范围；对竞争较充分、个性化需求较强的项目，实行市场调节价	《广东省开展"互联网＋护理服务"试点工作实施方案》（粤卫函〔2019〕495 号）	43 项

尽管上述文件明确规定了"互联网＋护理服务"的定价模式，但新增医疗服务价格项目的审批权限目前在国家层面（省市并无权限增加项目），故目前大部分医院是按照特需医疗服务价格项目的模式收取相关费用。

【例 8-3】　某医院试行"互联网＋护理服务"，试行期间产生的成本包括上门服务人力成本、交通成本、操作项目成本等，由于上门服务人力成本没有合适的医疗服务价格项目补偿，试行期间 50 例患者（多为高龄老人、瘫痪等生活不能自理的患者）均为免费上门服务，提高了试行患者生活质量及满意度，具有较好的社会效益。

根据试行情况，该医院拟大力推广"互联网＋护理服务"。但长期免费上门服务很难支持此项工作正常开展，院方希望成本得到合理补偿。经成本测算，"互联网＋护理服务"的人力成本约为 400 元/次。根据该地区医保局《新增和特需医疗服务价格项目管理办法》，应用新技术提供的患者可自愿选择的个性化医疗服务，医院可自立特需项目，不受区域限制。故将"互联网＋护理"上门服务费按特需医疗服务项目定价收费，成本定价 400 元/次，其他材料及操作项目按基本医疗服务价格项目收取，如表 8-8 所示。

表 8-5　某医院开展"互联网＋护理服务"的项目价格举例

项目名称	项目价格	项目价格组成
静脉采血	403.6 元/次	① 一次性使用采血针 0.4 元/支 ② 互联网＋护理上门服务 400 元/次 ③ 静脉采血 3.2 元/次
留置/更换胃管	553.26 元/次	① 一次性使用无菌注射器(带针 50mL)1.26 元/支 ② 更换引流装置 9 元/次 ③ 鼻胃管 128 元/根 ④ 互联网＋护理上门服务 400 元/次 ⑤ 鼻饲管置管 15 元/次

(本节撰写人：冯欣　吴超)

第四节　"互联网＋"医疗服务价格的监督管理

根据《通知》要求，医院作为提供"互联网＋医疗服务"的责任主体，须进一步规范价格行为。医院价格管理人员要把握"互联网＋"时代带来的新机遇，在正确执行价格政策的基础上适当发挥价格机制对"互联网＋"医疗服务的促进作用，具体实务还应关注以下几个方面。

1. 保证"互联网＋"相关信息系统的价格正确性

一般而言，"互联网医院"系统是依托第三方软件开发商独立建立的，主要通过接口与院内医药价格信息管理系统连接。基于医疗服务价格项目的管理涉及一系列诸如基础信息的维护、医嘱套单变更、价格政策的变动管理（新增项目、项目调价等）及限定支付条件判断等系统操作，均在院内医药价格信息管理系统上完成，因此价格管理人员应关注保持多方系统之间数据的互联互通、及时根据政策进行系统价格目录的更新，并定期核查价格正确与否。

2. 准确把握"互联网＋医疗"服务价格项目范围

《通知》要求医院应执行统一的"互联网＋医疗服务"项目技术规范，即提供的服务应属于卫生行业主管部门准许以"互联网＋"方式开展、临床路径清晰、技术规范的服务，应对诊断、治疗疾病具有实质性效果。故远程手术指导、远程查房、医学咨询、教育培训、科研随访、数据处理、医学鉴定、健康咨询、健康管理、便民服务等均不属于"互联网＋医疗"服务的范畴，医院如提供上述服务，应该主要按照非医疗收入模式进行管理，按市场调节价定价收费并依法开具税务发票。医疗服务价格管理人员应准确把握政策规定以及相关要求，避免面临检查风险。

【例 8-4】　某公立医院与第三方共同开展"互联网＋全病程管理服务"的合

作。第三方协助医院整合院前准备、入院评估、院内诊疗服务协助、就诊计划提醒、院内宣教、住院管理、出院准备、院后随访、院外康复指导、健康管理等服务，覆盖患者就医过程中院前、院中、院后的完整健康管理服务路径，协助医院建立起整套信息化全病程管理服务体系。医院负责提供医疗服务，第三方负责派驻线上个案管理师、线下健康管家和专属化运营团队。由院内医生、护士、营养师、心理医师、线下健康管家与线上个案管理师共同组成服务团队，进行在线咨询，直接为患者提供全病程管理、健康咨询、康复管理、居家指导等服务，其中服务内容、服务时长、服务价格可由团队根据各疾病人群需求进行制定，患者自主购买获得服务，获得服务权益。

分析：上述"互联网＋全病程管理服务"模式中，医院医护人员提供的"互联网诊察""远程监测""远程会诊""远程诊断"等服务，可由医院按规定直接收取患者医疗服务费用，其他服务如院后随访、院外康复指导、健康管理等，由患者自愿选择，付费给第三方，医院应充分做好相关费用告知工作。

3. 主动做好价格公示及患者知情同意

《通知》要求，医院要在现场及网站的显著位置公示所开展的"互联网＋医疗服务"价格项目名称、项目内涵、计价单位、价格、说明等内容，自觉接受社会监督。医院在线下提供医疗服务并收费，会通过电子滚动屏幕、自助机、纸质价格目录表、官网、公众号等多种方式进行价格公示，但"互联网＋医疗"服务的价格公示，极易成为价格管理人员的关注盲区。因此，医院需要主动实施"互联网＋"价格公示及患者知情同意，做到患者缴费前有项目内容、项目价格及费用构成的明确提醒、缴费后获取合规电子票据及收费明细清单，进一步提升患者对"互联网＋医疗"的服务体验。

根据国外经验及我国实践，预计"互联网＋"医疗服务市场规模仍将高速发展，价格管理人员需紧跟业务及政策变化，扎实做好配套支持工作，促进"互联网＋"医疗服务的高质量发展。

（本节撰写人：余思聪）

第九章

医院制剂的定价
与成本管理

医院制剂是医院根据本单位临床实际需求，通过总结医院内部多年的临床经验，向政府药品管理部门申请并获批准后，进行配制、自用的固定处方药物制剂。

医院制剂按成分可分为西药制剂及中药制剂。现时，各医院以中药制剂居多，且西药制剂的成本核算及定价过程和成药类似，本章主要讨论中药制剂。

医院中药制剂作为一种产物而产生的源头是为满足临床实际需求，起到市售药品的有效补充作用。医院中药制剂能更精准解决专科用药难题、为患者省去熬制中药的烦琐过程，其易于保存与携带的特性也可在时间和空间上扩大使用和推广范围，在患者的认可与推崇中提高医院声誉，对促进医院专科发展起着关键性的作用，是医院的医疗优势和特色的重要体现。

本章首先通过阐明医院制剂的管理现状，包括其生产特点及成本管理水平，定位现时制剂定价与成本管理中存在的问题；然后深入研究医院制剂的定价与成本管理过程中的思路和方法，为加强医院制剂的定价与成本管理提供一些建议。制剂的定价主要依据成本，医院加强制剂成本管理的根本目的是降低制剂价格使患者受益，取得适当结余用于投入研发新制剂，制剂成本管理是医疗服务价格管理范畴的延伸及内涵的扩展。

第一节　医院制剂的管理现状

医院制剂具有其独特性，为了更好地做好成本核算及定价工作，根据业财融合的理念，首先需要对医院制剂的管理环境，包括政策规定、投入、生产、成本管理等情况进行系统的梳理。

一、医院制剂的生产特点

1. 投入大、销量低

医院制剂在我国已发展了七十多年，随着国家对医院制剂重视程度的上升，伴随着国家对医院制剂的软硬件要求也越来越高。根据《药品管理法》及现阶段对医院制剂的管理思路，医院制剂不能做广告宣传，仅能以满足医院自身临床满足为原则。高标准监管要求及广泛宣传受限使得制剂生产的高投入无法通过规模效应取得投入和产出的匹配。

2. 生产品种多、批次多、产量小，成本压力大

医院制剂的生产非常复杂，可能会在同一时间内生产不同剂型的多种产品，批次多、产量小：一是区别于市场上的规模化产品，由于制剂的目的不仅是满足医院临床的需要，还需补充社会供应不足和无法供应的品种，每个制剂品种都有其自身独特的复杂工艺及步骤，以及长短各异的生产周期；二是因为医院制剂仅限于本医院患者配制使用，即使临床疗效显著，其产量也受医院内部需求量的制约，无法形成高产量；三是医院制剂有其专科性，医院内部多个专科均有其自身的专科特色制剂，使得医院制剂种类较多；四是医院制剂的生产受到疾病产生的季节、气候等自然环境因素的影响，导致灵活性非常大，难以制定规律性的生产计划，多数情况下只能采取少量多批次的生产模式来适应多变的需求；五是医院制剂的工艺相对简单，医院制剂部门与药厂的流水作业形成明显对比，一般以手工或半自动化设备为主，从投料、配制、灌装到贴标签等基本都是由人工完成，医院工作人员工资与自动化流水作业的工业制药企业相比普遍较高，导致人力成本压力大。因此，医院制剂生产品种多、批次多的实际情况，导致制剂具有成本较高，产量小的特点，也意味着医院无法以"薄利多销"的方式让利给患者。

二、医院制剂成本管理水平有待提高

这里先用一个案例来说明医院制剂成本管理现状：甲医院为地市级三级甲等中医院，医院的中医特色优势明显，基本所有专科、超70%的临床科室有其特色中医制剂。医院拥有自己的制剂室，制剂室是建院时最早成立的科室之一，但制剂室生产地址设在偏远的市郊，厂房距医院办公地20余千米，制剂室内主要有药师及工人10人，只有1名仓库管理人员同时负责记录，制剂成本会计由院区财务人员兼任。

各医院的制剂随着医疗业务同步发展，很多大型医院的制剂年收入已超亿元，但由于院内制剂相对于医院业务收入来说，占比并不高，因此对制剂管理的重视不足，制剂的日常成本管理工作多由制剂室生产人员兼任；同时，其小批量生产模式也

导致难以开展有效的成本控制与成本管理工作，如果对院内制剂进行类似于工业企业的精细化成本核算及管理，将会是一个大量且烦琐的工作，工作量与产出不匹配，因此，沿着节约管理成本的思路，现时的医院制剂成本核算，在实务中通常会选择进行简化，导致成本项目不够细化、费用分摊不够准确、信息化水平有待提高等一系列问题，难以全面而准确地反映院内制剂成本，无法对医院制剂的成本核算及定价提供更多助力。

1. 成本项目难以确定

医院制剂成本核算主要由直接成本、制造费用组成。直接成本指的是生产过程中消耗的直接材料、辅助材料、备品备件、直接人力成本等。制造费用指为生产制剂而发生的各项间接费用，包括人员工资和福利费、折旧费、修理费、办公费、水电费、机物料消耗、季节性和修理期间的停工损失等，以及应计入制剂成本但没有专设成本项目的各项生产费用。其他专门为制剂而支出的部分期间费用，也是制剂成本核算的重要组成部分，需要纳入考虑范围。

（1）直接成本　直接成本是指在生产制剂的过程中所消耗的、直接用于制剂生产、构成制剂实体的各种材料及主要材料、外购半成品以及有助于制剂形成的辅助材料等。

直接材料是医院制剂的核心成本项目。中药制剂的直接材料主要是中药材。由于中药材的有效性决定于药材有效部位、道地药材供给、存储保管条件等因素，使得中药材的市场价格具有较大的不确定性；另外，近年来中医药越来越受欢迎，但中药材作为农产品受到产量的制约，同时还有环境、气候等因素的影响，令中药材的市场价格波动较大。上述原因导致难以合理确定制剂直接材料的合理价格。特别是部分医院因生产能力原因，会委托外部制剂工厂进行生产，其用于制剂的中药材的价格更难确定。

辅料和包装材料在直接材料中的比重虽然低于中药材，但不可或缺，同样比较难管理，因为它们根据制剂的品种有不同的需求，但每个种类所需的量较少。这就存在两难：按需采购，供应厂家会因为利润低、回款慢而不愿意供应，难以保障制剂的稳定生产；大量采购，受制于医院制剂的生产规模，又会造成材料的闲置和浪费问题，增加直接成本投入。另外，随着我国药监部门对药品生产使用管理相关规定的出台和实施，对原材料和辅助材料的安全性要求进一步提高，用于生产的中药材应符合部颁标准或地方标准，使用的辅助材料也应是药用标准级，甚至个别材料由持有生产许可的厂家独家供应，造成了一定程度的垄断，从而变相增加了院内制剂的材料供应成本，也增加了成本的不确定性。

直接人工成本主要是聘用专业人才所支付的招聘成本、开发成本、使用成本、保障成本、离职成本，其中最关键的是使用成本，也就是在生产制剂过程中，医院在员工身上发生的维持成本（主要包括工资、津贴、奖金等）、奖励成本（为激励员工，对其超额劳动或其他特别贡献所支付的资金）、调剂成本（为了稳定员工队伍、调剂员工生活与工作所支的费用，包括员工疗养费用、定期休假费用、节假日开支费用以及提供的，交通补贴、食宿等福利待遇）。人工成本会受到当地经济发展水平、价格指数、行业竞争、制剂难度等各方面因素的影响，同时医院也需要考虑与其他员工薪酬水平的平衡，因此这部分成本往往难以有量化的标准，成本波动比较大。

（2）制造费用　制造费用中包含的费用，除材料、人力成本外，还有燃料动力费、固定资产折旧费、试验检验费、运输费等费用。在院内制剂的成本核算中，直接成本虽然存在价格等难以确定的问题，但数量的消耗直观且易于记录。而制造费用不是生产过程中的直接消耗，无法直接计入生产成本，需要归集后按一定原则与比例分摊计入。在实务的归集与分摊过程中，部分制造费用需要通过报销的方式进行确认，而报销所需的流程与公立医院的运营体量大多成正比，大额费用的报销审核节点多流程长，小额且频繁发生的费用，报销人员偏向于累积到一定金额或时间后统一办理，使得费用报销滞后造成成本所属期错置以致与收入不匹配，另外还有费用分摊方式的选择可能造成成本信息变形，以上因素均影响核算制造费用的准确性。

在制造费用分摊中，分摊的比例决定了分摊的合理性，根据制剂成本消耗与受益方式不同，主流的分摊方式有：作业成本法、根据历史数据直接确定固定比例、制剂收入占比、产品产量、工人工时、机器工时等，考虑到工作量及可比性等因素，实务中会根据主要成本项目的消耗与受益方式选定一种分摊方式对所有成本项目进行分摊，不可避免造成与主要成本项目消耗与受益方式不同的次要成本项目的分摊失真。

（3）期间费用　期间费用在成本核算概念中属于管理费用，通常应按管理费用在全医院范围内进行分摊。把制剂的间接费用与全院管理费用实际发生额联系起来，可从医院整体角度促进管理费用的控制，但可能出现分摊至制剂的期间费用金额较高，导致在制剂总成本中占比过大。公立医院运营体量较大，维持医院运营的组织部门较多，使得成本项目种类繁多且复杂；同时，期间费用的分摊方式的选择也存在与制造费用一样的问题。综合上述，如何界定院内制剂所间接消耗的期间费用项目，并通过合理的分摊方式计入，是制剂成本核算中的一大难点。

2. 成本控制方式落后

在成本核算工作开展过程中，部分医院仅仅对一些表面的费用支出进行控制，在未对制剂生产过程进行全方位考虑的情况下，形式上的费用支出控制措施往往会给制剂生产过程带来不利的影响。除此以外，虽然计算机技术在各个领域得到了广泛应用，但是仍有一些医院在制剂成本核算控制方面固守传统管理模式，部分原始数据的收集整理仍采用了人工记账方式，极低准确性且大量且繁琐的成本数据，错误率高、效率低且无法追溯。

另外，在核算制剂的期间费用时，还要考虑的一些专门为了制剂而支出的费用。如为加大新制剂以及制剂转化为药品而投入的研发费用、已形成制剂专利权等的无形资产、医院专门管理制剂的职能部门人力成本支出等，仍未有相应的规定出台，各医院仍按自己的理解进行处理，导致制剂成本的不完整以及各医院间成本核算结果缺乏可比性。

3. 缺乏成本管理人才

虽然医院已通过建设现代医院管理制度、开展经济管理年活动等方式，逐渐转变了"重医疗、轻财务"的管理理念，但由于专业的特殊性，管理层对财务管理的具体工作及作用了解不够全面，导致财务管理人才的培养步伐跟不上业务发展的速度，财务人员因为日常财务工作负荷大，也没有精力去改善制剂成本核算架构、提高制剂成本核算质量，同时，医院对自制制剂的管理重点在生产流程，决定其成本数据的归集还有核算体系都归入工业会计的范畴，这就要求财务人员需要同时拥有医院与工业会计的核算知识及经验，从而对财务人员的业务水平提出了更高的要求。因此目前大部分医院对院内制剂成本核算仅停留在成本数据的简单归集和进行会计处理上，无法反映及有效报告制剂的各项成本耗用及整体成本情况，不能履行为医院决策层提供有效成本数据、实施成本控制、辅助领导提高决策水平的职能。

另外，在大部分人概念里，成本核算人员是财务人员，但财务人员不接触实际生产工作，不了解制剂生产流程，进行成本核算是纸上谈兵，而制剂部门的管理人员才是每天都接触实际生产工作的人，能看到生产过程中的浪费现象，并及时发现问题、提出改进措施，但他们不了解成本核算知识。所以，制剂部门管理人员＋会计人员才是最好的制剂成本核算人才组合，可以互相弥补不足，共同制定及落实成本核算及控制措施。只有全体人员提高成本意识，优化制剂生产流程才能最终实现降低成本的目标。

第二节　医院制剂的定价管理

一、制剂定价的历程

医院制剂形成规模于计划经济时代，由于当时药物的紧缺，为了补充市场药物的不足，更好地为患者服务，医院把视角投向已经过长期临床验证的处方，特别是中药处方，开始配置院内制剂以满足临床的需求。

进入 20 世纪 90 年代，医院制剂由于其对临床疗效良好辅助作用而得到快速发展，全国各地开始加大对医院制剂的检查，并根据 1985 年制定的《药品管理法》

发放《医疗机构制剂许可证》；在 2001 年，国家把医院制剂的地位提升为药品的重要品类，修订了《药品管理法》并推动《医疗机构制剂配制质量管理规范》的实施，把医院制剂全面纳入了药品法律管理范畴；2005 年起实施的《医疗机构制剂配制监督管理办法》进一步明确了对医院制剂生产的监管。

对于制剂定价的管理，全国各地在 2005 年前后陆续出台第一阶段的管理办法，例如北京市在 2008 年发布《北京市医疗机构制剂价格管理办法》、广东省在 2010 年发布《广东省物价局关于医疗机制制剂价格的管理办法》等。在第一阶段的管理办法中，全国各地均明确了制剂的定价应纳入政府管理，实行"保本微利"的定价原则，而且规定不得超过国家和省公布的同品种规格药品的最高零售价，原则上应低于市场上可替代的同类药品价格。较典型的计算公式为：零售价格＝成本×(1＋成本利润率)。其中成本利润率通常规定为 5%，成本包括原材料成本、辅料成本、周转材料成本、损耗率、水电费及人员工资等其他费用。

但实践证明，上述定价模式并不适合处于医院运营环境中的制剂发展，因为，一是定价公式未考虑制剂产品中包含的知识产权，仅在加工阶段的成本基础上加价 5%，对于低价品种来说加成空间极其有限，未能真实体现成本弥补和合理利润。二是管理成本未完全包括在定价之内，在成本核算定价时，人力成本的计算基础不是按实际支出，而是按某个地区的卫生行业在岗人员的平均工资。三是由政府部门制定和调整价格，导致无法实现制剂价格随中药饮片价格波动而及时调整，部分制剂的价格倒挂及亏损。为此，全国各地对制剂定价进行改革，发布第二阶段的制剂定价管理办法，如江苏省在 2015 年发布《关于改革医疗机构制剂价格管理有关问题的通知》、广东省在 2015 年发布《广东省发展改革委关于废止部分规范性文件的通知》及湖北省在 2014 年发布的《关于进一步深化价格体制机制改革的实施意见》，对制剂定价视同药品管理，放开实行市场调节价，但同时也明确政府部门要密切关注市场动态，加强价格监测预警，强化事中事后监管，坚决依法查处串通涨价、价格欺诈等不正当价格行为，维护价格水平和价格秩序稳定。

二、实行市场调节价后的医院制剂定价方法选择

自各地政府部门明确医院制剂的定价实行市场调节价后，各医院拥有了院内制剂的定价权，现时医院通常单独采取以下两种定价模式之一或两者的结合。

(1) 成本加成定价法　成本加成定价法的主要依据是成本，是一种比较常用的定价方法，计算公式为：销售价格＝成本×(1＋加成率)。

加成率的确定，在实务中是各医院的难点之一。在未实行市场调节价前的规定中，几乎所有的地区都把加成率控制在 5% 以内，经过一段时间的实施，成为制约制剂发展的因素之一。因为医院投入制剂的实际支用价格高于 5% 加成率得到的加

成补偿：随着监管法规中对医院制剂硬件和软件建设要求的提高，医院需要增加成本以及管理的投入，硬件的投入可以通过增加折旧费用等在销售价格中体现，但增加的管理成本难以计算；另外，医院已有的制剂里，有的来源于名老中医经验方，有的来源于临床与科研共同筛选的组方或协定方，无论哪种，都是医院的"非专利技术"，都凝结了临床医务人员与制剂人员多年的智慧结晶以及医院的支持投入，但这些劳动与研发在以前年度作为科研费用支出了，没有形成无形资产，因此在计算制剂销售价格时无法计入成本中，使得制剂的销售金额扣除变动成本后结余不多，影响了医院对院内制剂研发和使用的积极性。考虑以上实际情况，在实务中，医院现时如选择成本加成法，其加成率基本都会高于 5%，以留有必要的结余空间，以支持医院进行名方搜集、制剂研发及设备工艺改良等投入。

至于成本的构成，大多医院仍参考制剂未实行市场调节价前的计算方法：

成本＝变动成本＋固定成本

变动成本＝原材料×(1＋损耗率 1)＋辅助材料×(1＋损耗率 2)＋
包装材料(周转材料)＋其他费用

其中，原材料及辅助材料的损耗率，有些医院根据实际进行测定，有些医院参照实行市场调节价前的规定，例如广东省的规定中药损耗率最高为 20%、西药损耗率最高为 5%。其他费用包括燃料动力费、水电费、人力成本、原制剂的质量标准提高投入。

固定成本＝折旧费＋药物检验费＋新制剂研制费

从公式可以看出，这种定价方法以成本为基础，在一定程度上兼顾医院本身的目标，其思路是医院需要收回成本，并综合考虑对制剂的总体投入，以及制剂的贡献、地位、特点等从而确定加成率，是从医院自身角度去制定的价格，是医院有意识的目标价格，并没有考虑客户和竞争对手的行为，至少不把它作为定价决策的依据。

计算成本时还有一个细节需要进一步说明：固定成本以及变动成本中的其他费用，如何找到合理的依据分摊至每个制剂中。在实务中，可根据实际情况选择人工工时、机器工时、产品金额等；另外，还有一个可专门用于制剂的特殊分摊标准，因为根据加工的难易、成品的形态，例如在《关于印发广东省医疗单位自制（配）药物制剂作价管理暂行办法的通知》（粤价〔1999〕275 号）中，提供了西药制剂及中药制剂的定额生产费用标准，其中把中药制剂分为合剂、口服液、冲剂、片剂、蜜丸等多种剂型（见表 9-1），虽然此文已废除，但医院也可以借鉴此办法，按剂型来制定分摊标准，这不失为一种简易、快捷及有效的选择。

表 9-2《关于印发广东省医疗单位自制（配）药物制剂作价管理暂行办法的通知》中"中药制剂定额生产费用标准表"的剂型分类。

表 9-1 某医院制剂数据举例（加成率暂定10%） 单位：元

制剂名称	剂型	原材料	原材料损耗	辅助材料	辅助材料损耗	包装材料	其他费用	固定成本	加成率	销售价格
A	冲剂	12.56	2.51	6.34	0.32	0.60	6.17	2.56		34.17
B	冲剂	7.79	1.56	3.46	0.17	1.95	1.55	1.21		19.46
C	酊剂	11.71	2.34	7.87	0.39	1.27	4.56	2.11	10%	33.28
……										
Z	酊剂	2.31	0.46	0.97	0.05	0.54	0.68	0.54		6.11

表 9-2 中药制剂定额生产费用标准

序号	剂型	规格	单位
1	合剂		每次用量
2	口服液	10mL	瓶
		大瓶装	瓶
3	冲剂		瓶
4	片剂	糖衣片	片
		素片	片
5	蜜丸	3～6g	丸
		3～6g 带蜡皮	丸
6	浓缩蜜丸		丸
7	水丸	一次服量	丸
8	散剂		10g
9	洗药	串粗渣	30g
10	浓缩丸	一次服量	袋
11	蜜膏		30g
12	油膏		10g
13	针剂	2mL	支
		5mL	支
		10mL	支
		20mL	支
		200～500mL	支
14	酊剂		50mL
15	胶囊剂	提取	粒
		单纯粉碎	粒
16	栓剂		粒

序号	剂型	规格	单位
17	糖浆剂	90mL	瓶
		120mL	瓶
18	眼药水	10mL	支
19	霜剂		10g
20	外洗剂	100mL 以上（含 100mL）	瓶
		100mL 以下	瓶
21	灭菌制剂	100～500mL	瓶
		500mL 以上（含 500mL）	瓶

成本加成定价法的优点如下。

① 以客观的成本数据为依据。对于医院来说，虽然现在制剂的定价可自行决定，但在相关政府部门的监管体系下，特别是公立医院，仍需要保持其公益性。

② 定价简单。对于患者来说符合逻辑、简单易懂；同时不需要边际成本或边际收入等历史数据，对于医院来说也易于计算，不需要投入太多的管理成本。

③ 保证补偿医院成本的同时，医院可控。成本加成定价法中的成本，通常是全成本，但这不是一成不变的，医院可以根据自身战略需求，当希望全部成本得到补偿，在计算制剂价格时就用变动成本＋固定成本，当医院希望降低制剂价格以增加销量时，可以从管理成本的角度只考虑变动成本，但无论哪一个选择，都可以实现在可控范围内收回成本。

④ 价格稳定，减少价格战的可能。在市场经济环境中，成本加成定价法有利于向竞争者传递合作定价的信息，因为在竞争对手同样采用成本加成定价法而且采购价格相仿的前提下，大家计算得出的价格相近，降低价格占的可能性，价格在一定程度上就可以保持稳定。

成本加成定价法也有其缺点，最关键的一个是，医院没有考虑患者的支付意愿。当然，由于制剂被限制在该医院患者使用，同时，在形成收入过程中，是由医生根据病情决定患者是否使用，然后由患者决定是否支付购买，所以制剂还没有完全处于需要达到供需关系平衡的经济环境中，相应地削弱了一部分成本加成定价法的缺点带来的影响。

（2）竞争导向定价法　竞争导向定价法是以市场上相互竞争的同类产品的价格为依据的定价思路。其目标是促使企业在市场上获得一定的优势地位或谋取一定的生存空间。适合医院制剂的方法有随行就市定价法、产品差别定价法。

① 随行就市定价法。原意是指企业根据市场竞争格局，定价一般采用行业领导者价格或行业平均价格。参考行业平均价格是竞争导向定价法中最普遍的一种定

价法。平均价格水平在人们观念中常被认为是"合理价格",易为消费者接受,也可以释放与竞争者和平相处的意图,避免激烈竞争产生的风险,一般能为零售店带来合理、适度的营利。随行就市定价法适用于竞争激烈的同质商品,如大米、面粉、食油以及某些日常用品的价格确定。但此方法的运用有一个前提条件,就是要求企业的生产成本与行业平均成本大致接近。

② 产品差别定价法。原意是指企业通过不同营销努力,使同种同质的产品在消费者心目中树立起不同的产品形象,进而根据自身特点,选取低于或高于竞争者的价格作为本企业产品价格。因此,产品差别定价法是一种进攻性的定价方法。

对于医院制剂来说,因为被限制在该医院患者使用,与其他医院的同类制剂或上市的同类药品的竞争,即使是同剂型以及同效果,他们的竞争也远没有暴露在市场经济中来得直接与激烈。但这并不意味着竞争导向定价法在制剂定价中完全不可取。

竞争导向定价法的优点如下。

① 由于是基于市场均衡价格的定价方法,因此不需要过多地估计消费者的价值感知和企业的生产成本,是一种相对较易于操作的定价方法。

② 考虑到了产品价格在市场上的竞争力,体现了产品在市场经济中的价值所在。

竞争导向定价法缺点如下。

① 竞争导向定价的依据是竞争对手的价格,要么完全照抄,要么有意识地把自己的价格定得高一点或低一点,也就意味着把自己的定价权拱手让人,跟着别人走。

② 因为不可能拥有与竞争对手相同的成本结构或者相同的需求模式,过分关注在价格上的竞争而忽略自身成本,很容易带来财务危机。

在实务中,对于需要并可以实现单品种管理的医院制剂,医院在运用竞争导向定价法时,可由医务部门和与药学部门牵头,首先找出目标制剂的同剂型及同疗效的制剂或上市药品,分别计算出上述同类制剂或上市药品符合临床需要的一日药价(每天用药费用=每天用药单位数×每单位药品的售价),再结合按成本加成定价法计算得出的价格,评估如何确定特殊制剂的最终价格。

(3)战略定价 战略定价在企业中非常重要,决定了企业的运营效益,虽然医院制剂的运营环境与企业产品不一样,但医院制剂的管理(包括定价)的定位仍必须以为医院战略服务为目标,所以我们仍然有必要讨论医院制剂如何根据医院战略目标、结合医院制剂的运营环境,对医院制剂如何综合使用上述两个定价方法,进行战略定价。

制剂的运营环境有以下三个特点:一是不完全处于市场经济环境中,而是只在一家医院内使用,而且出于治病救人,特别是非长期病患,在付款时基本不会考虑价格,从这个角度来看,非长期病患对制剂的价格的敏感性不高,供需平衡并不依靠价格实现；二是长期病患，他们有更多的机会与时间去把各医院制剂与市面药品的功效及价格进行对比，同时因为他们需要长期服药，制剂价格就会对他们造成长期的影响，所以这类患者对制剂价格的敏感性非常高；三是对制剂价格有敏感性的除了患者，也包括医生，因为医保的支付政策，各医院会控制患者的人均费用，所以医生在开具医嘱时也会考虑制剂的价格以及性价比。

结合上述医院制剂的运营环境特点，接下来逐一讨论定价战略的三个原则：基于价值、积极主动和利润驱动。

① 基于价值。对象是客户，是让客户能感受到价格与价值的正向联系；价值是价格的本质，或者说价格的本质是为客户创造的价值。对于医院制剂来说，它在患者心目中的价值是疗效，所以对于大部分患者来说，只要疗效好，他们就愿意为之付费并且相信难以找到其他可替代药品，医院的定价空间相应就变得非常大。但医院在进行战略定价时，应更多地考虑患者最终的就医体验，不能因为制剂的疗效好、竞争少，就随意提高价格，但也要时刻关注成本和价值之前的平衡点；基于此，医院可选择对所有制剂均使用成本加成定价法，然后选择小部分疗效显著的热门制剂，与其他医院的制剂或市面同功效药品进行对比，运用竞争导向定价法定价。

② 积极主动。指企业的态度，应预见未来发展，制定适合的机制，使得价格一直真实反映其价值。医院制剂的主要原材料是中药饮片，受制于产量，而且受环境、气候、商业等因素的影响，中药饮片价格的波动非常大且近年来呈上升趋势。医院需要制定定价机制，使得制剂价格既能保持一段时间内的稳定，也能保持其与成本的正向关系。在实务中，有些医院有以下做法可供参考：一是针对委托加工的制剂，为避免其自行采购的中药饮片入库价格虚高导致制剂价格过高，采取原材料由医院提供或计算价格时原材料价格按医院制定的入库价计算的办法；二是要求医院内部价格管理部门，每隔一段时间，收集原材料的最新进价，对医院制剂进行重新定价，以跟进原材料价格的波动。

③ 利润驱动。指的是投资回报率应能支撑企业的再投入实现良性运转。为了保证医院有足够积极性去推动医院制剂的使用以及投入研发，就要保证医院制剂价格的"保本微利"。我们对"保本微利"的理解，应基于制剂的实际成本。在本章前面，我们也讨论了在原来的定价过程中，有部分实际成本无法通过记录费用而收集，原来的5%加成无法补偿缺失的这部分成本，因此，从医院战略出发，为保证制剂的良性发展，医院需要制定高于5%的加成率。

虽然政府管理部门已明确各医院有定价权，但政府管理部门仍保留着监督权，特别是公立医院，必须坚持公益性为先的原则，绝不能"漫天要价"，制剂价格的体系需要以制剂生产成本数据为基础，如要运用竞争导向定价法也只是针对部分非常有必要的制剂。因此，公立医院在进行制剂定价时，必须保持谨慎决策，在保证补偿制剂成本及保障科研投入前提下，坚持以患者为中心，不断在社会效益及运营效果之间取得平衡。

第三节　运用管理会计对制剂进行成本管理

一、制剂的业务流程

要对制剂进行成本管理，首先要从管理会计视角研究制剂的生产、销售各环节的业务流程。

1. 计划环节

在大型医院中，为进一步发挥规模效应，对于制剂部门所需物资，特别是占比例最大的中草药，通常由医院在采购药品时统一采购。流程是制剂部门每月或定期根据临床需要，提出各类物资的采购计划，上报医院采购中心，由采购中心通知选定的供应商送至医院再由医院内部运输队或由供应商直接送至制剂部门，制剂部门验收入库后，由医院采购中心统一与供应商结算。

2. 生产环节

制剂生产模式一般有几种：第一种模式是医院建立自己的制剂部门，这种模式的好处是医院能实现制剂处方及工艺的保密，但医院需要较大的投入以及有产量跟不上实际需求的可能性；第二种模式是医院既有自己的制剂部门，又有固定的制剂加工点，这种模式的好处是医院能灵活调整生产计划以适应实际需求，同时也能把部分关键工艺机密留在自己的制剂部门，但还是不能完全保护所有处方及工艺信息；第三种模式是医院所有制剂都在外部加工点生产，这种模式非常考验医院与外部加工点的合作关系及对加工点的控制能力。

第二种模式实际是其余两种的综合，所以我们集中讨论第二种模式。医院制剂部门根据自身以及外部制剂加工点的生产能力，制定生产计划，划分各自生产制剂的品种。加工点的原材料及辅料等物资的来源以及费用结算，有些医院采取由医院采购原材料及辅料等物资，与加工点结算加工费，这样做的好处是可以保证质量，但需要医院制剂部门或药学部门另外为加工点采购物资，增加了他们的工作量；有些医院采取由加工点自行采购物资，医院按物资（按医院采购价格计算）和加工费的定额费用与加工点进行结算，此方式的好处是减少了药学部门大量的物资采购工作量，但因为原材料为加工点自行采购，为保证制剂质量，必须派驻由医院支付薪酬的质检人员到加工点进行监控。

3. 销售环节

医院制剂部门及加工点的完工产品运至医院的同时按成本价在药库系统入

库，然后按系统设定的销售价格提供给患者使用。

二、运用管理成本理念对制剂进行成本管理

2019 年修订的《政府会计制度》，在制剂相关科目"库存物品"科目下设置二级科目"成本差异"，体现了成本分摊的理念，提升了制剂成本核算的合理性和科学性。但根据新医改提出的"提高成本核算意识，树立成本控制概念"要求，作为医院业务重要的一环，医院制剂的成本管理应在会计核算的基础上管控范围更大、数据更细致、分析更深入，应深入探讨在新会计制度下，制剂成本核算工作要做些什么、做到什么程度，进而建立一个符合实际要求的医院制剂成本核算体系，把制剂成本管理作为提高医院运营管理的重要组成部分。

1. 权责发生制基础

制剂的生产管理严格执行《医疗机构制剂配制质量管理规范》的要求，根据不同剂型的生产工艺需求，设置不同生产车间，同时根据不同制剂剂型设置不同级别的洁净环境，如口服制剂需配备 D 级洁净车间，注射液或滴眼液等无菌制剂需配备背景 B 级局部 A 级的洁净车间等，建设和养护洁净车间的投入费用巨大，无形中增加了制剂的生产成本。另外，随着《医疗机构制剂配制质量管理规范》等管理文件的实施，医院需要不断投入制剂人员的培训、更新生产设备和检验仪器等费用，以保障医院制剂车间符合优良药房工作规范（GPP）要求，制剂的固定成本随之提高，在制剂总成本中所占的比重也越来越高，扭转了制剂手工操作时代变动成本为主的成本结构。随着制剂固定成本的投入的增大，我们不能像以前那样忽视制剂成本性态、以收付实现制为基础来核算制剂成本，应对制剂成本按权责发生制进行核算，使成本更符合实际。

我们举个例子说明收付实现制与权责发生制对制剂成本核算的影响：A 医院 2022 年 11 月付款采购并完成安装使用制剂设备一台共 1200 万元，此设备预计可使用 10 年。11 月及 12 月制剂室分别发生直接费用 20 万元（假设均以现金结算）。如按收付实现制，即现金收支来计算，制剂室 11 月费用为 1220（1200＋20）万元、12 月费用为 20 万元；如按权责发生制，因为设备预计可使用 10 年，应按形成使用权力的时间来分摊成本，同时增加的固定资产次月计提折旧，制剂室 11 月费用为 20 万元，12 月费用为 30（1200÷10 年÷12 个月＋20）万元。

从上面的例子可以看出，特别是固定成本投入比较大的时候，权责发生制能更客观地反映当期的真实成本。

在我国，成本是指产品价值中的物化劳动的价值和劳动者为自己劳动所创造的价值的货币表现。从生产角度考虑，制剂的性质更接近企业，在财政部 2021 年的《企业财务通则》（公开征求意见稿）中规定："企业应当依据财务战略建立成本

（含费用、支出，下同）控制系统，结合自身业务特点，对各项成本进行合理分类，落实成本控制责任，合理选择成本控制方法，强化成本预算约束，逐步实现成本全员管理和全过程控制。"

权责发生制是根据权利的形成来计算"应计成本"，权利的形成过程非常复杂，需要考虑发生时间、受益时间等，运用分层的概念，可以更好地实现权责发生制下的成本核算。分层法是一种数据分析和整理的统计分析基本方法，它把收集的数据根据来源、作用、特性等归类，将性质相近、同条件下的数据归集在一起，实现将整体成本分为若干层次并分别加以研究。

依据管理成本理念以及分层法，我们把成本分为变动成本、固定成本，再根据各类成本的形态特点，进行有针对性、时效性的成本分层管理。

（1）对变动成本的管理　制剂生产中，变动成本分为直接变动成本和间接变动成本。直接变动成本的关键在于"直接"和"变动"，直接指的是无需分摊，可准确直接地计入每个品种的当期发生费用，主要包括直接材料，即为生产某种制剂而实际投入的原材料、辅料、包装材料及标签等。直接变动成本是最直观也最容易控制的成本类别，在实务中，医院也把这部分作为成本管理的重点监控对象，按两因素分析法，可分为耗用监控及单价监控两部分。

表 9-3　Y 医院制剂直接材料监控表　　　单位：元

制剂名称	本月投产本阶段完工数量	直接材料 1				……	直接材料 m	合计	
		对标单价	理论耗用（包损耗）	报告期单价	实际耗用			因单价变动导致的成本差异	因耗用变动导致的成本差异
甲	200	82.4	0.012					1000	5000
乙	500	31.5	0.03					−800	1200
…									
合计								300	2000

表 9-3 是 Y 医院制剂直接材料 1 至直接材料 m 的单价与单位产品投入数量的差异对比表，目标是得出每种制剂的因单价变动导致的成本差异、因耗用变动导致的成本差异，从而得出对直接材料的单价及耗用的差异。其中因单价变动导致的成本差异 $= \sum_{n=1}^{m}$（实际耗用×报告期单价−实际耗用×对标单价），因耗用变动导致的成本差异 $- \sum_{n=1}^{m}$［实际耗用×对标单价−理论耗用（包损耗）×对标单价］。

从上表医院可以知道各类制剂在报告期的直接成本变动的原因，是因为采购中心的采购单价变动，还是因为制剂使用部门的成本控制原因，这样，就可以落实直接成本控制责任科室或个人，以及得出重点控制制剂品种。例如上述例子的甲制剂，直接材料增加 6000 元，主要是因耗用变动导致的成本差异 5000 元造成的，医院可以再往下查找耗用变动过大的具体原材料，从而实现精准监控。

　　直接变动成本的范围，除了上面提及的直接材料外，主要的还有从事制剂生产的人工费用，这部分费用有些医院是归入直接变动成本，有些是归入间接变动成本，这两个归类均是合理的，主要取决于制剂部门能否把人员费用直接计入各制剂中，如果可以，就归入直接变动成本，反之则归入间接变动成本，在这里，我们假设制剂部门无法把人员费用计算各制剂成本，从事制剂生产的人工费用属于间接变动成本。

　　间接变动成本指跟当期产量直接相关但不能直接计算产品成本的费用，包括专门从事制剂生产人员的人工费用（包括工资、奖金、津贴等应付工资及福利费用）、水电燃气费用、维修费、检测费、租赁费等。这类费用的成本核算有三个步骤：第一是提前根据业务流程、数据颗粒度等实际条件，选择合适的分摊标准；第二是按费用的发生时间或用途进行数据归集；第三是月末把归集的数据按第一步提前确定的分摊标准和方法进行分配计入各制剂成本。

　　在第一个步骤中应确定的分摊标准和方法，作业成本计算法是一个比较好的选择。因为，在长期成本管理中发现，成本只是一个结果，而有成效的成本管理，管理的应该是成本的动因——作业。作业是企业的各种活动，而作业成本计算法正是基于资源耗用的因果关系在作业之间做的成本分配：根据作业活动耗用资源的情况，将资源耗费分配给作业；再依照成本对象消耗作业的情况，把作业成本分配给成本对象。具体到制剂间接直接成本的分摊标准的形成过程如下。

　　确定制剂完工过程中的作业，同时，以是否为产品或患者增加价值为标准，作业可分为增值作业和非增值作业，医院应尽可能改进增值作业、消除不增值作业。参照医药生产企业，制剂生产过程中的有效作业以及成本动因大致可归纳如表 9-4 所示。

表 9-4　制剂生产的作业中心

作业中心	成本动因
配料	人工工时
水提	机器工时
醇提	机器工时
灌封	机器工时
灭菌	机器工时
检测	检验批次
包装	人工工时
机器维护	维护次数

　　如果制剂部门在梳理作业过程中，发现上述外的其他作业，制剂部门就可以对其进行评估，判断是否无效作业、是否可以减少无效作业。

　　【例 9-1】　Z 医院的制剂室，在传统成本法下间接费用较高，部分品种甚至超过直接费用，成本控制不力。为此，医院决定在制剂室试行作业成本法。根据制剂的工艺及生产流程，确定了配料、灌封、灭菌、检测、包装、运输六个有效作业，以及各作业的作业动因，作业动因主要有人工工时、运输距离、机器小时等。最后的计算结果，发现作业成本计算法与传统成本法的结果差异率达到 50％。医院根据作业成本计算法的结果，针对每个作业制定目标成本，使得目标成本可以细化到分组，增加了成本控制的有效性。同时，医院通过对作业及成本结果的分析，发现物料转移这个非增值作业。制剂部门在每次产品生产完成后，主要通过人力把产成品从东面的生产车间搬运到西面的仓库，每次需要两名员工耗费半天的时间，经过作业梳理分析，在车间一楼设置成品仓库，就近存储，只需要一个人半天就可以完成，优化了作业流程，节约了一名人员的费用。

　　在第二个步骤中，对于间接费用的归集，由于 2019 年企业会计制剂制度的改革，使得成本核算关键之一的间接费用的核算得到数据支持，其来源主要是"间接费用"会计科目及下级具体类别明细科目的发生额，但归入"间接费用"科目发生额的口径各不相同。对于人员费用，应为制剂生产车间的人员的费用；对于制剂检测费用，应包括为检测制剂成品所发生的检测试剂费用以及按药检部门规定缴纳的检测费和送检样品的成本费用；对于储存制剂以及管理费用，应以实际发生的从事制剂储存、管理的人员工资福利、办公费等相关费用计入；对于在制剂生产过程中产生的水、电、燃气费用，应按实际使用量（如无单独电表等，可按机器功率及使用时间）和政府规定的价格计入。

　　第三个步骤则是把第二步骤得到的间接成本费用归集到各作业中，然后按第一步骤定下来的作业动因，把增值作业成本分别按作业动因分配到各批次制剂产品中，最终与直接变动成本、分摊后的固定成本，形成各制剂的全成本。

　　（2）对固定成本的管理　相对于变动成本，固定成本是指成本总额在一定时期、一定业务量范围内，不受业务量变动影响而能保持不变的成本。对于医院制剂来说，固定成本包括房屋折旧、设备折旧、利息支出、管理者费用、职工培训费、科研投入等用于能力建设的支出。虽然固定成本在一定业务量范围内不随产量而改变，但从固定资产的内容来看，固定资产非常重要，可以说，有了固定资产的前期和持续投入，医院才能保证院内制剂的生产和研发能力，所以，固定成本是制剂成本的重要组成部分，某种意义上说，固定成本真正的内涵是管理成本、研发成本、资本成本（例如设备投入）。

　　把固定成本分摊到各制剂，选用的分摊标准，原理和通常步骤国家规定的建筑物使用年限,如制剂部门不是单独位于一栋楼中,可以按照制剂部门占用的房屋面积占整栋房屋建筑物总面积的比例系数,计算应该归属于制剂部门的房屋折旧,然后按直接成本或生产工时把制剂部门的房屋折旧分摊至各制剂;生产设备折旧通常参照国家规定的生产设备使用年限,计算出每台设备的折旧额,然后再按占用的机器工时分摊至各制剂;其他费用如管理者费用、职工培训费、科研投入等,可采用直接成本或生产工时进行分摊。

分摊固定资产的过程中,有一个非常有趣的现象,就是单位制剂产品所分摊的固定成本与产量的增减呈反向变动。

【例 9-2】 H 医院只有丙、丁两制剂,制剂室 6 月的固定成本合计 60000 元,其中房屋折旧 30000 元、设备折旧 20000 元、管理者工资 10000 元,共完工丙制剂 2000 瓶、丁制剂 4000 瓶(假设期初没有在加工产品),2000 瓶丙制剂的直接成本为 100000 元、耗用机器工时为 120 小时,4000 瓶丁制剂的直接成本为 150000 元、耗用机器工时为 180 小时。

6 月丙、丁制剂的单位固定成本分摊如下。

制剂	房屋折旧/(元/瓶)	设备折旧/(元/瓶)	管理者工资/(元/瓶)	单位固定成本合计/(元/瓶)
丙	30000/(120+180)×120/2000=6	20000/(120+180)×120/2000=4	10000/(100000+150000)×100000/2000=2	12
丁	30000/(120+180)×180/4000=4.5	20000/(120+180)×180/4000=3	10000/(100000+150000)×150000/4000=1.5	9

制剂室 7 月的固定成本与 6 月相同,共完工丙制剂 1000 瓶、丁制剂 2000 瓶(假设期初没有在加工产品),1000 瓶丙制剂的直接成本为 50000 元、耗用机器工时为 60 小时,2000 瓶丁制剂的直接成本为 75000 元、耗用机器工时为 90 小时。

7 月丙、丁制剂的单位固定成本分摊如下。

制剂	房屋折旧/(元/瓶)	设备折旧/(元/瓶)	管理者工资/(元/瓶)	单位固定成本合计/(元/瓶)
丙	30000/(60+90)×60/1000=12	20000/(60+90)×60/1000=8	10000/(50000+75000)×50000/1000=4	24
丁	30000/(60+90)×90/2000=9	20000/(60+90)×90/2000=6	10000/(50000+75000)×75000/2000=3	18

从上面的例子可以看出,相同的固定成本总额,但产量高的 6 月单位固定成本就低,相反,产量低的 7 月单位固定成本就高。这其实涉及管理会计思维的其中一个关键:运用分层法,区分不同层次的会计主体、应用不同的管理对策,以满足内部管理的需求。固定成本与变动成本具有不同的成本习性,在管理会计中通常运用

不同的管理思路与方法。在上面的例子中，7月的产量低，带来单位固定成本高，因为在7月的单位固定成本中包含了隐性成本——固定资产或固定投入的空置成本。

对于制剂固定成本的管理，我们关注的重点一方面是提高固定资产或固定投入的使用率、降低单位固定成本，从而控制制剂的单位总成本；另一方面是合理评估固定成本的总额。虽然在一定的产量内，固定成本总额没有大的变动，但当产量达到现有固定投入的生产能力的上限，医院如果想继续提升产量，就需要扩大厂房面积、升级或增加固定资产、增加管理人员等加大固定投入。这个时候，医院就需要对是否增加固定投入进行决策，关键之一是明确增加投入会不会引起单位固定成本的上升。增加投入后，固定成本的总量随之增加，这就需要提高产量来摊薄单位固定成本。这一过程就是把对成本信息的分析和利用贯穿于战略管理，让医院自始至终取得成本优势，求得在发展中得到持续的增长和回报，也就是大家希望做到的"向管理要效益"。

2. 两级核算机制＋内部转移价格控制

制剂生产是一个很复杂的过程，跟药品生产企业非常相似，虽然现时的制剂核算通过会计科目已经建立了两级核算机制，把销售价格与实际成本之间的差额，用"库存物品—成本差异"科目进行体现并每月进行分摊，让医院可以收集制剂的收入、支出及结余状况数据，实现对制剂的两级核算。但会计科目核算的制剂收入包含了加成部分，所以即使得出了制剂收入与制剂实际支出相减得出的结余状况，也无法评价制剂实际成本的水平，是正常、高了还是低了，无法实现对制剂业务的全过程管理。因此，我们应该在两级核算的基础上增加对制剂的内部转移价格控制，实现对制剂实际成本的评价。

（1）制剂内部转移价格对衡量制剂部门工作效益及完善医院成本核算的意义

制剂的内部转移价格的使用范围是医院内部各责任中心之间进行内部结算和责任结转时所采用的一个约定的比较稳定的价格标准。制剂内部转移价格作为一种计量手段，可以明确制剂作为一种产品成果的价值量，标志着制剂生产责任中心制剂部门的经济责任的完结，以及制剂使用责任中心临床科室的经济责任的开始。

① 客观评价制剂部门的成本。制定内部转移价格可以客观、公正地评价制剂部门的产出业绩。当制剂产品完工出库，从"加工物品"科目转移至"库存物品"，其转移价格如果使用内部转移价格，则把制剂实际成本与合理的内部转移价格的差异留在了"加工物品"科目，也就是留在了制剂部门，由制剂部门承担。这样就体现了成本责任中心的理念，因为各制剂的实际成本受制剂部门控制，其即使按上面章节提出的办法进行核算，如没有参照标准，也是难以客观评价制剂部门的产出效益及成本水平；但如果制定了合理的内部转移价格，按转移价格计算制剂产成品，制剂实际成本与转移价格的差异留在制剂部门承担，这样，就能合理评估制剂部门的

绩效，从而提高制剂部门工作人员的积极性，又能进一步提高制剂部门的绩效，形成一个良性的循环。

② 科学评价使用制剂的临床科室的运营绩效。对于医院临床科室来说，制剂的实物流转及成本核算与市场上的药品没有差别，都是由医院入库后再由科室领入或通过医嘱发放到病人手上；至于成本核算方面，制剂或药品按销售价售出所得收入计入科室业务收入、按进货价及领用计算所承担的成本计入科室直接费用。因为市场上的药品的销售价与进货价必须遵守国家相关规定，因此对于科室来说是可控的；但如果制剂的进货价为实际成本价，科室则无法控制作为科室直接费用的制剂领入成本，因为制剂的成本价受制剂成本责任中心的制剂部门的影响，科室不愿意把此部分不可控成本纳入自己的直接成本中，从而影响自己的成本效益及医院对其的考核结果，自然也影响其使用制剂的积极性。因此，建议对制剂在医院内部的使用过程使用内部转移价格，把进货价与实际成本脱钩，就可以实现临床科室对进入科室直接成本的制剂成本的有效控制，抵消非临床科室责任的制剂实际成本对科室直接成本的影响。

当然，对于医院来说，制剂部门的作用是为临床科室为患者提供医疗服务而提供支持，为医院内部的医疗辅助类科室，其成本应该与其他医辅类科室一起，按一定的标准分配入各临床科室的间接费用分摊中，完成临床科室的全成本核算。

从上面整个流程的分析可以看出，引入医院制剂内部转移价格后，可以实现对制剂部门与临床科室作为不同类别的成本责任中心的公平的评价：制剂的实际成本与转移价格的差异应由制剂部门承担责任、临床科室实现由其承担直接责任的直接成本的控制、医院也可以把制剂成本差异分配入临床科室间接费用以完成对医院管理下各科室的效益的整体评估。因此合理确定制剂内部转移价格对衡量制剂部门工作效益及完善医院成本核算、成本控制工作意义重大。

③ 为制剂在外部医院使用做好前期准备。由于制剂的临床疗效显著，从国家政策中可以看到，国家希望能更好地发挥制剂在临床方面的作用，因此，国家政策也在逐步放宽制剂的使用范围，将来某一天，可能可以突破制剂只能在医院内部使用的限制。因此，以后有可能在资源允许的条件下，医院制剂在外部医院使用，这就需要为制剂制定合理的转移价格，制剂的内部转移价格的使用正是为以后制剂在外院使用并进行费用结算提供了前期的标准测算依据，在充分运用资源基础上使医院制剂部门产出效益最大化。

(2) 医院制定制剂内部转移价格的原则

① 合规合法原则。医院管理人员在制定医院内部制剂转移价格的时，首先必须遵守合规合法原则。合规合法原则是医院制定科学合理的医院内部制剂转移价格的前提，因此，医院管理人员需要收集医院制剂的相关政策要求，了解在制剂管理角度合规合法的要求、标准，从而确定内部转移价格的过程中需要遵守的法律法

规，可以尽量避免违规操作，以及时间与资源的浪费。在确定医院内部制剂转移价格的过程中需要考虑政府定价和指导价，现时政府已取消制剂定价要求，实行市场调节价，医院可以在合法合规合情合理的基础上自行决定内部转移价格。

②　服务于医院战略目标原则。制剂内部转移价格最终影响对制剂部门和临床科室的成本效益的绩效结果，也影响医院制剂的使用，因此，其价格合理性就显得非常重要了。这里的合理性，指的是在选择制剂内部转移价格的制定方法、价格水平总体的高低时，需要遵守服务于医院战略目标原则。例如，如果医院希望鼓励制剂的使用、提高制剂的产量，在经过测算在医院承受范围之内，可有意识降低制剂内部转移价格，以减少临床科室的直接成本，在收入不变的前提下，等于医院让利给临床科室，在进行成本核算时，使用制剂替代同效中成药的科室的效益，就会比使用成药较多的科室高。

服务于医院战略目标原则是确定制剂内部转移价格的重要原则，只有坚持了这个原则，才能指引制定内部价格的管理人员树立全局观念，优先考虑医院战略目标的实现，找准制剂管理的定位，才可以充分发挥内部转移价格优势，推动医院朝着更好更快的方向发展。

③　合情合理、易于接受原则。医院需要考虑制剂部门与临床科室接受程度，因为如果双方都不接受或只有一方接受，这个转移价格都不可能在院内真正地用起来，就会阻碍制剂在临床的使用。因此在制定制剂内部转移价格时，医院首先要基于历史数据资源，也就是制剂内部转移价格的第一步是基于医院实际情况以及结合历史事实得出，在此基础做出调整时需要进一步考虑制剂部门与临床科室的可接受程度，例如有意识在通过历史资料计算得出的价格的基础上做适当的下降，就要有配套的措施，对于制剂部门的成本效益的考核目标就要适当地降低，这样才能保护制剂部门的积极性。

④　相对稳定、动态调整原则。医院确定内部转移价格是为配合医院长期战略的一个措施，是需要长期执行的，因此，这个价格应是在一段时期内保持相对稳定的。但目前市场环境不断变化，特别是中药制剂的原材料中药饮片的价格近年呈现一种不合理的快速上升，医院制定的制剂内部转移价格有可能已不能反映实际制剂成本，或可能失去了与实际成本之间的趋势一致关系，这就需要与时俱进，顺应市场的变化。因此，医院制剂的内部转移价格需要建立一个能根据实际情况而自动触发定期与动态调整的科学定价机制，确保内部转移价格的时效性、科学性、合理性。

（3）制定制剂内部转移价格的方法　内部转移价格的制定方法有以市场价格为基础的市场价格法、协商价格法、双重价格法，还有以成本为基础的实际成本法、标准成本法、变动成本法、实际成本加成法。

考虑内部转移价格的方法时，我需要弄清楚医院中科一级单位之间的关系，是合作性组织环境类型，还是竞争性组织环境类型，因为这决定了内部转移价格的制定方法的选择范围。

对于医院制剂来说，制剂部门与医院各临床科室的关系应是合作性组织环境类型，因为医院各临床科室之间是紧密协作的，制剂部门的职责是在内部提供制剂产品，是成本中心。医院考核临床科室及制剂部门的工作量时，侧重于与自身历史数据的竖向比较，而不是与其他同类科室横向的比较。制剂部门与临床科室的交易关系由医院统一确定，而且医院内部不存在转移价格政策中的制剂供货商的选择问题。由于市场价格法要求内部转移价格所核算的产品存在完全竞争市场，而处于合作性组织环境类型的医院制剂只能在医院内部使用，也就不具备运用市场价格法的基础。

其余六种内部转移价格制定方法理论上可应用于制剂。

① 协商价格法、双重价格法。这两种方法均需要以正常市场价格为基础，但寻找制剂的市场价格是一个非常艰难的过程，甚至有些制剂没有同类同效制剂或上市药品，因此定价的基础无法确定，导致实务中这两种方法均不太常用。

协商价格法是指转让双方以正常的市场价格为基础，平等讨论最后得出双方认可的价格。成功推行此办法，需要医院做两件事：一是医院找到同类同效制剂或上市药品的市场价格；二是医院组织制剂部门就每一个制剂与每一个临床科室进行协商，这涉及非常巨大的工作量，而且同一制剂各个科室的转移价格不一致，也有失公平；或医院就每种制剂选择一个主要使用科室进行协商，其他科室参照此价格。

双重价格法是指制剂部门与临床科室分别采用不同的转移价格进行记录，制剂部门计算收入的价格与临床科室入库的价格不一致，差额在医院角度作为一种管理费用由医院整体承担，再把此差额按成本核算顺序分摊至临床科室。但此方法需要以市场价格中的高者为基础确定制剂部门收入价格、以市场价格中低者为基础确定临床科室的入货价。

② 实际成本法、变动成本法、实际成本加成法、标准成本法。这四种方法是指以制剂的实际成本为基础来制定内部转移价格。此类成本定价法的优点是适用于内部转移物品不存在外部市场时的情况，由此可见，此类方法比较适用于医院制剂。

实际成本法以制剂的实际成本作为内部转移价格，通过这种方法的内部价格可直接由成本数据得出，易于获取，但把制剂部门工作的成绩与缺陷全部转给了临床科室，按职责这不应由临床科室承担；变动成本法、实际成本加成法是在实际成本法基础上对实际成本做一定的处理，如剔除固定成本、增加加成，其优缺点与实际成本法一致。

标准成本法是医院通过对历史实际成本资料的核实，剔除由制剂部门应承担的浪费与节约，最后得出标准成本。此方法的最大优点是能够排除制剂部门与临床科室间因实际成本变化而带来的相互影响，落实责任，但需要根据原材料，特别中草药的市场价格变动来科学地调整标准成本。

3. 制剂管理的成本效益原则

医院有专属于医疗行业的独特的管理文化、组织环境，医院的主业是医疗，制剂是其中的一部分。医院管理的核心手段之一是成本效益管理。

对于制剂的管理，医院也需要推行成本效益管理，权衡各种管理程度的制剂成本核算为医院带来的收益和付出的管理成本，提升管理效能，采取较为合适的方法取得较高的效益，最大限度地盘活医院的人财物信息等方面的资源，使有限的资源发挥出较大效能。

为有效推进制剂成本效益管理"向管理要效益"的目标，关键是培育成本效益管理理念。这里的培育对象，应该是制剂管理过程中的所有员工，特别是管理人员。成本效益管理里的成本的概念不同于我们平时所说的成本，成本效益里的"成本"要与"效益"或"产出"结合在一起来理解。以往普遍的成本管理思维就是少花钱，缺乏"产出"的概念。例如，派一名制剂部门骨干去培训，医院如果以着眼眼前的目光来考虑，一是要支付员工的培训费，二是要承担缺岗的而减少产量，医院认为费用太高了，最终放弃送骨干外出培训。这个例子里，表面看可能节约了成本，但实际是制约了技术人员对新工艺的掌握，导致将来生产线上的损失大大超过了这笔成本。一旦缺乏了"产出"的概念，我们的成本管理就只是为核算而核算、为控制而控制，就只能知道成本是增加了还是减少了，而无法知道是否值得，也就是不知道效益的情况了。所以当我们缺乏"产出"概念时，我们一般所做的是开支管理而非经济效益管理，而制剂成本管理的目的在于协助医院做好制剂的管理工作，为医院战略服务，是应该采用经济效益管理的做法，也就是坚持成本效益原则，把"成本"与"产出"一同作为决策的依据。

（本章撰写人：张伟旋　吴晓薇）

第十章

新医疗技术、新医用耗材 及新医疗设备的收费论证

医疗服务价格项目遵循严格的准入制度。根据《国家医疗保障局关于印发医疗保障标准化工作指导意见的通知》（医保发〔2019〕39号），各省、市均按照国家编码规则和方法统一规范该省、市医疗服务价格项目，制定本省、市基本医疗服务价格项目目录及市场调节价医疗服务价格项目目录❶。按照国家医保局指导意见精神，各省、市医保局均规定了"开展医保部门公布项目未覆盖的新医疗技术或新医疗活动需要收费，按照管理权限和规定申请立项"。根据该规定，医院开展的新医疗技术、提供的新医疗服务，如果不在医保部门公布项目目录范围内，就不能向患者收取任何费用，否则属于以自立项目违规收费行为。

因此，医院在开展新技术、新疗法，使用新医用耗材及购置新医疗设备，且需要向患者收费时，必须先进行内部收费论证及准入审核，只有在相关项目完全匹配医疗服务价格项目，且符合项目标准、内涵及具体开展相关业务资质等要求时，才可以纳入医疗服务价格项目进行收费。科室在新医用耗材、新医疗设备采购时，若事前没有进行充分的收费论证和审核，可能导致耗材、试剂及设备购买后，才发现因没有对应价格项目而无法收费，形成的成本支出无法通过收入弥补，耗材、试剂及设备无法如期正常使用，造成医院资金浪费及资产损失。

本章主要讨论医院如何结合医疗服务价格项目的类别及特点，完善新医疗技术、新医用耗材及新医疗设备进入医院前的收费论证和准入审核流程，并归纳具体方法及注意事项，同时列举实例说明论证过程要点。

---

❶ 统一的医疗服务项目编码分4个部分共15位，通过阿拉伯数字按特定顺序排列表示。其中，第1部分为行政区划编码，第2部分为基础编码，第3部分为项目分解编码，第4部分为项目加收编码。

第一节　新医疗技术的收费论证

一、新医疗技术的概念

（1）新的诊断项目（不含现有诊断项目的试剂检测方法学更新）。

（2）使用二、三类医疗器械的诊断和治疗项目。

（3）创伤性的诊断和治疗项目。

（4）生物基因诊断和治疗项目。

（5）使用产生高能射线设备的诊断和治疗项目。

（6）组织、器官移植技术项目。

（7）其他可能对人体产生重大影响的医疗新技术。

从成本价格补偿的角度，医院开展新技术、新疗法，可以分为两类。

一类是不需要投入额外的物资资源，仅消耗人力资源，符合医院医疗新技术临床应用管理准入制度中规定的基本要求、技术规范或资质要求即可开展，多集中在手术、治疗类项目。例如，新开展器官移植类手术，主要看医院是否具备移植资质，是否由具有移植资质的移植专家对患者的病情进行全面的评估后才行移植手术，且移植科室医务人员必须具备相应资质，并接受相关专业培训等，而不需要格外购置新医疗设备等；新开展"颈椎病推拿治疗"等项目，操作人员符合中医类对应资质即可开展。这类新技术的收费论证，审核要点为如何准确对应医疗服务价格项目。

另一类是通常情况下，开展新医疗技术需要提前匹配相应资源、投入资产成本，例如，新开展机器人手术需要购置昂贵的医疗设备，开展3D打印技术需要购置新的信息软件，开展新的检验项目需要购置新试剂，开展影像医学类项目需要购置新设备，还需要配套机房装修改造等。因此这类项目在收费论证时，不但要考虑新医疗技术能否准确对应医疗服务价格项目进行收费，还需考虑项目价格能否弥补即将投入的成本支出，另外还需统筹考虑开展新医疗技术可能投入的设备、不可单独收费的耗材、房屋装修改造等支出。若新医疗技术可按基本医疗服务价格项目进行收费，应进行项目成本测算，比较采购成本及相关支出与项目价格的关系，充分论证投资回收期，提出保本业务量等专业建议；若新医疗技术按市场调节价等自主定价项目进行收费，除测算项目成本、投资回收期及保本工作量之外，还需提出新医疗技术的定价或调价建议。

二、论证方法

新医疗技术的收费论证是新医疗技术临床应用准入审核的环节之一。

医院遵循科学、安全、先进、合法以及符合社会伦理的原则，既鼓励研究、开发和应用国内外先进技术，也为保障医疗安全，建立新医疗技术临床应用准入管理制度及流程，这是医院核心医疗制度及关键流程之一。新医疗技术临床应用准入流程通常涵盖医院多个内部管理部门从不同角度进行审核把关，故从实务角度，无须单独建立新技术、新疗法的收费论证流程，而是将其作为一个论证环节，嵌入医院的新医疗技术临床应用准入审核流程中，主要论证新医疗技术的经济性。根据国家卫生健康委、国家中医药管理局《关于印发医疗机构内部价格行为管理规定的通知》（国卫财务发〔2019〕64号），新医疗技术在进入医院前的收费论证审核部门，是医院价格管理部门（或专职医疗服务价格工作人员）。

新医疗技术的收费论证，主要依据新医疗技术名称、开展技术的目的意义、实施方案、技术方法、技术路径等相关信息，看能否匹配价格项目。如临床科室资料中提供信息指向性明确，且与价格项目具有高度对应性，则可对应现行价格项目收费。若新医疗技术名称与开展该项技术的目的、意义和实施方案，及项目具体操作均未能很好明确技术与现行收费项目间的关联性，可借助新技术需要应用的试剂、耗材及设备的注册证、说明书等，采集相关信息，进一步佐证新医疗技术与现行价格项目的关系。若经过上述论证后仍难以明确论证，则可以与申请科室、医疗管理部门及临床专家等进行沟通及专家咨询，结合沟通结果及专家意见综合判断。

新医疗技术是医务人员充分发挥智力劳动的结晶，当新医疗技术项目无法收费时，将导致医务人员最有价值部分的劳动长期得不到合理补偿，无法有力驱动创新，因此医疗服务价格管理人员在进行新医疗技术收费论证时，如果发现无法对应现有价格项目，还应积极促成开展新医疗技术项目的临床科室，按政策指引申报新增医疗服务价格项目，从价格补偿角度鼓励临床科室开展新医疗技术。新医疗技术的收费论证路径如图10-1所示。

三、积极推动新医疗技术项目成为新增医疗服务价格项目

新医疗技术一般分三类，第一类是国内或省内已广泛开展，安全性和有效性确切，而本院尚未开展的新技术；第二类是国外已开展而国内尚未开展或仅小范围开展，安全性和有效性较确切，但涉及一定伦理问题或者风险较高的新技术，包括新开展的省级限制临床应用医疗技术；第三类是在国内外尚未使用的自主研发技术，涉及重大伦理问题，或风险高，其安全性、有效性预计较好，但尚需进一步验证的新技术，包括新开展的国家级限制临床应用医疗技术。如果是第一类、第二类医疗新技术，价格管理人员可以询问申请新技术的临床科室，了解哪些同行医院已开展，并与这些同行医院价格管理部门取得联系，了解对应医疗服务价格项目情况，作为收费论证的依据之一。第三类医疗新技术通常情况下无法对应现行医疗服务价格项目，医疗服务价格管理人员应建议科室积极申报新增医疗服务价格项目，推动

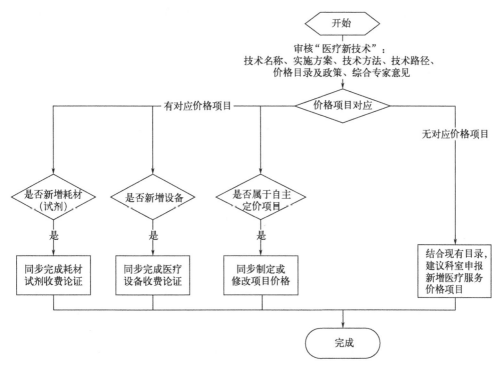

图 10-1　新医疗技术的收费论证路径

新医疗技术项目转化为可收费的价格项目，医护人员的创新性劳动价值将能得到合理补偿，赋能医院持续创新。

　　医疗技术发展日新月异，医疗服务价格项目的更新还需综合考虑患者费用负担、群众接受程度、医疗基金承受程度等因素，跟上医疗技术的更新迭代速度。例如，某医院 2019—2022 年平均每年申报新增及修订价格项目达 200 余项。为有效解决医疗技术创新速度与价格项目更新速度不匹配这一矛盾，国家医保局给某省关于修订部分医疗服务价格项目报告的回函中，提到现行价格项目对应的医疗服务，因手术入路、操作步骤等技术细节创新、改良、优化，医院申请新增价格项目的，原则上可按照资源消耗差异，作为现行价格项目的拓展项或加收项处理；医院未申请新增价格项目或者申请新增价格项目未批复前，在相关创新、改良、优化不减损患者临床获益的情况下，医院按现行价格项目收费，不属于违反医疗服务价格政策行为。例如，严重的二尖瓣或三尖瓣反流需要手术治疗，传统的二尖瓣或三尖瓣修复术均需开胸进行，创伤大。而经导管瓣膜修复术进行瓣膜的修复，创伤小、恢复快，尤其对于外科手术高危的二尖瓣或三尖瓣反流患者，是一种安全有效的微创瓣膜手术。相比传统外科开胸手术，既是技术创新，也能造福患者。但"经导管瓣膜修复术"因为手术入路不同没有价格项目，无法收费并在临床广泛开展，如能按照"相关创新、改良、优化不减损患者临床获益的情况下，医院按现行价格项目收费"

这一政策指引收费，则可以推进医疗技术创新，鼓励医院进行技术、服务创新，最终为百姓造福。

四、论证实例

1. 部分步骤进行改良创新，能明确对应医疗服务价格项目

【例 10-1】 胸外科拟开展新技术"微创食管癌根治术（MIE）的手术体位改良及流程优化"的临床应用，与收费论证的相关信息如下。

（1）技术名称　微创食管癌根治术（MIE）的手术体位改良及流程优化。

（2）开展目的　微创食管癌根治术（MIE）需于术中进行一次体位更换，术中更改体位及重新消毒铺巾平均耗时较长，手术连贯性得不到足够保障。为对 MIE 体位摆放及消毒铺巾等术前准备流程进行改良、优化。

（3）作用　优化微创食管癌根治术手术流程，缩短手术及麻醉时长，减轻护理工作压力。

（4）国内外应用情况　仅零星见于早期左开胸食管癌手术或两切口食管癌手术报道，尚未在三切口食管癌手术应用。

（5）实施方案　通过一次性体位的摆放，简化微创食管癌根治术消毒铺巾程序（无需二次消毒铺巾），提高体位变化效率。

（6）操作规范　含体位安置前准备、体位安置、消毒铺巾以及体位改变等。

收费论证过程如下。

① 根据新技术名称、技术方法、技术路径中描述信息，在现行价格目录中搜索关键词"食管癌""三切口""MIE"等，初步判断对应价格项目"食管癌三切口联合根治术"。

② 新技术未涉及新购卫生耗材、检测试剂，无需进一步对器械材料等进行配套收费论证。

③ "食管癌三切口联合根治术"广东省医疗服务价格项目目录的项目内涵为"含胸内胃食管吻合（主动脉弓下，弓上胸顶部吻合）及颈部吻合术"。《全国医疗服务价格项目规范》三切口联合根治术对应"食管癌三切口切除胃代食管颈部吻合术"；《全国医疗服务项目技术规范（2023 年版）》三切口联合根治术对应"经胸腹腔镜颈胸腹三切口食管胃部分切除食管胃颈部吻合术""经颈胸腹三切口食管部分切除结肠代食管颈部吻合术"及"颈胸腹三切口食管胃部分切除食管胃颈部吻合术"。

④ 结合项目内涵及科室提交的技术规范，该新技术为食管癌根治术部分步骤（消毒铺巾及患者体位摆放）的改良优化，不涉及项目内涵明确的关键步骤变更。出具收费论证意见：新技术"微创食管癌根治术（MIE）的手术体位改良及流程优化"，有对应价格项目：331001011-1 食管癌三切口联合根治术，含胸内胃食管吻

合（主动脉弓下、弓上胸顶部吻合）及颈部吻合术。收费标准：14924元/次。

2. 有对应医疗服务价格项目，属于市场调节价项目，建议自主定价

【例10-2】　病理科拟开展新技术"人多基因甲基化检测（PCR-荧光探针法）"的临床应用，与收费论证的相关信息如下。

（1）技术名称　人多基因甲基化检测（PCR-荧光探针法）。

（2）开展目的　基因甲基化检测技术是一项于全球领先的恶性肿瘤早筛技术，具有特异性强、灵敏度高、操作简便的特点，可用于宫颈癌、子宫内膜癌和卵巢癌的早筛和数字化健康管理；甲基化检测是一种通过检测肿瘤分子层面的变异来发现早期结直肠癌与癌前病变、早期肺癌与癌前病变的筛查方法。

（3）实施方案　已经完成该项目所申请的所有试剂盒的性能验证，验证结果显示，人多基因甲基化检测试剂盒已经通过了精密度、检测下限、符合率验证，满足临床检验要求。

（4）技术方法　PCR-荧光探针法。

（5）技术路径　针对人脱落细胞等样本提取、转化后的人多基因甲基化簇，设计甲基化特异性引物探针，进行荧光PCR检测。人多基因甲基化特异性引物在与亚硫酸氢盐转化后的甲基化序列模板结合时，扩增甲基化模板。结合荧光PCR技术，使用荧光素标记的荧光探针，实现人多基因甲基化CpG簇的实时检测。

收费论证过程如下。

① 根据新技术名称、技术方法、技术路径中描述信息，在现行价格目录中搜索关键词"甲基化""PCR""荧光探针法"等，初步判断对应价格项目"基因甲基化检测"。

② 新技术所用试剂均获得注册证，且经过了医院内部确认。

③ "基因甲基化检测"项目内涵没有对检测方法做出界定，根据新医疗技术项目所用试剂的注册证，该项目检测方法学为"PCR-荧光探针法"，符合项目内涵要求。该项目为市场调节价项目，需要医院自主制定价格。

④ 出具收费论证意见：新技术"人多基因甲基化检测（PCR-荧光探针法）"，有对应价格项目270700006F基因甲基化检测，检测Septin9、PAX1、SHOX2、RASSF1A、SDC2、MGMT等基因甲基化状态。属于市场调节价项目可自主定价，请科室进行成本核算、了解同行医院定价水平，按自主定价流程进行申报。

3. 无对应医疗服务价格项目，建议申报新增医疗服务价格项目

【例10-3】　心内科拟开展新技术"经导管二尖瓣钳夹术"的临床应用，与收费论证相关的信息如下。

（1）技术名称　经导管二尖瓣钳夹术。

（2）目前治疗该疾病所用的同类医疗技术　外科二尖瓣修复术、外科二尖瓣置换术及药物治疗。

（3）开展目的　外科手术为二尖瓣反流传统的标准治疗方法，其缺点是手术创伤较大，患者恢复周期较长，对于高龄综合疾病较多的患者其选择传统外科手术的风险大于受益。近年来，随着微创介入技术的不断发展，微创介入缘对缘夹合技术可以在不停跳的心脏上完成的超微创手术，患者耐受度高、创伤小、恢复周期短。

（4）操作规范（包括技术方法、所采用的仪器设备及技术路径等）　使用经导管手术的方法，植入夹合器夹合二尖瓣前后叶的游离缘，达到类似外科缘对缘修补技术的效果。

收费论证过程如下。

① 根据新技术名称、技术方法、技术路径中描述信息，及同类型治疗技术"外科二尖瓣修复术""外科二尖瓣置换术"，排除"二尖瓣直视成形术""二尖瓣替换术"等外科技术路径手术收费项目，从项目内涵及技术操作对照上，排除"经皮瓣膜球囊成形术"。在现行价格目录中搜索关键词"二尖瓣"，初步判断没有对应价格项目"经导管二尖瓣钳夹术"。

② 根据和临床科室进行沟通，确认该医疗技术从临床路径、诊疗技术方面等均为全新技术，目前无对应医疗服务价格项目，且不存在分拆、拼接等违反新增医疗服务价格项目立项原则，建议申报新增医疗服务价格项目。

③ 出具收费论证意见：新技术"经导管二尖瓣钳夹术"，没有对应价格项目，建议申报新增医疗服务价格项目。

4. 属于尚未正式实施的新增医疗服务价格项目，做好政策指引

【例 10-4】　检验科拟开展新技术"肝素结合蛋白检测"的临床应用，与收费论证的相关信息如下。

（1）开展目的　肝素结合蛋白（HBP）是一种新型炎症指标，拥有极佳的抗菌活性，且可以进行局部感染的预测，在脓毒症、泌尿道感染、急性细菌性脑膜炎、急性胰腺炎等疾病中具有较强的诊断价值。

（2）作用　杀菌和趋化性、调节凝血功能、增加血管内皮细胞（EC）通透性。

（3）国内外应用情况　2014 年 HBP 列入《中国严重脓毒症/脓毒性休克治疗指南》。2016 年中国开始临床应用，广泛应用于细菌感染早期预测及脓毒症的预测中。

（4）技术路径　采用免疫荧光双抗体夹心定量检测人血浆中的肝素结合蛋白的含量。

（5）所采用试剂　肝素结合蛋白测定试剂盒（磁微粒免疫荧光法），适用范围/预期用途为用于定量测定人血浆中肝素结合蛋白（HBP）的含量，临床上主要用于细菌感染性疾病的辅助诊断。

收费论证过程如下。

① 根据新技术名称、技术路径、所采用试剂中描述信息，在现行价格目录中搜索关键词"肝素结合蛋白"及"磁微粒免疫荧光"，未有搜索结果，初步判断该

技术没有对应的现行价格项目。

② 价格管理人员根据工作经验及文件搜索，发现该项目属于尚未正式实施的新增医疗服务价格项目，具体文件为"＊医保函〔202＊〕14＊号文通知，202＊年＊月＊日开始执行新增项目，有效期两年"，文件规定该批新增医疗服务价格项目中含"250403094N 肝素结合蛋白检测"，项目内涵没有对检测方法做出界定。

③ 拟开展新技术的检测试剂及仪器已经取得国家药品监督管理局注册证，可进行正常的临床使用，且经过医院内部确认。

④ 出具收费论证意见：新技术"肝素结合蛋白检测"，属于尚未实施的新增医疗服务价格项目，可自主定价，202＊年＊月＊日开始执行，有效期两年。请科室进行成本测算，同步了解同行医院定价水平，按自主定价流程进行申报。

⑤ 与申报科室沟通、确认，指引科室做好申请定价工作。

5. 部分对应医疗服务价格项目

【例 10-5】 检验科拟开展新技术"SDC2 和 TFPI2 基因甲基化联合检测"，与收费论证的相关信息如下。

（1）开展目的 我国结直肠癌筛查采取适合国情的两步法，首先通过粪便隐血（FIT）或粪便 DNA 甲基化检测进行初筛，初筛阳性再进行高质量结肠镜精筛。结直肠癌 SDC2 和 TFPI2 基因甲基化联合检测，双靶标互补，研究表明 SDC2 和 TFPI2 对左右结肠检出率存在明显偏好性。SDC2 和 TFPI2 联合检测，可以显著提升结直肠癌和进展期腺瘤筛查的灵敏度和特异性。

（2）技术方法 结合了亚硫酸盐修饰和 Taqman 探针两种技术，利用亚硫酸盐使未甲基化的 C 碱基转换为 U 碱基，在 PCR 扩增过程中，再转换为 T 碱基，而甲基化的 C 碱基保持不变，因此可以区分甲基化和未甲基化的 C 碱基；利用 Taqman 探针对扩增产物进行检测，通过优化的反应体系和高特异 Taq 酶的使用，在实时荧光 PCR 平台上实现对样品中甲基化 DNA 的特异检测。

（3）采用试剂 SDC2 和 TFPI2 基因甲基化联合检测试剂盒（荧光 PCR 法），国械注准 20223400373，适用范围/预期用途为用于体外定性检测人粪便样本中肠道脱落细胞的 SDC2 和 TFPI2 基因的甲基化。

收费论证过程如下。

该新医疗技术收费论证过程同【例 10-1】，不再赘述。发现 SDC2 检测有对应价格项目 270700006F 基因甲基化检测，指检测 Septin9、PAX1、SHOX2、RASSF1A、SDC2、MGMT 等基因甲基化状态，但 TFPI2 基因不在项目内涵范围，且价格管理人员结合上年度申报新增价格项目中有类似项目"多靶点粪便 FIT-DNA 检测"，可确认 TFPI2 基因没有对应价格项目。故该新技术项目部分可收费，此新技术如需开展，仅可收取 SDC2 基因甲基化检测的费用，TFPI2 基因甲基化检测的相关成本不能弥补。

6. 新医疗技术为现行价格项目中的部分内容，不可独立收费

【例10-6】 心脏B超室拟开展新技术"三尖瓣血流频谱辅助的右心声学造影激发动作评估及结果预测技术"，与收费论证相关信息如下。

（1）目前治疗该疾病所用的同类医疗技术 右心声学造影。

（2）应用目的 应用三尖瓣血流频谱评估右心声学造影检查时激发动作的有效性，预测右心声学造影结果的可靠性。

（3）检查设备 彩色多普勒超声诊断仪 EPIQ 7C（Philips公司，荷兰）配置二维经胸探头 S5-1（频率 1.0～5.0MHz）。

（4）技术方法 受检者取左侧卧位，平静呼吸，连接同步心电图。探头清楚显示心尖四腔心切面，彩色多普勒观察三尖瓣血流信号，将取样线置于三尖瓣瓣尖，采用脉冲多普勒（Pulse doppler）测量三尖瓣血流速度（m/s）（频谱速度设置为FAST）。

收费论证过程如下。

① 根据新技术名称、使用设备，在现行价格目录中搜索关键词"三尖瓣"及"右心声学造影"等，有价格项目"右心声学造影"，项目内涵为"在普通二维心脏超声检查基础上，经静脉推注对比剂观测右心腔充盈状态、分流方向、分流量与返流量等，作出诊断报告"。与技术"三尖瓣血流"检测不存在收费上的对应关系，排除"右心声学造影"作为对应收费项目。

② 根据新技术应用目的及技术方法判断，三尖瓣血流数据检测应属于"右心声学造影"的一个步骤，是为了观测右心腔充盈状态、分流方向、分流量与返流量等，操作与心脏超声检查存在一致性，进一步核实"经胸心脏彩色多普勒超声"检测指标包含"三尖瓣"血流指标，仅作为现行价格项目的部分指标。无法独立出具诊断报告，不可独立对应该项目收费。

③ 出具收费论证意见：新技术"三尖瓣血流频谱辅助的右心声学造影激发动作评估及结果预测技术"，没有对应的价格项目，仅作为心脏超声检测的其中一个指标，不可按照"经胸心脏彩色多普勒超声"收费。

通过以上实例我们可以发现，要做好新医疗技术收费论证这项工作，价格管理人员不仅要熟练掌握价格目录及项目内涵、动态把握所在省份的价格政策变化，还需要积累相当的专业工作经验，具备一定的临床医学知识，并主动培养和临床医护人员的沟通意识，才能准确厘清医疗服务价格项目和临床技术规范的边界，从新技术项目中发掘可申请新增、修订的医疗服务价格项目，并引导临床科室积极申报，使得体现临床安全性、技术先进性、经济合理性的新医疗技术能尽快开展，同时应严格把关，防范出现套用现有价格项目收费的违规行为。

（本节撰写人：冯欣 吴超）

第二节　新医用耗材的收费论证

一、新医用耗材的概念

医用耗材是指医院医疗服务过程中经常使用的一次性卫生材料、人体植入物和消毒后可重复使用且易损耗的医疗材料，可收费的医用耗材还须是国家食品药品监督管理总局批准的消耗性医疗器械（"械"字号）的产品。广义的医用耗材包含体外诊断试剂，如多数省份的医药机构医用耗材集中采购实施方案，提出所指医用耗材包括高值医用耗材、低值医用耗材和体外诊断试剂。医院应根据相关法律法规、技术规范等，建立评价体系，对医用耗材临床使用的安全性、有效性、经济性等进行综合评价，发现存在的或潜在的问题，制定并实施干预和改进措施，促进医用耗材合理使用。

从价格管理角度，新医用耗材是指新进入医院使用的医用耗材，具体指医院根据该机构的医用耗材遴选制度，新纳入医用耗材供应目录的医用耗材，以及临时采购和应急采购医用耗材，可以是新品规医用耗材或者是新入院医用耗材。非体外诊断试剂类医用耗材的收费论证主要看能否按价格项目除外内容对应收费，指在医疗服务项目中需要另行收费的医用耗材和组织器官移植的供体等，而体外诊断试剂的收费论证要素主要是看如何准确对应检验、病理类项目，各省政策有差异。例如广东省是不可单独收费，而部分医疗服务价格改革试点地区实施了"技耗分离"，即将试剂作为除外内容单列。如果试剂能对应检验价格项目，其试剂成本一般能够通过检验、病理类项目价格或单独计价来弥补，由于非体外诊断试剂类医用耗材和体外诊断试剂收费论证方法不同，本章将分别进行论述，同时为方便表述，分别简称为新耗材和新试剂。

二、新医用耗材的收费论证

新耗材能否收费，依据医疗服务价格目录中的除外内容进行界定，除外内容中的耗材名称按约定俗称名称列示，既不是耗材注册证产品名称，也不是《基本医疗保险医用耗材目录》中的医保通用名，故需要医疗服务价格管理人员多角度的专业判断及收费论证。

(一) 论证环节

如同新医疗技术的收费论证，新耗材的收费论证通常嵌套在医院内部审核准入流程当中。新耗材的一般审核准入程序如下：

（1）科室根据临床需求提出耗材准入申请。

（2）多部门联合审核。耗材管理部门、医务管理部门/护理管理部门（护理耗材）、价格管理部门、医保管理部门等相关部门分别对产品及供应商证照、医疗情况、收费情况以及医保情况进行审核。

（3）耗材管理部门组织市场调研及价格调研，医务管理部门组织专家论证并对论证结果排序，招采部门制定谈判预案并组织商务谈判。

（4）医用耗材管理委员会审议谈判结果，并报送审计部门；报院长办公会审议通过，属"三重一大"议事范畴的，还须报党委会审议通过。

（5）耗材管理部门执行谈判结果（准入产品的名称、规格、品牌、单价），组织采购，并反馈首次采购的结果，完成闭环管理。

其中收费论证环节设立在"多部门联合审核流程"中。耗材审核准入是让患者必需、质优价廉的耗材进入医院的必须环节，价格管理人员要严格执行相关审核程序，规避耗材进入医院存在的价格政策风险，同时还应参与新耗材价格调研及谈判过程，尽量保证可单独收费耗材在价格项目除外内容，不可单独收费的耗材采购价格明显低于价格项目价格（控制耗材成本占项目价格比重，突出人力技术劳务价值），使耗材成本能够得到完全弥补。

（二）论证方法

耗材必须与适用价格项目相匹配，且属于该医疗服务价格项目除外内容才可单独收费，并形成医院卫生材料收入，如果能对应价格项目，但不属于该项目除外内容，则不可单独收费，但其成本能由项目收入进行弥补，如胶囊内镜检查使用的胶囊式内窥镜系统，具体如图 10-2 所示。

由于新耗材能否收费与价格项目息息相关，医疗服务价格管理人员需要先了解价格项目目录结构，才能准确找出新耗材与价格项目对应关系。

以《广东省基本医疗服务价格项目目录（2021 年版）》为例（《全国医疗服务价格项目规范》《全国医疗服务项目技术规范（2023 年版）》目录层级不同，但对应查找步骤一致），所列医疗服务价格项目采用五级分类法。其中第一级分为综合医疗服务类、医技诊疗类、临床诊疗类、中医及民族医诊疗类。每类下可设第二至四级分类，第五级为医疗服务价格终极项目。其中临床诊疗类中"临床各系统诊疗"和"手术治疗"两类参照国际疾病分类（ICD-9-CM）的分类格式，按解剖部位从上至下，由近端到远端，由浅层到深层原则排序。项目分类的基本框架举例如图 10-3 所示。

如果要查找新耗材是否为某一价格项目的除外内容，应根据该耗材的注册证及国家医保编码等信息，结合临床科室关于耗材应用方面的表述，看具体应用在哪一个医疗服务价格终极项目，如果没有对应的终极项目，则无法收费，耗材成本无法

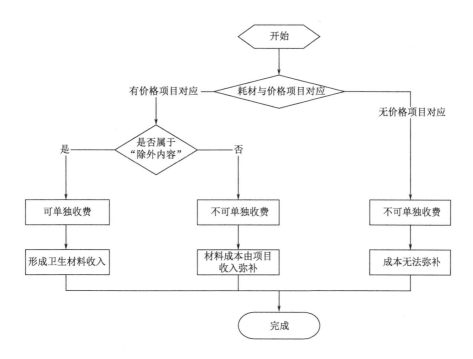

图 10-2 新医用耗材的收费论证路径

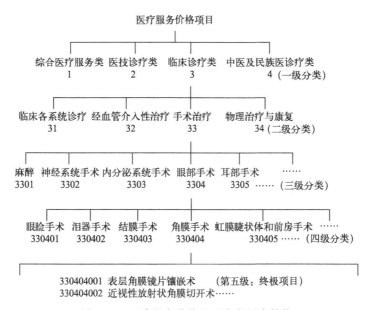

图 10-3 医疗服务价格目录分类层次结构

由医疗收入弥补。如果有对应的医疗服务价格终极项目，则查找顺序为：首先看是否属于该终极项目的除外内容，再向上查找该终极项目所在第二至四级分类的大类除外内容，最后查找该整级项目所在第一级分类的大类除外内容。如果能在任一级价格项目除外内容查找到新耗材，则新耗材可以单独收费，其收入体现为卫生材料费，否则不可单独收费，但其成本可由对应项目收入进行弥补，如前一节中图 10-1 所示。

例如某新耗材用于经纤支镜支架置入，其对应价格项目为"经纤支镜支架置入术"，则"经纤支镜支架置入术"的除外内容范围查找步骤如下。

（1）终极项目　胸腔穿刺术，除外内容为药物、一次性引流装置。

（2）四级分类　呼吸系统其他诊疗，无除外内容。

（3）三级分类　呼吸系统，无除外内容。

（4）二级分类　临床各系统诊疗，除外内容为特殊穿刺针（器）、消融电极、特殊导丝、导管、支架、球囊、特殊缝线、钛夹、扩张器、药品、化学粒子。

（5）一级分类　临床诊疗类，除外内容为一次性穿刺针（穿刺器）、活检针、活检钳、细胞刷、栓（填）塞材料、修补（复）材料，手术中使用的切口保护器（套），微创外科专用切除组织取出器。

故"经纤支镜支架置入术"对应除外内容范围为：药物、一次性引流装置、特殊穿刺针（器）、消融电极、特殊导丝、导管、支架、球囊、特殊缝线、钛夹、扩张器、药品、化学粒子、一次性穿刺针（穿刺器）、活检针、活检钳、细胞刷、栓（填）塞材料、修补（复）材料，切口保护器（套），微创外科专用切除组织取出器。如果新耗材属于上述项目大类总说明或对应价格项目的除外内容范围，则可单独收费。

《全国医疗服务项目技术规范（2023 年版）》将耗材区分为"必需耗材"和"可选耗材"。诊疗操作中普遍使用的注射器、引流管、导尿管、止血材料、特殊缝线和防粘连材料等涉及多科使用的医用耗材，以及腔镜、内镜材料中涉及的一次性医用材料，在相关项目中默认为"必需或可选耗材"，使用中根据具体情况进行计量，而"除外内容"耗材性质类同于可选耗材。

（三）注意事项

虽然国家医保局发布了统一的医用耗材医保目录及支付标准，但医疗服务价格项目目录中列示除外内容的耗材名称并没有依据该目录更新，耗材分类口径粗细、层级设置也与医用耗材医保目录不同，实务中存在很多耗材难以一一匹配的情况，故在进行收费论证时，还需注意如下几点。

1. 关注注册证适用范围与实际功能

由于很多医用耗材的注册证名称类似或相近，而医保通用名称与医保价格目录除外内容名称不一致，需要通过耗材的适用范围与实际功能进行辅助判断。例如，"消融电极"通常是"临床各诊疗系统"大类项目的除外内容。某新耗材注册证列明产品名称为"外科术中止血消融电极"，临床科室用于"经皮穿刺肺活检术"，属于"临床各诊疗系统"，从价格项目除外内容及产品名称看，可以按"消融电极"

进行单独收费，但价格管理人员进一步审核注册证发现，耗材适用范围说明为"外科术中止血消融电极与高频手术设备、吸引器设备配套使用，供手术时对组织进行电凝、电切、吸引作用"，并没有提到具有消融功能，因此可能不属于消融电极。此时，价格管理人员专业受限，需要联合耗材管理部门、临床使用该耗材的专家共同论证，看该耗材是否具备消融功能，如论证结果为具备消融功能，才可单独收费。

2. 关注耗材组合包不能整体作为可单独收费耗材的情形

耗材组合包是指配合使用从而实现某预期用途的一种以上医用耗材组合而成的产品。组合包将一系列医用耗材放在一起构成一个组合，组合包内每一个部分都是独立个体。除外内容耗材按套件、套装、系统组合名称形式列示的，如一次性脑科手术用球囊导管套件，一次性使用穿刺针套件，血管鞘套件，导线套件，一次性导尿包、中心静脉套件、测压套件、神经刺激器系统，富血小板（PRP）血浆制备用套装等耗材组合包，可单独收费。耗材组合包不能整体作为可单独收费耗材时，有两种情形：一是组合包内包含一次性使用医用耗材和可重复使用的医疗器械，其中可重复使用医疗器械等不可单独收费，例如某缝线包包含一次性使用的特殊缝线和可重复使用的钳子、针夹和医用剪刀包等医疗器械，当首次手术使用了一次性使用的特殊缝线后，剩余的可重复使用的医疗器械可以在不同患者继续使用，其中特殊缝线可单独收费，其余医疗器械不能收费；二是组合包内既包含可单独收费耗材，又包含不可单独收费耗材，例如用于心脏造影、经皮冠状动脉成形术等介入手术的"一次性使用介入手术器械包"，基本配置包括导管鞘、扩张器、引导导丝、穿刺针、三通旋塞、造影剂推入器、穿刺针、手术刀、压力延长管、输液器等。其中，穿刺针、导丝等作为32大类除外内容，可单独收费，输液器并非介入手术的除外内容，不能单独收费。

3. 新技术使用新耗材应更关注临床需求

虽然新耗材必须经过收费论证，但能否单独收费不是新耗材准入的唯一尺度或最重要尺度，尤其是新技术涉及新耗材，应在临床需要性与经济性方面取得平衡。例如某医院制定了《开展新技术项目引进新耗材的规定》，规定经医疗技术管理委员会审核通过的新技术，如所需的不可独立收费医用耗材（或检验试剂）在基本满足新技术开展的前提下给予10例以内定量耗材采购，超出定量的申购数，则按应急临时采购流程审批，这是为了更好鼓励临床科室尽快开展新技术，促进科室发展。此时，价格管理人员应向医保局申请将该耗材纳入医疗服务价格项目除外内容，进行单独收费，尽量补偿成本。

（四）论证实例

1. 可单独收费

若新耗材可对应医疗服务价格项目"除外内容"和"说明"中明确规定可另外

计费的医疗器械、一次性医用消耗材料等，则收费论证结果为可单独收费。在进行医用耗材收费论证时，主要依据为该耗材注册证。

【例10-7】 某医用耗材注册证产品名称为"丙烯酸类树脂骨水泥（国械注准20223130328）"的结构及组成为"产品由粉体和液体两部分组成。粉体包含聚甲基丙烯酸甲酯、过氧化苯甲酰和硫酸钡；液体包括甲基丙烯酸甲酯、N,N-二甲基对甲苯胺和对苯二酚。产品经环氧乙烷灭菌，一次性使用。适用范围为：适用于因骨质疏松引起的锥体压缩性骨折，预期在经皮椎体成形术中对锥体的填充与稳定"。

收费论证过程如下。

① 根据注册证适用范围关于功能及用法的描述，结合临床科室表述，该耗材用于价格项目"经皮椎体成形术"；同时，注册证明确该耗材"一次性使用"，符合"一次性医用消耗材料"的范畴。

② 经查国家标准编码，该耗材属于"骨科材料-骨科通用材料-骨水泥"，医保通用名为"111-骨水泥"，结合耗材注册证关于耗材结构及组成的描述，该耗材的搜索关键词为：骨水泥。

③ 按步骤查找价格目录中，"经皮椎体成形术"项目的除外内容如下。

第一步：查找价格项目"经皮椎体成形术"，该项目没有单独列除外内容；

第二步：向上查找项目所在分类"3315（肌肉骨骼系统手术）"的除外内容为内、外固定的材料、骨水泥及配套设备，"骨水泥"与该耗材"丙烯酸类树脂骨水泥"匹配对应。

④ 出具收费论证意见：医用耗材"丙烯酸类树脂骨水泥"用于"经皮椎体成形术"，可单独收费。

2. 不可单独收费

若新耗材无法对应医疗服务价格项目"除外内容"和"说明"中明确规定可另外计费的医疗器械、一次性医用消耗材料，或新耗材说明书注明是可重复使用次数的耗材，则收费论证结果为不可单独收费。

【例10-8】 某医用耗材注册证产品名称为"持续葡萄糖监测系统"，结构及组成为"产品由传感器套装、读取器套装或持续葡萄糖检测系统软件组成"；适用范围为"产品用于糖尿病成年患者的组织间液普通糖水平的连续或定期监测。产品可提供并存储连续葡萄糖值，供用户跟着葡萄糖浓度变化的趋势。葡萄糖传感器仅供单个用户适用，不需要用户进行校准，适用时间最长14天"。

收费论证过程如下。

① 根据注册证适用范围关于功能及用法的描述，结合临床科室表述，该耗材用于价格项目"持续动态血糖监测"；同时，葡萄糖传感器仅供单个用户适用，故基本符合"一次性医用消耗材料"的范畴。

② 经查国家标准编码，该耗材属于基础卫生材料-光电及辅助材料-传感器及辅

助材料，医保通用名为"183-贴片"，结合耗材注册证关于耗材结构及组成的描述，该耗材的搜索关键词可以为传感器、读取器、监测系统、贴片。

③ 按步骤查找价格目录中，"持续动态血糖监测"项目的除外内容为：特殊穿刺针（器）、消融电极、特殊导丝、导管、支架、球囊、特殊缝线、钛夹、扩张器、药品、化学粒子、一次性穿刺针（穿刺器）、活检针、活检钳、细胞刷、栓（填）塞材料、修补（复）材料，手术中使用的切口保护器（套），微创外科专用切除组织取出器。从字面理解及功能来看，上述没有与"传感器、读取器、监测系统、贴片"匹配对应内容。

④ 出具收费论证意见：医用耗材"持续葡萄糖监测系统"不可单独收费，请科室关注相关成本支出。

3. 部分可单独收费

组合包内有可重复使用组件的，整体不作为单独收费耗材，需逐一论证组合包中每项耗材。

【例 10-9】 某医用耗材注册证产品名称为"蛋白免疫吸附柱及其配套溶液（国械注准 20143102368）"，规格型号为：本产品由蛋白 A 免疫吸附柱、蛋白 A 免疫吸附柱储存溶液、蛋白 A 免疫吸附柱平衡溶液及蛋白 A 免疫吸附柱洗脱溶液组成。适用范围为"产品用于治疗临床上各种由于免疫球蛋白的质或（和）量的改变而引起的疾病，主要清除患者体内以 IgG 为主（或属于 IgG 型）的致病性抗体"。

收费论证过程如下。

① 根据注册证适用范围关于功能及用法的描述，结合临床科室表述，该耗材用于价格项目"血液免疫吸附治疗"；同时，产品说明备注"蛋白 A 免疫吸附柱能够重复多次使用（最大可使用 10 次。仅限单个患者使用）"，基本符合"一次性医用消耗材料"的范畴。

② 经查国家标准编码，该耗材属于"血液净化材料-血液吸附材料-血浆灌流（吸附）器"，医保通用名为"169-灌流（吸附）器"，结合耗材注册证关于耗材结构及组成的描述，该耗材的搜索关键词可以为灌流、吸附。

③ 按步骤查找价格目录中，"血液免疫吸附治疗"项目的除外内容如下。

第一步：查找价格项目"血液免疫吸附治疗"，该项目除外内容为吸附柱、吸附器、血浆分离器。

第二步：向上查找项目所在分类"3108（血液及淋巴系统）"无对应除外内容。

第三步：继续查找上级目录所在分类"31（临床各系统诊疗）"，除外内容为特殊穿刺针（器）、消融电极、特殊导丝、导管、支架、球囊、特殊缝线、钛夹、扩张器、药品、化学粒子。

第四步：继续查找上级目录所在分类"二大类、临床诊疗类"的除外内容为一次性穿刺针（穿刺器）、活检针、活检钳、细胞刷、栓（填）塞材料、修补（复）

材料，手术中使用的切口保护器（套），微创外科专用切除组织取出器。

"蛋白 A 免疫吸附柱"与除外内容"吸附柱"匹配，其余除外内容没有与"储存溶液、平衡溶液、洗脱溶液"匹配对应的内容。

④ 出具收费论证意见：医用耗材"蛋白免疫吸附柱及其配套溶液"当中，"蛋白 A 免疫吸附柱"可单独收费，"储存溶液、平衡溶液、洗脱溶液"不可单独收费，请科室关注相关成本支出。

三、新试剂的收费论证

和新耗材的收费论证一致，新试剂的收费论证设立在内部审核准入流程中的"多部门联合审核"环节。所有用于医疗服务价格项目的体外诊断试剂，必须持有有效期内的《医疗器械生产许可证》、《营业执照》、厂家授权书，其经营产品必须与证照中经营范围相符。凡证照过期或经营范围不相符的，均视为无证经营，不能在医院临床使用及收费。

同时医疗服务价格管理人员还应参与试剂价格调研及谈判过程，尽量保证试剂采购价格低于开展检验、病理类项目价格，试剂成本能够得到完全弥补。同样，虽然新试剂必须经过收费论证，但是否有对应价格项目不是新试剂准入的唯一尺度或最重要尺度，尤其是新技术涉及新试剂，应在临床必需性与经济性方面取得平衡，避免耽误临床科室开展新技术。

（一）论证方法

除新冠检测试剂可单独收费外，试剂在多数省份尚不能单独收费（河南、湖南、江西等省份按技耗分离方式，将体外诊断试剂纳入了部分价格项目除外内容进行单独收费），新试剂主要看注册证、使用说明书相关内容及临床操作是否与价格项目内涵一致，计价项目主要是检验、血型与配血、病理检等项目，根据试剂注册证标明的方法学，查找对应检验或病理项目，同时看是否满足项目内涵。如果能准确对应检验、病理类项目收费，则试剂成本可以通过医疗收入弥补，如果不能对应收费，则其成本无法由相应收入进行弥补。新试剂的收费论证路径见图 10-4。

（二）注意事项

（1）论证意见中应提示计价规则　检验、病理检查诊断类的计价规则复杂，如隐血试验项目内涵为"指粪便、呕吐物、痰液、分泌物、脑脊液、胸腹腔积液等体液"，每项检测计价一次；"骨髓特殊染色及酶组织化学染色检查"，每种特殊染色计为一项；病毒血清学试验-酶联免疫独立单人份测量试剂检测（全自动仪器法），仅独立单人份试剂检测使用。价格管理人员应仔细核对试剂注册证及说明书，了解试剂的预期用途、使用方法和适用范围，这有助于价格管理人员确定所使用的试剂

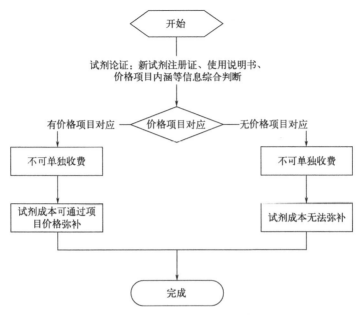

图 10-4　新试剂的收费论证路径

对应的具体收费项目，确保医疗服务价格项目与试剂适用范围相符。同时，也为试剂具体使用科室列明相关政策规定并提出监管要求（如××试剂无对应收费项目，若采购进院，不可对应收费项目进行收费），以确保相关申请人员能够理解和接受。

（2）论证过程中应注意计价单位　检验、病理检查诊断类的计价单位也非常复杂，以广东省基本医疗服务价格目录为例，检验、病理类项目计价单位多达 20 种（表 10-1），故在试剂收费论证时，应关注其使用说明书中对于原理、方法学、用法、适用仪器设备，必要时请检验项目专家论证检测方法学和价格项目方法学的匹配性。确保医疗服务价格政策执行的准确性和合规性。

表 10-1　检验、病理类医疗服务价格项目计价单位举例

序号	项目名称	计价单位
1	红细胞计数（RBC）-手工法	项
2	血常规-五分类	次
3	白血病抗原检测	每个抗原
4	ABO 新生儿溶血病实验检查	套
5	血清维生素测定-ELISA 法	每种维生素
6	血清药物浓度测定	每种药物
7	血清各类氨基酸测定	每种氨基酸
8	新型冠状病毒 RNA 测定（单样检测）	人份
9	精神细菌涂片检查	每种细菌

续表

序号	项目名称	计价单位
10	麻风菌镜检	每个取材部位
11	其他病毒的血清学诊断	每种病毒
12	耐万古霉素基因试验	每种基因
13	ABO 亚型鉴定	每个亚型
14	特殊介质交叉配血	每个方法
15	人组织相容性抗原Ⅰ类(HLA-Ⅰ)分型	组
16	细胞病理学检查与诊断加收(超过两张涂压片)	片
17	穿刺组织活检检查与诊断	例
18	穿刺组织活检检查与诊断加收(超过两个蜡块)	每个蜡块
19	免疫组织化学染色诊断(全自动单独温控法)	每个标本,每种染色
20	普通透射电镜检查与诊断	每个标本

(三) 论证实例

以未实施"技耗分离"的试剂及检验项目为例,介绍新试剂的具体收费论证过程。

1. 有对应价格项目

若新进试剂可对应某项医疗服务价格项目,则收费论证结果为"有对应医疗服务价格项目,试剂不可单独收费"。同耗材收费论证类似,在进行试剂收费论证时,主要依据也是"注册证"。

【例 10-10】 某试剂注册证产品名称为"肝素测定试剂盒(发色底物发光法)",预期用途为用于体外定量检测人枸橼酸钠抗凝血浆中普通肝素和低分子量肝素的活性。

收费论证过程如下。

① 根据注册证的产品名称及预期用途,结合临床科室表述,该试剂对应的医疗服务价格项目,搜索关键词可以为肝素。

② 按步骤查找价格目录中,含"肝素"关键词的医疗服务价格项目名称:血浆肝素含量测定、肝素辅因子Ⅱ活性测定、低分子量肝素测定(LMWH)、硫酸类肝素硫酸酯酶测定。

从字面理解上来看,"肝素测定试剂盒"的测量主体是"肝素",排除"肝素辅因子Ⅱ活性测定"和"硫酸类肝素硫酸酯酶测定"两个医疗服务价格项目。进一步结合试剂注册证预期用途:体外定量检测人枸橼酸钠抗凝血浆中普通肝素和低分子量肝素的活性。与收费项目"血浆肝素含量测定"关键词"血浆""含量"相适应（且该项目未指定具体方法学），故对应收费项目"血浆肝素含量测定"。

③ 出具收费论证意见：试剂"肝素测定试剂盒"对应医疗服务价格项目"血浆肝素含量测定"，收费标准 52.44 元/项，试剂不可单独收费，请科室关注相关成本支出。

2. 部分对应价格项目，建议修订医疗服务价格项目

由于部分检验项目有指定的方法学（通常体现在项目名称上，如干化学法、酶促动力学法等），或者有指定的检测标本（通常体现在项目内涵上，如血清、脑脊液及胸腹水标本）。试剂除了要与既定的医疗服务价格项目相匹配，项目检测的方法学、标本类型都要一一对应，否则将被视为串换项目，面临价格行为违规风险。但实务中，由于医疗技术的日新月异，价格政策往往跟不上新技术的发展，导致价格项目与临床实际需求不符，甚至没有对应的价格项目，医务人员付出的劳务以及院方付出的试剂成本支出得不到合理补偿。

【例 10-11】　某试剂注册证产品名称为"镁测定试剂盒（二甲苯胺蓝法）"，预期用途为用于体外定量检测人血清中镁的含量。

收费论证过程如下。

① 根据试剂注册证的产品名称及预期用途，结合临床科室表述，该试剂对应的医疗服务价格项目，搜索关键词可以为镁。

② 按步骤查找价格目录中，含"镁"关键词的医疗服务价格项目名称：镁测定-干化学法、镁测定-火焰分光光度法或离子选择电极法、镁测定-酶促动力学法。

从字面理解上来看，"镁测定试剂盒（二甲苯胺蓝法）"的测量主体是"镁"，进一步结合试剂说明书，二甲苯胺蓝法为镁离子和二甲苯胺蓝在碱性条件下形成紫色络合物，属于染料结合的终点"比色法"。对照价格目录当中的检测方法学，无法对应。

③ 出具收费论证意见：试剂"镁测定试剂盒（二甲苯胺蓝法）"无对应医疗服务价格项目，不可收费，请科室关注相关成本支出。同时，提醒科室在用价格目录当中，已有"镁测定"医疗服务价格项目，但方法学要求"酶促动力法"，为满足临床检测需求，建议科室尽早提交"医疗服务价格项目修订意见"。

3. 无对应收费项目，建议申报新增医疗服务价格项目

医疗技术的不断更迭提供了更高级别的检测和诊断手段，来帮助临床医生更好的掌控疾病发展以及个体患者的特点。但由于价格目录的更新往往跟不上技术的更新，市面上部分检验试剂是没有对应的医疗服务价格项目的。若医院在用的标准当中选择一个相近的项目进行收费，但实际提供的医疗服务又无法对应，将面临"串换套收"的医保检查风险。医院价格管理人员应建议科室申报新增医疗服务价格项目，在保障医院提供的医疗服务合法、合规的前提下，关注成本支出。

【例10-12】 某试剂注册证产品名称为"不饱和铁结合测定（Nistro-PSAP 法）（苏械注准20142400365）"，预期用途为用于体外定量检测人血清中不饱和铁结合力的含量。

收费论证过程如下。

① 根据试剂注册证的产品名称及预期用途，结合临床科室表述，该试剂对应的医疗服务价格项目，搜索关键词可以为不饱和铁、结合、铁。

② 按步骤查找价格目录中，含"不饱和铁""结合""铁"关键词的医疗服务价格项目名称：铁测定、铁测定-干化学法、铁测定-比色法、铁测定-火焰分光光度法或离子选择电极法、血清总铁结合力测定、血清总铁结合力测定-干化学法。

从字面理解上来看，"不饱和铁结合测定（Nistro-PSAP 法）"的测量主体是"不饱和铁"，无法对应在用项目的"铁"以及"血清总铁"。

③ 出具收费论证意见：试剂"不饱和铁结合测定（Nistro-PSAP 法）"无对应医疗服务价格项目，不可收费，请科室关注相关成本支出。同时，建议科室充分论证项目的意义及适用范围，尽快提交申报新增医疗服务价格项目。

（本节撰写人：冯欣）

第三节　新医疗设备的收费论证

本节所述新医疗设备，是指医院新采购的医疗设备，包括新购之前完全没有采购过的设备，增加购买原有设备及报废更新原有设备等情形。医疗设备一般价值较高，按照医院内部医疗设备购置管理规定，由使用科室提出医疗设备购置立项申请，一定金额以上的贵重设备还必须提交可行性论证报告，须由多部门从收费、效益、场地、配套设施、技术开展等方面的提出论证意见。大型医疗设备购置前，使用科室应对大型医用设备的购置成本、相关配套设备购置成本、设施及工程建设成本日常运行成本、人员成本、预计工作量和收费等情况进行调研，形成可行性报告，按规定需要购置许可证的需要提交上级主管部门。

新医疗设备的收费论证环节嵌套在上述审核过程。医疗设备的成本核算及使用效率管理是医院运营管理的重要组成部分，医疗设备开展医疗服务价格项目的收费数据，是统计分析设备使用率和成本回收期等关键指标的基础数据，医疗服务价格管理人员应积极参与追踪分析新医疗设备的使用效率和效益。

一、论证方法

新医疗设备应通过查阅该设备注册证及使用说明书相关内容，结合临床科室关于设备方面的表述，看具体应用在哪一医疗服务项目，能否有对应价格项目、是否满足价格项目内涵等，如果没有对应的价格项目，则无法收费，设备购置成本无法由医疗收入弥补。同时应同步关注该设备如果有机配耗材，应同步完成机配耗材的收费论证，如图 10-5 所示。

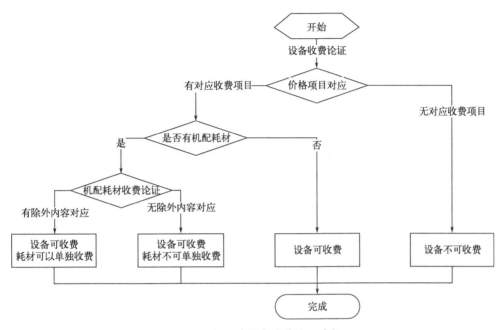

图 10-5　新医疗设备收费论证路径

二、注意事项

1. 新购、增购及更新医疗设备的收费论证不同点

新购医疗设备需要严格按既有规定及论证路径进行充分审核，而增购及更新报废医疗设备，除了可以先查看参考现有设备及旧设备的前期收费论证意见，还应关注设备的注册证是否更新了适用范围等相关内容。由于医疗服务价格目录是动态变化的，故应同时结合医疗服务价格目录进行判断。例如，麻醉科申请增购 2 台"连续无创型血压监测系统"，在已有设备收费对应"心输出量测定"价格项目的基础上，关注前期购买设备时价格政策与现行政策的不同，并提醒科室该医疗服务价格项目内涵已发生变化"同一天不可与心排血量测定同时收取"。

2. 关注串换项目的价格行为风险

根据各地医保局已认定的违规情形及官方发布的价格行为负面清单，新医疗设备的收费论证风险主要在于医疗设备的串换项目收费风险，主要表现为医疗设备的实际功能与价格项目内涵不符。例如，医保局及市的价格行为负面清单中指出某医院使用脑循环功能障碍治疗仪开展变频振动穴位按摩等治疗，违规按"脑反射治疗"计费，脑反射治疗是结合生物反馈法与电流刺激法，产生电流刺激体表特定部位，从而兴奋神经反射弧，在大脑内完成脑电信息的反馈，从而恢复神经细胞功能；使用低频交变磁疗机开展"低频脉冲电治疗"，违规按"低频脉冲电治疗"计费；各种经颅磁刺激仪实际为普通磁疗设备，违规按"脑反射治疗、经颅磁刺激"项目收费，符合治疗要求的经颅磁刺激设备，包含有肌电诱发电位仪、刺激线圈等。

设备厂家及供应商为了取得更好地销售业绩，通常都会倾向说明所售医疗设备符合价格项目内涵、可以收费，此时价格管理人员不能"人云亦云"，应非常审慎地核对注册证、使用说明书等佐证材料，出具正确的收费论证意见，防止串换项目风险。此外，医疗服务价格管理人员还应认真学习这些价格违规行为案例，并引以为戒，举一反三不断摸索，总结出方法及规律，结合实际工作不断提升收费论证水平。

3. 医疗设备与设备加收类价格项目的对应

某些手术室公用医疗设备可用于开展多种手术项目，如胸腔镜、腹腔镜等，但并不是每个手术一定会用到。例如，纵隔复杂巨大肿瘤开放手术，由于毗邻心脏大血管，在操作中由于视野暴露不清影响手术操作，危及手术安全，可以在剑突下加用胸腔镜协助视野暴露，通过胸腔镜的灯光及放大作用将精细结构清晰展示在显示屏上，此时手术中使用胸腔镜的成本应得到价格补偿。因此医疗服务价格目录中通常设置了设备加收类医疗服务价格项目，设立初衷是为了弥补手术用公用类医疗设备的购置成本、维修保养成本及配套使用耗材成本，如表 10-2 所示。

表 10-2　设备加收类医疗服务价格项目

项目编码	项目名称	计价单位
330000000-1	术中使用神经手术导航系统加收	次
330000000-2	术中使用脑室镜加收	次
330000000-3	术中使用眼内窥镜加收	次
330000000-4	术中使用鼻内窥镜加收	次
330000000-5	术中使用胸腔镜加收	次
330000000-6	术中使用经皮肾镜加收	次
330000000-7	术中使用胆道镜加收	次
330000000-8	术中使用腹腔镜加收	次
330000000-9	术中使用宫腔镜加收	次
330000000-10	术中使用尿道、膀胱镜加收	次
330000000-11	术中使用关节镜加收	次

项目编码	项目名称	计价单位
330000000-12	术中使用显微镜加收	次
330000000-13	术中使用其他内镜加收	次
330000000-14	术中负极板回路垫重复使用加收	次
330000000-15	术中使用脊柱内镜（含微创通道）辅助加收	次
330000000-16	术中使用单孔腹腔镜加收	次
330000000-17	术中使用单孔胸腔镜加收	次
300000000-1	使用双电极电凝器（PK）刀加收	次
300000000-2	使用双极电凝钳加收	次
300000000-3	使用氩气刀加收	次
300000000-4	使用超声刀加收	次
300000000-5	使用等离子刀加收	次
300000000-6	使用血管闭合系统加收	次
300000000-17	使用微动力系统加收	次
300000000-22	使用激光刀加收	次
300000000-23	使用钬激光加收	次
300000000-24	使用荧光显影辅助操作加收	次
300000000-13	使用动力钻加收	次
300000000-14	使用动力磨加收	次
300000000-15	使用动力锯加收	次
300000000-16	使用骨动力系统加收	次

　　在不断修订、新增医疗服务价格项目目录时，存在部分手术项目名称中明确运用某种设备，如"关节镜下盘状半月板修整术"，该手术项目价格中已涵盖设备成本，不得另行收取设备加收费用，故行"关节镜下盘状半月板修整术"不得再收取"术中使用关节镜加收"项目，否则属于重复收费，这点需要价格管理人员在设备收费论证意见中明确指出，避免临床医护人员实际使用及收费时，因对该价格政策不了解而导致价格行为偏差。

　　在对应设备加收项目收费时，设备名称可能不完全与加收项目一致，这时可以根据注册证结构组成、适用范围及预期用途中的描述进行综合判断。例如，某新购医疗设备产品名称为"综合手术动力系统"，初看名称不能完全对应"使用微动力系统加收"或"使用骨动力系统加收"，根据注册证适用范围描述"综合手术动力系统适用于神经外科（颅骨、颅面）、整形外科、关节镜、脊柱外科及一般外科手术等，需要切割/切开、削磨、钻孔、锯开软硬组织和骨质，及生物材料的外科手术"。故可认为，该设备用于骨科手术则可对应收取"使用骨动力系统加收"，用于神经外科、耳鼻喉科等手术需要更精细化操作时，则对应收取"使用微动力系统加收"。

但需关注，如果使用同一台动力系统设备、不同的手柄，如属于磨、钻、锯，则不得同时收取"使用动力磨加收""使用动力钻加收"及"使用动力锯加收"，否则属于重复收费。这些政策执行模糊点及易错点，价格管理人员都需要在收费论证意见中明确指出，提前告知临床医护人员，做好事前宣教。

4. 必要时咨询医疗专家及设备专家意见

医疗设备领域非常专业，医疗服务价格目录的修订跟不上新设备更新迭代的速度，尤其进口设备名称通常根据英文直接翻译，价格管理人员往往专业受限，有时难以从字面上理解正确，此时应征求临床专家及医疗设备专家意见，根据专家意见综合判断，本书将结合论证实例说明此点。

三、论证实例

1. 对应价格项目可收费

【例10-13】 某新医疗设备注册证产品名称为"内窥镜手术动力系统"，主要组成部分为控制主机、电源线、SCB连接线、脚踏开关、管路套件、手柄、电机、电机连接线、保护器和工具头组成，适用范围为适用于神经外科手术中提供动力，驱动配套的手柄及刀具进行切割、粉碎。

收费论证过程如下。

① 根据注册证相关信息，对应价格项目。根据注册证适用范围关于功能及用法的描述，结合临床科室关于设备需求的表述，认为该医疗设备属于手术用公共医疗设备，初步判断可能对应"使用微动力系统加收"或"使用骨动力系统加收"，但无法确切对应，搜索相关文献资料，未找到参考依据。

② 咨询设备专家，专家意见为：用于神经外科手术，适合收取"使用微动力系统加收"。根据设备专家答复，价格管理人员可判断设备功能实际符合"使用微动力系统加收深度监测"价格项目内涵，可进行收费。

③ 出具收费论证意见："内窥镜手术动力系统"用于神经外科手术时，可收取"使用微动力系统加收"，使用同一设备时，不能同时收取"使用动力钻加收"及"使用动力锯加收"等，请做好手术记录，保证收费与记录一致。

2. 对应价格项且符合价格项目内涵要求，可收费

【例10-14】 某新医疗设备名称为多功能组合式监护仪，麻醉科申请用于监护围术期患者意识程度和麻醉深度，指导合理使用术中麻醉药物。设备注册证产品名称为"多功能组合式监护仪"，适用范围为临床中脑电、心电、血压和肌肉松弛度的生理参数监护和医学科研。设备使用说明书中适用范围描述：本产品主要适用

于麻醉科、ICU（床旁监护）等场合中，监护老年人、成年人、未成年人的镇静深度、镇痛深度、疼痛程度、认知能力、睡眠情况、焦虑程度、烦躁程度、谵妄状态等。

收费论证过程如下。

① 根据注册证相关信息，对应价格项目。根据注册证适用范围关于功能及用法的描述，结合临床科室关于设备需求的表述，初步认为该医疗设备可应用于价格项目"脑电意识深度监测"。

② 根据价格项目内涵，查看设备使用说明书，是否满足内涵要求。"脑电意识深度监测"项目内涵为：使用神经电生理等监测设备，采集全身麻醉或镇静状态下的患者、重症监护患者的脑电信号，获得脑电双频（谱）指数、熵指数等参数，探测脑部活跃度，以评估患者脑电及意识深度状态。设备使用说明书列示的设备主要功能参数为：镇静指数、镇痛指数、疼痛指数、认知指数、睡眠前指数、焦虑指数、烦躁指数、谵妄指数、遗忘指数、睡眠前指数、皮层兴奋指数、焦虑指数、烦躁指数。字面理解对比发现，没有提到价格项目内涵中描述的脑电双频（谱）指数、熵指数。

③ 和提出采购需求的临床科室及麻醉专家、医疗设备专家沟通，看从临床专业角度，是否与价格管理人员判断一致。临床专家及医疗设备专家答复，双频指数和熵指数获得的数值是镇静指数，设备功能除主要指数外，还可以监测镇痛指数、疼痛指数、焦虑指数等多种脑电图分析衍生的指数。根据临床专家答复，价格管理人员可判断设备功能实际符合"脑电意识深度监测"价格项目内涵，可进行收费。

④ 根据申请表及产品说明书，该设备需要使用配套耗材"一次性无创脑电传感器"，经查阅注册证，结构及组成为电极片、导线和连接器，与脑电监护设备配套使用，无创测量患者脑电信号，不属于"脑电意识深度监测"价格项目除外内容，不可单独收费。

⑤ 出具收费论证意见：多功能组合式监护仪有对应医疗服务价格项目"脑电意识深度监测"，其配套使用一次性无创脑电传感器不可单独收费，请科室关注相关成本支出。

3. 可收费，属于自主定价项目，提出定价建议

【例10-15】　某医院手术室拟采购"内窥镜手术控制系统及附件（国械注进20183010498）"，用以开展"人工智能辅助治疗技术"（即达·芬奇机器人手术）。该产品用于泌尿外科手术、普通外科腹腔镜手术、妇产科腹腔镜外科手术、胸外科胸腔镜手术、胸腔镜辅助心脏切开术，在心脏血管重建中可结合纵隔切开术进行冠状动脉吻合术。

收费论证过程如下。

⑴ 根据注册证相关信息，对应价格项目。根据注册证适用范围关于功能及用

法的描述，结合临床科室关于设备需求的表述，初步认为该医疗设备可应用于价格项目"人工智能辅助治疗技术"。

② 根据价格项目内涵，查看设备使用说明书、注册证附页等信息，是否满足内涵要求。"人工智能辅助治疗技术"项目内涵为：使用机器人智能手术平台或系统辅助开展普通外科、胸外科、泌尿外科、妇科、头颈外科以及心脏手术等领域的手术。设备适用范围明确"用于泌尿外科手术、普通外科腹腔镜手术、妇产科腹腔镜外科手术、胸外科胸腔镜手术、胸腔镜辅助心脏切开术"，与医疗服务价格项目内涵相符，可进行收费。

③ 匹配政策要求：由于该医疗服务价格项目属于"自主定价项目-市场调节价项目"范畴，由医院自主定价，实行告知制度，由患者自愿选择，项目含所需的医疗器械等，实行打包收费，一律不得另外收取医疗器械的费用，对同一项目，医院可根据成本等情况制定不同的价格标准。

④ 出具收费论证意见："内窥镜手术控制系统及附件"有对应医疗服务价格项目"人工智能辅助治疗技术"，该项目实行打包收费，提供服务过程中使用的器械、耗材等均不可单独收费，各科可根据实际成本支出进行成本测算，提交自主定价项目定价申请，完成定价后可投入使用。

需要特别说明的是，湖南、海南、山西等省份手术机器人在相应手术项目基础上按比例加收，纳入计价说明，不单独立项。价格管理人员可以根据自身所在地的医疗服务价格政策，灵活应用，出具合适的论证意见。

4. 不完全符合价格项目内涵要求，不可收费

【例 10-16】 某医院营养科及体检中心拟采购"人体成分分析仪"，用以开展"身体成分分析"。

收费论证过程如下。

① 根据注册证相关信息，对应价格项目。根据注册证适用范围关于功能及用法的描述，结合临床科室关于设备需求的表述，初步认为该医疗设备可应用于价格项目"身体成分分析"。

② 根据价格项目内涵，查看设备使用说明书，是否满足内涵要求。"身体成分分析"项目内涵为指采用生物电阻抗技术，检测身体各种组成元素，对身体进行节段分析，正确评估身体状况。检测项目必须有测试体重、体脂百分比、脂肪重量、肌肉重量、瘦体重、基础代谢率、总能量消耗、细胞重量、细胞内外液、身体质量指数、身体水分重量、蛋白质重量、矿物质重量、内脏脂肪水平、内脏脂肪面积、内脏脂肪重量、皮下脂肪重量、身体年龄、腰臀比、体型评估、内脏脂肪发展预测、浮肿指数、节段肌肉分析、调节目标、研究项目、体成分分析与历史结果对比，也就是说用该分析仪开展身体成分分析检测项目必须有测试"体重、体脂百分比"等 26 项指标。但根据设备使用说明书及医疗设备管理部门提交来的检测报告

提示，拟采购人体成分分析仪均未达到政策内涵要求，且根据医疗设备管理部门市场调研情况，获取市场可获取的、不同型号的身体成分分析仪检测报告，对比发现没有类似设备能够检测分析"必须测试的 26 项指标"，不能完全符合价格项目内涵要求，如表 10-3 所示。

表 10-3　人体成分分析仪同类设备检测指标与价格项目内涵对比情况

序号	仪器型号	检测的指标达到项目内涵的个数/个	与项目内涵要求的检测指标差异数/个	备注
1	A 品牌（粤械注准 20192070＊）	17	−9	体检中心拟采购
2	B 品牌（国械注进 20182212＊）	14	−12	营养科拟采购
3	C 品牌（国械注进 20152072＊）	14	−12	
4	D 品牌（国械注进 20162073＊）	23	−3	
5	E 品牌（吉械注准 2020070＊）	18	−8	

结合临床需求及上述对比意见，该医院向所在地医保局提交此项目的修订意见，建议修订项目内涵描述：将"必须有体重等 26 项测试指标"修订为"主要包含有体重等 26 项测试指标"。

③ 出具收费论证意见：人体成分分析仪有对应医疗服务价格项目"身体成分分析"，但其出具的检测分析指标数据不符合项目内涵，建议在医保局未出台修订医疗服务价格项目文件前，在采购"人体成分分析仪"时，尽可能采购检测结果涵盖价格目录要求的 18 项及以上指标的设备，减少价格行为违规风险。

（本节撰写人：余思聪）

第十一章

医院计价相关
基础信息维护

第一节　计价基础信息维护的政策背景及意义

一、基础信息维护的政策背景

自国家医疗保障局成立以来，对医保信息化和标准化建设高度重视。2019 年 6 月，《国家医疗保障局关于印发医疗保障标准化工作指导意见的通知》（医保发〔2019〕39 号）下发，旨在进一步落实国家标准化战略，推动医疗保障信息化标准化融合发展，统一医保业务编码，"车同轨、书同文"，打造全国"通用语言"，形成与医保改革相适应的信息标准化体系，具体表现为推进医保疾病诊断和手术操作、医疗服务项目、药品和医用耗材等 15 项医疗保障信息业务编码标准的贯彻落实（简称"贯标"）。15 项信息业务编码标准包括医保疾病诊断、手术操作分类与代码；医疗服务项目分类与代码；医保药品分类与代码；医保医用耗材分类与代码；定点医疗机构代码；医保医师代码；医保护士代码；定点零售药店代码；医保药师代码；医保系统单位分类与代码；医保系统工作人员代码；医保门诊慢特病病种；医保按病种结算病种；医保日间手术病种；医保结算清单。

贯彻执行信息业务编码标准工作是一项系统工程，国家医保局要求各定点医院做好本地区医保药品、医用耗材、医疗服务项目、门诊慢特病病种、按病种结算病种和日间手术病种等 6 项信息业务编码与国家编码标准数据库的映射校验，确保项项有码；搭建医疗保障基金结算清单应用环境，确保 DRG、DIP 等医保支付方式改革试点地区率先应用。做好数据治理和质量控制工作，为加快建立全国统一、高效、兼容、便捷、安全的医疗保障信息系统提供基础支撑。

为进一步提高医保结算清单数据质量，加快医保结算清单全面落地应用，《国家医疗保障局办公室关于修订〈医疗保障基金结算清单〉〈医疗保障基金结算清单填写规范〉的通知》（医保办发〔2021〕34 号）要求，加快推进医保结算清单的落地使用，做好基础信息质量控制，提高数据管理能力，并以附件形式提供了医疗保障基金结算清单（样式）、医疗保障基金结算清单填写规范。医疗保障基金结算清单是指定点医院在开展住院、门诊慢特病等服务后，向医疗保障经办机构申请费用结算时提交的数据清单。医保结算清单中常用的标量、称量等数据项应当使用国家和医保、卫生行业等相关标准。其中，诊疗信息数据指填报主要来自住院病案首页数据，医疗收费信息指标填报口径应与财政部统一的"医疗住院收费票据"和"医疗门诊收费票据"信息一致。该通知的说明：医疗收费项目归集口径，"西药费、中药饮片费、中成药费、卫生材料费" 4 项医疗收费项目已与《医保药品分类与代码》《医保医用耗材分类与代码》标准相关联，可实现按直接实际发生数收费，对此 4 项医疗收费项目不做映射归集。将国家版 7848 项医疗服务项目与"床位费、诊察费、检查费、化验费、治疗费、手术费、护理费、挂号费、其他费"医疗收费项目做映射归集，以列表展示了具体的归集口径结果。

为进一步规范全省医疗服务价格管理，提升医疗服务价格宏观治理能力，推进省内上下联动和跨区域统筹平衡，各省份根据《国家医疗保障局办公室关于建立医疗服务价格重要事项报告制度的通知》（医保办函〔2021〕18 号）有关要求，结合实际，建立了医疗服务价格重要事项报告制度，将实施医疗服务调价触发评估、确定调价总量、制定或调整医疗服务价格、重点工作任务的落实进展、重要的医疗服务价格政策调整列入报告内容。报告程序实行省、市分级报告，设区市医疗保障局重要事项向省医疗保障局报告；特别重大的和制度明确要求的事项，在设区市医疗保障局向省医疗保障局报告后，由省医疗保障局转报国家医疗保障局。各设区市医疗保障局按价格管理权限，在国家医疗保障信息平台医疗服务价格管理子系统中，按要求填报医疗服务价格报表，并按要求及时上传本辖区内现行有效的全部医疗服务价格（政府指导价），做到及时更新维护。

在地方层面，部分省份医疗服务价格项目目录提供了区域统一的计价相关基础信息。例如，《广东省基本医疗服务价格项目目录（2021 年版）》（粤医保发〔2021〕20 号）附表框架结构为财务分类、编码、项目名称、项目内涵、除外内容、计价单位、说明、价格。《广东省医疗保障局关于公布腔内动态三维子宫输卵管超声造影等新增和修订医疗服务价格项目的通知》（粤医保函〔2023〕145 号）的附表框架结构为国家项目编码、财务分类、编码、项目名称、项目内涵、除外内容、计价单位、说明。

医院在维护计价相关基础数据字典信息方面可从以下工作：以协新增医疗服务价格相

目录入、价格调整、诊疗项目与计价项目审核对照、可单独收费一次性医用耗材与计价项目审核对照等价格管理系统日常维护。医院可以设置价格管理系统维护岗位，负责价格管理系统的日常维护、基础数据治理，审核完成可单独收费医用耗材与计价项目初审对照、诊疗项目与计价项目初审对照；新增、修订医疗服务项目价格的录入，及时通知临床医技科室，确保新增、修订项目的正常执行；依据政府医疗服务价格政策变动，及时调整价格管理系统的价格（含公示价格）标准；检查常用医疗服务项目、药品、医用耗材在电子触摸屏、电子显示屏等的价格公示情况，保障患者的查询权、知情权；在服务场所显著位置公布价格咨询、投诉电话。

其中，新增价格项目基础数据字典维护包括 HIS 收费项目信息、收入会计科目、收费票据费别维护、统一财务报表费用映射归集口径（图 11-1～图 11-3）。

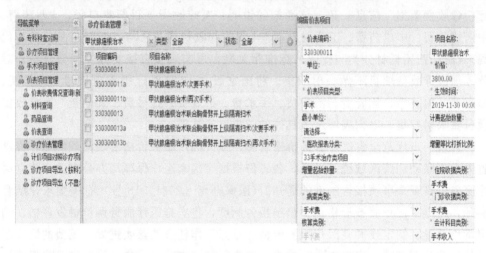

图 11-1　新增医疗服务价格项目基础信息维护

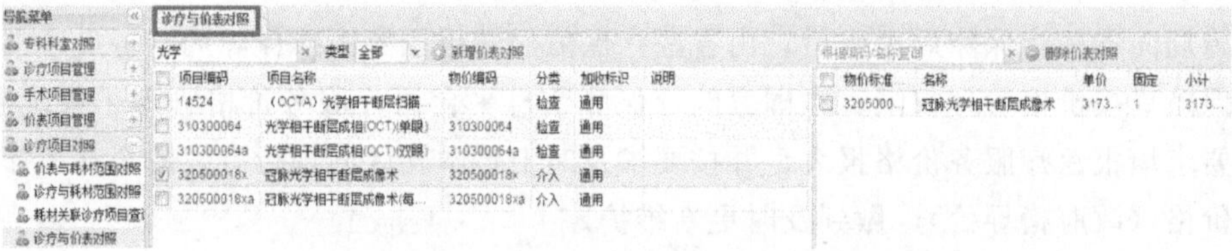

图 11-2　诊疗项目与计价项目的匹配对照维护

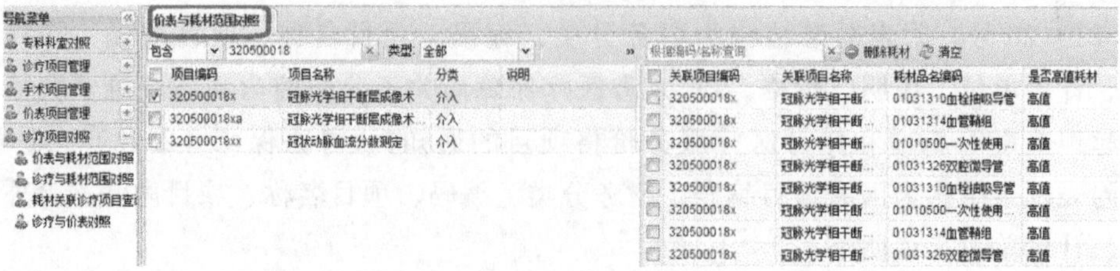

图 11-3　可单独收费耗材（总说明或对应价格项目除外内容）与计价项目的匹配对照

据国家医保局披露数据显示，服务项目代码、药品代码、耗材代码数据库信息数量均大于1万条，具体可见表11-1，与参保人权益密切相关。

表11-1　医保信息业务编码标准数据库信息数量

类别	医疗服务项目代码	医保药品代码	医用耗材代码
数量	11190条	9.3万余条	3.6万余条 （规格型号超1000万个）

以常用的医疗服务项目"静脉输液"为例，在贯标前各行政区域对于"静脉输液"的编码的长度和原则均不一致，如"静脉输液"的上海地方码为S120400006a0010、青海地方码为ABCA0001、云南地方码为52120400006a，在完成贯标后，统一为国家代码00120400006000。这为保障参保人异地就医联网结算，为医保经办机构分析费用构成，推进医保智能审核，助力支付方式改革提供数据基础。

与贯标相关的是直接影响参保人待遇的医保"三大目录"基础信息维护，本章后续的基础信息维护集中在三大目录对照信息维护。医疗保险的"三大目录"是指药品目录、医用耗材目录以及医疗服务项目目录。在医保经办机构更新、下发的三大目录中，适用的医保待遇类型常冠以社会基本医疗保险、生育保险两类。在药品目录中，按照药品类别属性，又可细分为西药中成药目录、院内制剂目录、中药配方颗粒目录以及中药饮片目录。

二、基础信息维护的意义

医保协议是医保经办机构对定点医院进行协议管理的重要手段，以广州为例，广州医保协议中对于基础信息目录维护有明确要求，具体表述为"医疗机构应指定专（兼）职管理人员负责医疗保障相关目录管理工作并如实做好编码比对工作，因医疗机构原因造成上述目录、编码匹配数据错误，造成医保基金损失或导致参保人权益受损的，医疗机构应主动退还"。由此可见，基础信息目录对照信息维护与医保基金支付具有密切关系。

根据最新披露的2022年国家医保事业统计公报显示，住院费用目录内基金支付比例在68.3%～84.2%之间不等，一级、二级、三级医院间各有区别，具体可见表11-2。

表11-2　住院费用目录内基金支付比例

医保类型	住院费用目录内 基金支付比例	住院费用目录内基金支付比例		
		三级医院	二级医院	一级医院
职工医保	84.2%	79.8%	87.2%	89.2%
居民医保	68.3%	63.7%	71.9%	80.1%

此外，对照信息维护妥当与否更会影响到医院是否会出现医保基金违规问题。自 2023 年 4 月以来，国务院、国家医保局等相关国家部门陆续发布多项重磅政策，如《2023 年医保领域打击欺诈骗保专项整治工作方案》《国务院办公厅关于加强医疗保障基金使用常态化监管的实施意见》等，均强调了以零容忍态度严厉打击挪用贪占医保基金的违法行为。在医保基金高压的严峻态势下，基础信息目录对照维护的准确性在维护医保基金安全，减少医院出现医保基金违规行为等方面更具现实意义。

以笔者所在行政区域检查发现的医保违规问题为例，参照医疗服务项目目录，"高通量基因测序"的项目内涵为"根据生物信息学分析原理，通过高通量测序，将所得的序列与参考基因组序列进行比对，进行基因诊断"，收费项目等级为"丙类"；"脱氧核糖核酸（DNA）测序"的项目内涵为"仅适用 Sanger 测序技术"，收费项目等级为"甲类"，个别医院为了减轻患者医疗费用自费部分的负担，将医疗服务项目中的"高通量基因测序"串换为"脱氧核糖核酸（DNA）测序"，将医疗保障基金不予支付的医疗服务项目串换成可支付医疗服务项目，造成医保违规。其他不执行三大目录支付名称及价格标准造成的医保违规，在此不一而足。

同理，还是以"高通量基因测序"为例，如果医院在目录维护过程中，有意或无意将"高通量基因测序"的收费项目等级维护为"甲类"，将会造成参保人在打印医保清单或查询的时候该项目显示为"甲类"，一方面会造成参保人误解，为何此项"甲类"的医疗服务在结算中会全自费；另一方面医院的医务人员在看到项目为非"丙类"，导致未签署自费项目知情同意书，亦会产生不符合规范的医疗行为；更有甚者，如果参保人为异地患者自费回参保地零报，按上述打印的医保清单提交给当地医保经办机构，在医保经办机构人员核查不严的前提下，将可能会造成医保基金损失。

（本节撰写人：熊森林）

第二节　医疗服务价格项目基础信息维护

基础信息维护应当有医院内部与之匹配的信息系统建设支持，医院信息化建设过程中应当考虑到的信息维护，只有在医院 HIS（Hospital Information System）系统中内嵌相匹配的信息维护版块，各相关职能部门各司其职，才能较好地完成基础信息维护工作。

检索国内已发表的文献期刊，早在 2008 年已有相关的学术论文就药品目录维护与信息系统架设之间的交互进行探讨❶。本章节对于基础信息维护的信息程序搭

❶ 庞雪，孟莉英，张晟，等. 医保药品目录维护程序化功能的设计与实现 [J]. 中国药师，2008（11）：1396-1397.

建不作主要论述，主要对基础信息维护流程、院内各职能部门在基础信息维护中的作用、基础信息维护的实现路径等进行论述，本节以三大目录中具体项目的维护为主要讲解示例。

一、基础信息维护流程

此部分的流程分为耗材、服务项目和药品三部分进行分述。

对于耗材的基础信息维护，存在两个条件判断，分别是准入论证判断和是否可收费。对于耗材准入论证，由临床科室补充耗材基础信息等，经由科室民主管理小组审批同意后提交各相关职能部门审核，经由设备管理部门、价格管理部门、医保管理部门、医务管理部门分别对材料适用范围、可否收费、医保是否可记账、是否为医疗新技术不可或缺材料等给予意见，综合考量判断。只有通过了准入论证和被认定为可收费的耗材，才会进入到后续的耗材信息维护。其中，可单独收费一次性医用耗材与计价项目审核对照，可见下文【例 11-1】。

对于服务项目的基础信息维护，存在两个条件判断，分别是：科室是否应用和是否新增医疗服务项目。对于上述两个判断条件，即临床科室提出需求，且新增院内定价项目，进行服务项目维护。其中，新增医疗服务价格项目，可见【例 11-2】。

对于药品的基础信息维护，主要比对药品目录信息与我院现有药品品规，比对后按匹配对照信息予以维护。为进一步梳理基础信息维护的流程，对新增医疗服务价格项目录入、可单独收费一次性医用耗材与计价项目审核对照等相关内容进行讲解，梳理对应的院内流程，具体见图 11-4。

在诊疗项目与计价项目对照方面，基础信息维护涵盖相关业务系统中价格项目、可单独收费耗材信息的关联使用、传递、报表出具等内容。对于可收费的医嘱项目，其逻辑本质是多对一的对应关系❶。在现行国家贯标后，医保疾病诊断和手术操作、药品、医疗服务项目等予以统一，实现了代码规范，但收费项目与医嘱之间的关系需要医院对应。

以"普通 B 超引导下行肾穿刺活检术"为例，多对一的对应逻辑体现在，一是医生仅需在 HIS 系统上开出"普通 B 超引导下行肾穿刺活检术"医嘱一条，多是对应的收费项目多，涵盖普通 B 超（医技科室执行）、肾穿刺（手术室执行）、肾组织活检（病理室执行）、麻醉等药品（药学部供药）以及其他相关不可收费低值耗材，通过基础信息匹配维护，实现了多对一的准确对应和各类医嘱的精准收费。此外，在经过匹配对照维护后，其项目对照组合还将分别映射到门诊（含门特）收据、住院收据、会计科目、病案首页等内容，起到传递、报表出具等作用（图 11-5）。

---

❶ 李信春，张铎，黄茂辉，等. 医院卫生经济管理标准化的研究与应用 [J]. 中华医院管理杂志，2000（04）：10-15.

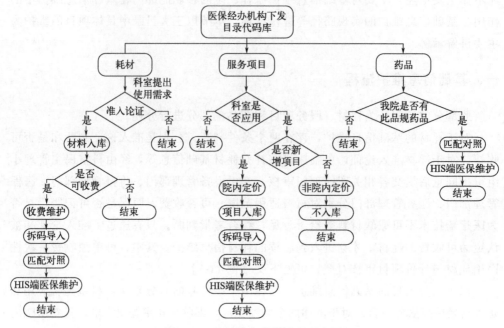

图 11-4　基础信息维护流程示意图

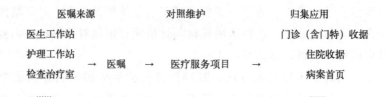

图 11-5　医嘱与医疗服务项目对照维护

　　通过将收费项目与院内电子医嘱（可收费医嘱）对应匹配维护后，非收费医嘱（如告病重医嘱、饮食医嘱等）不与收费项目匹配维护，对于错收费、漏收费等现象有明显改善。据已有的研究结果显示，合理的医嘱与计价项目维护，可促使漏收费的发生情况下降 5%，错收费的发生情况下降 4%[1]。

二、院内各职能部门在基础信息维护中的作用

　　在信息维护中，涉及的职能部门主要包括材料管理部门、价格管理部门、医保管理部门及信息管理部门，各部门各司其职，构建院内基础信息维护的 MDT

---

❶ 刘惠娟，劳幼华，王东来. 电子医嘱与收费项目匹配在医院的实施及推广 [J]. 中国卫生经济，2014，33（03）：83-85.

(Multi-Disciplinary Team) 模式（图 11-6）。此处以三大目录的维护进行论述，参照医保经办机构更新下发的三大目录并予以维护。

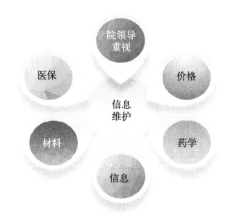

图 11-6　院内基础信息维护的 MDT 模式

各相关职能部门在目录基础信息维护中的具体作用如下。

（1）医保管理部门　对接上级主管部门，及时了解更新相应的医保政策；调整维护目录基本信息（按材料管理部门和价格管理部门提供的基础信息，实现耗材目录和医疗服务项目目录的基础维护）；结合医院实际情况，编制应急预案，做好综合处理各收费窗口因目录维护错误导致的结算报错问题或其他各类相关基础信息维护错漏导致的参保人权益受损的协调处理预案，合理保障参保人权益。

（2）材料管理部门　根据医保经办机构下发的目录，并结合医院实际情况，如零星拆码编码导入、临购编码导入，做好院内新增耗材信息（包含材料编码、材料名称、规格型号、包装单位、单价、注册证名称、注册证号、注册证开始时间及有效期、国家医保耗材二级分类、国家医保耗材代码等）与耗材目录中基础信息的匹配（包含医保耗材代码、医院目录名称、注册证号等）工作；材料准入论证；材料入库等相关工作。

（3）价格管理部门　及时将医疗服务价格项目分类与代码维护导入本机构内部的收费系统，做好医疗收费价格维护（新增医疗服务价格项目录入、可单独收费一次性医用耗材与计价项目审核对照等）；根据医保经办机构下发的目录，结合医院实际情况，做好新增服务项目信息（包含标准名称、医院编码、医院目录名称、财务分类等）与服务项目目录中基础信息的匹配工作。

（4）药学管理部门　根据医保经办机构下发的目录，及时调整维护西药、中成药、中药饮片、制剂目录。

（5）信息管理部门　在 HIS 系统内嵌药品、医疗服务项目、耗材等相关数据库，根据医保经办机构发布的政策要求，实现系统升级、测试联调、接口改造，并如实、规范传送编码数据。

（6）其他共性要求　为做好目录信息维护工作，上述职能部门应指定一到两名固定的工作人员专（兼）职负责此项工作，互为 AB 角，严格按照三大目录中的项目名称与编码的对应关系，不得私自串改编码及收费项目等内容。日常目录维护完成后，各相关职能部门应定期抽取交叉审查，降低耗材信息维护中的概率

三、基础信息维护的实现路径

以笔者所在的行政区域的某医院为例，对基础信息维护的实现路径，按主要操作步骤流程顺序进行论述。

【例 11-1】 耗材维护案例，此处以"一次性使用经鼻持续正压通气附件"为示例。

（1）材料管理部门收到新增"一次性使用经鼻持续正压通气附件"的临床需求，申请科室为新生儿科，按材料属性，进行零星拆码导入，具体可参照表 11-3。

表 11-3 耗材零星拆码导入示例

医保耗材代码	注册证号	单件产品名称	医院编码	医院目录名称
C14020200000000009277	国械注进201520822×××	一次性使用经鼻持续正压通气附件	12114301	一次性使用经鼻持续正压通气附件（BabyFlow 一次性使用部件）
C14020200000000009277	国械注进201520822×××	一次性使用经鼻持续正压通气附件	12114302	一次性使用经鼻持续正压通气附件（BabyFlow 一次性使用部件）

导入的材料信息项目明细可包括如下字段内容：物资类型、材料编码、材料名称、规格型号、包装单位、单位、单价、注册证名称、注册证号、注册证开始时间、注册证有效期、注册人名称、代理人名称（生产厂商）、供应商名称、可重用、是否高值耗材、是否供应室、是否二级库、是否常备物资、是否手术器械 18 类重点耗材、18 类重点耗材分类、材料分类、国家医保耗材二级分类、国家医保耗材代码、省平台药交编码、市平台药交编码、市平台规格型号 ID（集采产品填写）、材料来源、招标标识、是否集采、是否临采、一物一码（是否扫码计费）、是否限量采购、限量采购数量、合同明细、是否骨科材料、是否止血材料，各医院可结合实际情况，对所需字段进行精选，做到精准管理。

随后，进行新增耗材信息与耗材目录中基础信息的匹配，以拆码后的"一次性使用经鼻持续正压通气附件（鼻管）"为例，具体可参照表 11-4。

表 11-4 耗材信息的匹配示例

国家标准编码									
医保耗材代码	一级分类	二级分类	三级分类	医保通用名	材质	特征	注册证号	单件产品名称	耗材企业
C140202 0000000 009277	14-基础卫生材料	02-常规医疗用品	02-其他常规医疗用品	000—	00-不区分	000-其他	国械注进201520822××	一次性使用经鼻持续正压通气附件	××××有限公司

续表

广州本地目录编码									
广州耗材目录编码	广州耗材目录名称	目录等级	城职医保先自付比例	城乡医保先自付比例	目录类别	统计类别	限制条件	生效时间	失效时间
L510000002	材料费（自费）	全自费	100%	100%	医用耗材	卫生材料费	/	2022/6/17	2099/12/31
医院目录编码（匹配对照）									
医院编码	医院目录名称	注册证号	收费项目等级	医疗收费项目类别	限制条件			生效日期	结束日期
12114401	一次性使用经鼻持续正压通气附件(鼻管)	国械注进20152082 2××	丙类	卫生材料费	/			2022/6/17	2099/12/31

（2）价格管理部门对新增耗材进行收费判断，根据收费政策及材料应用的医疗服务价格项目，对导入耗材进行除外内容判断（具体分析思路详见第十章相关内容）。认为导入耗材中，"一次性使用经鼻持续正压通气附件（帽子）"不可收费，其余导入耗材可单独收费，在院内材料管理系统对耗材价格信息进行维护，具体涵盖：是否可收费、耗材管理分类（扫码计费管理、非扫码计费管理）、各类账单费别等。

（3）医保管理部门在上述基础上，登陆 HIS 系统进匹配维护。各医院的匹配维护界面有所差异，但匹配维护的信息基本一致，具体可见图 11-7。

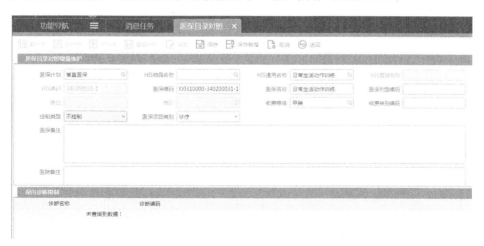

图 11-7　HIS 系统进匹配维护界面示例（一）

图 11-7 中主要需匹配维护的内容释义如下："医保计划"为参保人的医保待遇类型，包括广州医保、省直医保、市直医保、工伤医保等，据实选择、维护。"HIS 通用名称"输入需要新增的材料或项目编码，此处选择为拆码后的材料，如

一次性使用经鼻持续正压通气附件（鼻管）对应的医院编码可选为12114401。"医保编码"输入新增耗材的医保耗材代码或新增服务项目的国家码-地方码（系统上传编码）。"医保名称"输入单件产品名称（耗材）或医疗服务项目名称。"收费等级"输入广州本地目录编码中对应的目录等级，包括甲类、乙类、丙类，据实选择、维护。"控制类别"可选项为控制或不控制，对于有限定支付范围的耗材、服务项目、药品，应选择"控制"，并在"医保备注"中输入限定支付范围的详细内容，完成上述操作后医生在开医嘱时将会出现相应的限定支付范围弹框提醒；如果对于有限定支付范围的耗材、服务项目、药品没有在"医保备注"中输入限定支付范围的详细内容，则会导致不出现弹框提醒，直接影响后续的限定支付条件判断。

（4）对已匹配维护的三大目录信息定期组织抽查，复核匹配维护信息的准确性。

【例11-2】 服务项目维护案例，此处，以"人工智能辅助治疗技术"为示例。案例所涉及的服务项目为市场调节价服务项目基础信息维护，因新增服务项目的周期较长，且新增服务项目与市场调节价服务项目相似，出于上述考虑，故此处选定此项目作为示例。

（1）价格管理部门收到乳腺科拟开展"人工智能辅助治疗技术"的需求，结合医院内部定价情况（经各职能部门、价格管理委员会以及院长办公会审核），进行项目入库，具体可参照表11-5。

表11-5 市场调节医疗服务项目入库示例

财务分类	编码	项目名称	项目内涵	除外内容	计价单位	说明	院内编码	院内名称	标准价格	特需价格
G	331700001F	人工智能辅助治疗技术	使用机器人智能手术平台或系统辅助开展普通外科、胸外科、泌尿外科、妇科、头颈外科以及心脏手术等领域的手术		次/人		331700001F/18	人工智能辅助治疗技术-乳房假体植入术、保留乳头乳晕的全乳房切除术	×××	×××
							331700001F/19	人工智能辅助治疗技术-乳腺癌手术	×××	×××
							331700001F/20	人工智能辅助治疗技术-乳腺癌手术联合乳房重建	×××	×××

（2）进行新增服务项目信息与服务项目目录中基础信息的匹配，以拆码后的"人工智能辅助治疗技术-乳腺癌手术"为例，具体可参照表11-6。

表 11-6 新增服务项目信息的匹配示例

国家标准编码					
国家编码 （系统上传编码）	地方项目名称 （医疗服务项目异名名称）	地方除 外内容	计价 单位	项目内涵	项目 说明
443300000010000- 331700001F	人工智能辅助治疗技术		次/人	使用机器人智能手术平台或系统辅助开展普通外科、胸外科、泌尿外科、妇科、头颈外科以及心脏手术等领域的手术	
广州本地目录编码					
广州诊疗编码 （诊疗项目通用名编码）	医疗服务项目名称 （诊疗项目通用名）	医疗收费项目 类别	收费项目 等级	开始日期	结束日期
331700001F	人工智能辅助治疗技术	手术费	丙类	2017/4/1	2099/12/31
医院目录编码（匹配对照）					
标准编码	标准名称	医院编码	医院目录名称		财务分类
331700001F	人工智能辅助治疗技术	331700001F/18	人工智能辅助治疗技术-乳房假体植入术、保留乳头乳晕的全乳房切除术		手术费
331700001F	人工智能辅助治疗技术	331700001F/19	人工智能辅助治疗技术-乳腺癌手术		手术费
331700001F	人工智能辅助治疗技术	331700001F/20	人工智能辅助治疗技术-乳腺癌手术联合乳房重建		手术费

（3）医保管理部门在上述表格对照基础上，登陆 HIS 系统进匹配维护。与【例 11-1】步骤（3）相同。

（4）复核匹配维护信息的准确性。与【例 11-1】步骤（4）相同。

其他情况：当出现大规模新增材料（或服务项目）时，可按照模板格式整理完成后，请信息管理部门批量导入至 HIS 系统中维护以提升匹配维护的工作效率。批量维护的模板格式字段应包括物品名称、价格、医院编码、医保通用名、国家编码、目录等级、是否限定支付、限定支付备注、医保项目类别。

（本节撰写人：熊森林 余思聪）

第三节 医疗服务项目、药品、耗材限定支付条件判断

一、限定支付条件的维护与要求

限定支付条件是指在三大目录中药品、耗材、服务项目有对应的限制范围，只

有在满足了限制范围中的要求，医保基金方予以支付。故而，基础信息的维护特别是三大目录中的维护，除了维护项目名称、目录等级等基本要素外，对应的限定支付范围维护也极其有必要，只有将限定支付范围维护及时、准确，临床医生方有可能准确判断，医院方能对此部分医疗费用正常申报。

药品的限定支付条件相较而言更为成熟，检索文献及既往政策发现，药品限定支付条件最早见于 2004 年国家发布的第二版国家基本医保药品目录❶，并延续至今。在现行使用的 2022 年版国家医保药品目录中，仍有 701 个限定支付条件用药。药品的限定支付条件执行国家版本，由国家药品目录予以明确，各省市不得随意增添删减。根据药品限定支付条件的内容，大致可分为限制患者或适应症使用、限住院、限单独使用不予支付、限年龄、限发病时间/限支付天数等数类，此处选择各类限定支付条件中较为典型的药品汇总，具体可见表 11-7。

表 11-7　各类常见的限定支付范围药品

分类	药品名称(示例)	限定支付范围
限制患者或适应症使用	格拉司琼	限放化疗且吞咽困难患者
	甘草酸二铵	限肝功能衰竭或无法使用甘草酸口服制剂的患者
	左卡尼汀	限长期血透患者在血透期间使用
限医保待遇类型	米非司酮片	限子宫肌瘤患者和生育保险
限二线用药	艾普拉唑	限有十二指肠溃疡、反流性食管炎诊断患者的二线用药
	维得利珠单抗	限中度至重度活动性溃疡性结肠炎的二线用药或中度至重度活动性克罗恩病的二线用药
限二级以上医院使用	利司那肽	限二甲双胍等口服抗高血糖药或胰岛素控制效果不佳的 BMI≥25 的患者，首次处方时需由二级及以上医院专科医师开具处方
	喜炎平注射液	限二级及以上医院重症者
限发病时间/限支付天数	依达拉奉右莰醇	限新发的急性缺血性脑卒中患者在发作 48 小时内开始使用，支付不超过 14 天
	丁苯酞	限新发的急性缺血性脑卒中患者在发作 72 小时内开始使用，支付不超过 20 天
限住院	复方氨基酸(15AA)	限有明确的肝硬化、重症肝炎和肝昏迷诊断证据的患者。需经营养风险筛查，明确具有营养风险，且不能经饮食或使用"肠内营养剂"补充足够营养的住院患者方予支付
	脂肪乳(C14-24)	需经营养风险筛查，明确具有营养风险，且不能经饮食或使用"肠内营养剂"补充足够营养的住院患者方予支付
限使用时段	胞磷胆碱氯化钠	限出现意识障碍的急性颅脑外伤和脑手术后患者，支付不超过 14 天

---

❶ 张明敏，王国平. 2021 年版国家医保药品目录限定支付情况研究 [J]. 卫生经济研究，2023，40 (03)：72-75.

续表

分类	药品名称(示例)	限定支付范围
限单独使用不予支付	水溶性维生素	限与脂肪乳、氨基酸等肠外营养药物配合使用时支付,单独使用不予支付
限年龄	来迪派韦索磷布韦	本品适用于治疗成人和12~18岁青少年的慢性丙型肝炎病毒(HCV)感染
	西替利嗪口服液	限儿童

服务项目、耗材的限定支付条件是近年来随着医保经办机构下发的目录中逐步新增添加的内容,相较于药品的限定支付条件而言。从数量上说,具有限定支付条件的服务项目和耗材相对较少。根据服务项目限定支付条件的内容,大致可分为限支付天数、限手术、限制非美容整形、限年龄等数类,此处选择各类限定支付条件中较为典型的服务项目汇总,具体可见表11-8。

表 11-8　各类常见的限定支付范围服务项目 (一)

分类	服务项目名称(示例)	限定支付范围
限支付天数	作业疗法	限一个疾病过程支付不超过180天;每日支付不超过1次
	平衡训练	一个疾病过程支付不超过180天
	电动起立床训练	住院期间,以减少卧床并发症为治疗目的或者以直立行动为康复目标,支付不超过90天
限手术	咀嚼功能检查	限非正畸手术
	心脏收费	限器官移植类手术使用
限医保待遇类型	胃减容术	限基本医疗保险。限糖尿病、高血脂、代谢性疾病、肥胖(BMI>28、有并发症、生活出现明显障碍)合并呼吸暂停综合征
	唐氏综合征筛查	限生育保险
限制非美容整形	二氧化碳激光治疗(5mm以下)	限疾病治疗
限年龄	孤独症诊断访谈量表(ADI)测评	限基本医疗保险。限6岁以下疑似孤独症患儿

根据耗材限定支付条件的内容,可分为限某单一药品、限医保待遇类别,具体可见表11-9。

表 11-9　各类常见的限定支付范围服务项目 (二)

分类	耗材名称(示例)	限定支付内容
限某单一药品	一次性使用自毁型胰岛素笔配套用针	限胰岛素专用

分类	耗材名称(示例)	限定支付内容
限医保待遇类别	一次性使用胎头吸引器	限生育保险
	人工耳蜗言语处理器及其附件	限基本医疗保险,应同时满足:①双耳重度或极重度感音神经性聋患者;②7周岁以下的语前聋患者或经听力语言康复后有一定听力言语基础的18周岁以下语前聋患者
	脊柱后路钉棒固定系统-连接棒	限基本医疗保险
	医用重组Ⅲ型人源化胶原蛋白敷贴	限工伤保险

二、限定支付条件判断与智能审核

以广州为例,广州医保协议中对于限定支付条件与智能审核有明确要求,具体表述为"医保经办机构可通过智能审核、人工审核和组织专家评审等方式对医院申报的医疗费用进行审核,发现医院申报费用有不符合医保支付规定的,应告知医院并说明理由。医院应在规定时限内向医保经办机构做出说明,逾期不说明的或核实的不合规费用,按规定进行拒付"。这就要求医院准确维护限定支付条件、医务人员根据病情或治疗情况准确判断,医院准确上传信息。

智能审核的审核逻辑涉及收费(如重复收费、分解收费、超限定频次等)、药物禁忌(如儿童用药禁忌、感染性疾病未使用抗生素等)、出院带检查治疗、级别护理异常(如一级护理出院等)、限定支付用药、性别与诊断不符、限年龄、限性别、诊疗禁忌(如放置心脏起搏器却行 MRI 检查)、诊疗与材料不符(如开具了导尿管,而没有开具与之匹配的导尿相关操作等诊疗项目)等。由此可见,智能审核的范畴已涵盖了对合理诊疗、合理收费、合理用药、合理检查等各类医疗、收费行为的监控。

从现阶段智能审核的关注重点而言,多集中在收费问题及限定支付用药。以广州某医院的广州医保智能审核数据分析来看,2022 年全年收到智能审核的可疑违规单据 44917 例(月均 3743 例),其中限定性用药审核数量占总审核数量的 57.09%(25644 例),收费相关问题的审核数量占总审核数量的 33.69%(15134例)。由此可见,目前对于服务项目和耗材的限定支付判断审核相对较少。

结合现阶段智能审核的常见逻辑,智能审核的触发点主要通过费用明细(住院/门诊)及病案首页(如性别、年龄、诊断等)相关内容,对于可以更为细致地反映医疗行为的检验检查影像学结果、医嘱、护理记录等尚未纳入智能审核的触发点。故而,对于部分较为明确的限定支付条件(如限年龄),一旦触发了智能审核的可疑违规单据,基本可以确定违规,如单据中显示开具"西替利嗪口服液",限定条件为"限儿童",对碰患者上传的年龄数据(大于18岁)即可基本认定为违规,将被拒付。但是,对于大部分的限定支付判断则需要检查影像学结果予以支持,此部分的智能审核限定支付判断则需医院工作人员人工复核申诉，此部分申诉工作量较大，医院与医保经办机构审核部门都承担了较大的工作压力。如脂肪乳（C14-24），限定条件为"需经营养风险筛查，明确具有营养风险，且不能经饮食或使用'肠内营养剂'补充足够营养的住院患者方予支付"，需医院补充营养风险筛查结果、禁食或无法使用"肠内营养剂"补充足够营养的病历证据支持予以申诉，方能通过审核。

未来，医院内部亦可参照医保经办机构下发的智能审核规则，搭建院内的智能审核数据库，提升合理用药、合理收费、合理诊疗的管理效能，做到事前、事中、事后的全流程管理。

【例 11-3】　药品限定支付条件的判断与审核，此处以"腺苷蛋氨酸"为例。

医院收到医保经办机构反馈的可疑违规单据，如表 11-10。

表 11-10　限定支付条件判断的可疑违规单据（腺苷蛋氨酸）

姓名	性别	年龄	项目名称	单价/元	数量	明细医保金额/元	违规描述	违规金额/元	入院日期	诊断名称	住院号
邓××	男	53	腺苷蛋氨酸肠溶片	10.901	26	255.08	丁二磺酸腺苷蛋氨酸肠溶片限肝硬化所致肝内胆汁淤积患者或妊娠期肝内胆汁淤积患者，现开具的药品超出医保限定支付范围	255.08	2023-05-07	乙型肝炎后肝硬化失代偿期，肝恶性肿瘤，门静脉高压，肾功能不全，低蛋白血症，腹水，脾大，血小板减少，高尿酸血症，蛋白尿，营养不良	P2099×××

根据药品目录，腺苷蛋氨酸限肝硬化所致肝内胆汁淤积患者或妊娠期肝内胆汁淤积患者，方可判断勾选为医保记账，不符合条件应判断勾选为自费。故而，只要患者病情符合"肝硬化所致肝内胆汁淤积""妊娠期肝内胆汁淤积患者"其中之一，即可判断为纳入医保记账。具体的判断条件与方法，详见表 11-11。如果在智能审核阶段，医院不能给予明确的申诉意见，将被拒付可疑单据中的违规金额。

表 11-11　药品限定支付条件示例（腺苷蛋氨酸）

类别	情形描述	情形拆解	佐证材料				限定条件判断
			诊断	既往病史	检查检验结果	其他（附加）	
情形1	肝硬化所致肝内胆汁淤积	肝硬化	有	有	有（如 CT）	/	符合医保报销
		肝内胆汁淤积	有	有	有（如腹部超声，如检验结果提示肝功能恶化、直接胆红素明显上升）	出现皮肤瘙痒、黄疸、疲劳等明显表现	

续表

类别	情形描述	情形拆解	佐证材料				限定条件判断
			诊断	既往病史	检查检验结果	其他（附加）	
情形2	妊娠期肝内胆汁淤积患者	妊娠期	有	/	有（如B超）	/	符合医保报销
		肝内胆汁淤积	有	有	有（如腹部超声，如检验结果提示肝功能变化，直接胆红素明显上升）	出现皮肤瘙痒、黄疸、疲劳等明显表现	

注：诊断、既往病史、检查检验结果三者有其中之一即可。

综上所述，医院信息系统基础信息维护（含计价项目）具有重要的现实意义，是落实国家贯标政策、维护参保人利益与基金安全的必然要求。一方面，需要医院高度重视，院内多职能部门根据政策要求高度配合，专人专岗负责此项业务工作的开展。另一方面，随着医疗收费政策的变化，各医院间亦可相互借鉴学习基础信息维护的方式方法，及时总结优秀经验，梳理典型案例，必要时引入医院管理工具，以提升在此方面的精细化管理效能。

（本节撰写人：熊森林）

第四节　非疾病治疗诊疗项目的判断和信息系统维护

医疗机构除了承担疾病诊治的相关工作外，还承担开展预防保健、美容矫形等相关工作，考虑到医院计价相关基础信息维护应综合考量医保支付与医保不予支付的相关内容，而非疾病治疗诊疗项目是医保不予支付的主要体现。故而，此处将非疾病治疗诊疗项目的判断和信息系统维护单列一节展开论述。

一、非疾病治疗诊疗项目的判断和审核

以广东省为例，根据《广东省城镇职工基本医疗保险诊疗项目管理暂行办法》规定，全省各统筹地区统一执行《广东省基本医疗保险诊疗项目范围》，参保人员发生的诊疗项目费用，属于《基本医疗保险不予支付费用治疗项目范围》以内的，基本医疗保险不予支付，主要是一些非基本医疗范围、非临床诊疗必需、效果不确定的诊疗项目以及属于特需医疗服务的诊疗项目。《基本医疗保险不予支付费用治疗项目范围》涵盖了服务项目类、非疾病治疗项目类、诊疗设备及医用材料类、治疗项目类及其他共五大类项目。

按目前广州医保的结算办法，对审核结算有明确规定：医保经办机构对医疗机构每月申报的病例及医疗费用予以审核监控，对违反医保有关规定和服务协议有关

约定的费用不予支付。

《基本医疗保险不予支付费用治疗项目范围》中的服务项目类、诊疗设备及医用材料类、治疗项目类，医疗机构可通过医保经办机构定期发布更新的"三大目录"进行对应的信息维护和管理，参保人按"三大目录"对应的收费项目等级进行结算，不会产生医保违规支付行为。

然而，非疾病治疗项目类和其他的内容所涵盖的疾病范围广泛，如：各种美容、非功能性整容、矫形手术等（如重睑术、斜视矫正术、激光美容祛斑祛疤、牙列正畸、洁牙镶牙、脱发等）、各种健康检查、各种减肥、增胖和增高、各种医疗咨询、助孕等，参保人就医所发生的医疗费用若在"三大目录"的收费项目等级中属于医保可支付的等级（甲类、乙类）范围内的，参保人行医保结算时，医保系统按收费项目等级进行记账，容易造成不合理就诊的医保违规行为。医保经办机构对医疗机构每月的上传数据进行审核，对基本医疗保险不予支付费用的治疗项目进行扣减。

以广州某家三甲医疗机构的市直医保智能审核数据分析来看，医保系统对非疾病治疗项目类和其他的诊疗项目是按诊断合理性的规则进行审核，如表11-12。

表 11-12　常见的医保审核提示问题

序号	规则名称	系统提示问题
1	诊断合理性审核	不合理就诊:儿童常规健康查体(Z00.100)不属于医保支付范围,请核查
2	诊断合理性审核	不合理就诊:健康查体(Z00.001)不属于医保支付范围,请核查
3	诊断合理性审核	不合理就诊:牙列部分缺失(K08.104)不属于医保支付范围,请核查
4	诊断合理性审核	不合理就诊:咬合不正(K07.400x013)不属于医保支付范围,请核查
5	诊断合理性审核	不合理就诊:咨询(Z71.900)不属于医保支付范围,请核查
6	诊断合理性审核	不合理就诊:牙列缺损(K08.100x002)不属于医保支付范围,请核查
7	诊断合理性审核	不合理就诊:眼检查(Z01.001)不属于医保支付范围,请核查
8	诊断合理性审核	不合理就诊:生育问题(Z31.900)不属于医保支付范围,请核查

由于医保结算系统对医院端上传的疾病诊断编码并无设置非疾病治疗诊断的判断逻辑，导致医疗机构经常会出现医保经办机构审核后对判定为基本医疗保险不予支付费用的治疗项目的医疗费用进行扣减的现象发生（具体如表11-13）。事后审核的滞后性给医疗机构带来管理不便，提示医疗机构可通过信息系统维护等方法，对非疾病治疗项目等进行事前维护，做到事前管控。

根据表11-13数据显示，非疾病治疗诊断多集中在牙列部分缺失、咬合不正、牙列缺损等方面，且涉及的医保记账金额较大，提示医疗机构可重点关注口腔科相关疾病的非疾病治疗诊断，加强宣教，尽可能减少因非疾病治疗诊断使用医保基金造成的违规现象。

表 11-13   2020 年至 2022 年非疾病治疗诊断的市直医保审核扣减

姓名	性别	就医种类	结算日期	项目名称	对应项目	费用金额/元	基金扣减金额/元	扣减原因
蔡＊成	男	门诊	2020-01-02	牙列部分缺失	扣整笔费用	19849.68	5988.88	不属于医疗保险支付范围
朱＊兰	女	门诊	2020-01-03	咨询	扣整笔费用	243.43	194.74	不属于医疗保险支付范围
谭＊	女	门诊	2020-01-07	咬合不正	扣整笔费用	284.38	25.28	不属于医疗保险支付范围
关＊心	女	门诊	2020-01-07	儿童常规健康查体	扣整笔费用	71.38	24	不属于医疗保险支付范围
黄＊	男	门诊	2020-01-10	健康查体	扣整笔费用	306	244.8	不属于医疗保险支付范围
陆＊刚	男	门诊	2021-07-13	牙列缺损	扣整笔费用	7317.28	4985.92	不属于医疗保险支付范围
陈＊	女	门诊	2022-08-03	生育问题	扣整笔费用	1121.65	300.86	不属于医疗保险支付范围
许＊媛	女	门诊	2022-08-10	眼检查	扣整笔费用	183	146.4	不属于医疗保险支付范围

二、医疗机构对非疾病治疗项目进行信息系统维护

以广州市某一医疗机构为例，医保管理部门根据《基本医疗保险不予支付费用治疗项目范围》文件中非疾病治疗项目类和其他类所涵盖的疾病，在 HIS 系统分别以按门诊专科（科室）自费结算和以按医保自费结算诊断（门诊和住院）分类进行匹配维护。各医疗机构的匹配维护界面有所差异，但匹配维护的信息基本一致，均按所在行政区域的患者类型（医保/公医）、诊断编码进行维护。其他医疗机构可参照匹配维护界面中的相关信息要素做好维护设置。

（一）按只允许自费结算的门诊专科（科室）维护

在 HIS 分类维护（科室）界面将非疾病治疗项目类所涉及的医院开展的门诊专科，如激光美容、整形美容、脱发、咨询、助孕、洁牙、特需医疗服务等专科门诊，分别维护为只允许按自费结算的门诊专科分类和按男性患者来区分门诊自费专科的分类。具体见图 11-8、图 11-9。

图 11-8、图 11-9 中主要需匹配维护的内容释义如下："科室分类名称"为按照医疗机构所属行政区域的参保类型设定分类，公医患者包括区属公费医疗和医疗机

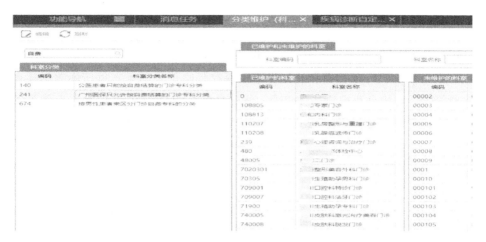

图 11-8　HIS 系统进匹配维护界面示例（二）

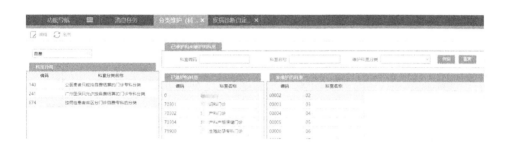

图 11-9　HIS 系统进匹配维护界面示例（三）

构的编内人员公费医疗类型患者；广州医保包括广州医保、省直医保、市直医保、工伤医保、铁路医保和异地医保的患者类型；男性患者就医的类型是按医保限定性别审核诊疗项目的规则进行设置。

　　在"科室分类名称"项下选择"公医患者只能按自费结算的门诊专科分类"及"广州医保只允许按自费结算的门诊专科分类"后，在"科室名称"输入需要自费结算的门诊专科名称，如"整形美容外科门诊""口腔科洁牙门诊""生殖助孕专科门诊""皮肤科脱发门诊""特诊门诊"等，分别完成新增保存的操作。当公医或医保参保人进行自费结算的专科门诊挂号、结算时，系统自动将其患者类型划归为"自费"类型，就医所发生的医疗费用将会自费结算。

　　在"科室分类名称"项下选择"按男性患者来区分门诊自费专科的分类"后，在"科室名称"输入需要自费结算的门诊专科名称，如"妇科门诊""产科门诊""生殖助孕专科门诊"等，当男性公医或医保参保人进行自费结算的专科门诊挂号、结算时，系统将自动将其患者类型划归为"自费"类型，发生的医疗费用将会自费结算。

（二）按医保自费结算诊断分类维护

医保管理部门根据国际疾病分类（International Classification of Diseases, ICD），将非疾病治疗项目类和其他类基本医疗保险保险不予支付所涵盖的疾病诊断进行筛选，门诊自费诊断共 794 项，住院自费诊断共 66 项。此处选定常见的门诊、住院自费诊断各 15 项汇总如下，可见表 11-14、表 11-15。

表 11-14　门诊自费诊断示例

分类/诊断	诊断	诊断编码	增减项
诊断	重睑	Z41.101	增项
诊断	种植牙	23.5x00	增项
诊断	阻生牙	K01.100	增项
诊断	综合性眼检查	95.0200	增项
诊断	咨询	Z71.900	增项
诊断	早老性脱发	L65.802	增项
诊断	咬合异常	K07.204	增项
诊断	咬合不正	K07.400x013	增项
诊断	眼检查	95.0900	增项
诊断	遗传咨询	Z31.500	增项
诊断	牙体缺损	K07.303	增项
诊断	牙列缺失	K08.100x003	增项
诊断	牙列部分缺失	K08.104	增项
诊断	牙列不齐	K07.302	增项
诊断	生育问题	Z31.900	增项

表 11-15　住院自费诊断示例

分类/诊断	诊断	诊断编码	增减项
诊断	造血干细胞供者	Z52.300x002	增项
诊断	供心者	Z52.700	增项
诊断	供肾者	Z52.400	增项
诊断	健康查体	Z00.001	增项
诊断	异常的体重增加	R63.500	增项
诊断	身材矮小症	E34.300x012	增项
诊断	女性不孕症	N97.900	增项

续表

分类/诊断	诊断	诊断编码	增减项
诊断	男性不育症	N46.x00	增项
诊断	过度热能引起的肥胖症	E66.000	增项
诊断	单纯性肥胖	E66.900x001	增项
诊断	隆胸	Z41.105	增项
诊断	腹壁松弛整形	Z41.106	增项
诊断	可疑疾病和情况的观察,其他的	Z03.800	增项
诊断	为体表不能接受的外貌而进行的其他整形外科手术	Z41.100	增项
诊断	臭汗症	L75.000	增项

　　将筛选出来的自费诊断在 HIS 疾病诊断自定义界面分别按门诊和住院自费结算诊断分类,将非疾病治疗项目类和其他的内容所涵盖的疾病诊断进行匹配维护。具体见图 11-10、图 11-11。

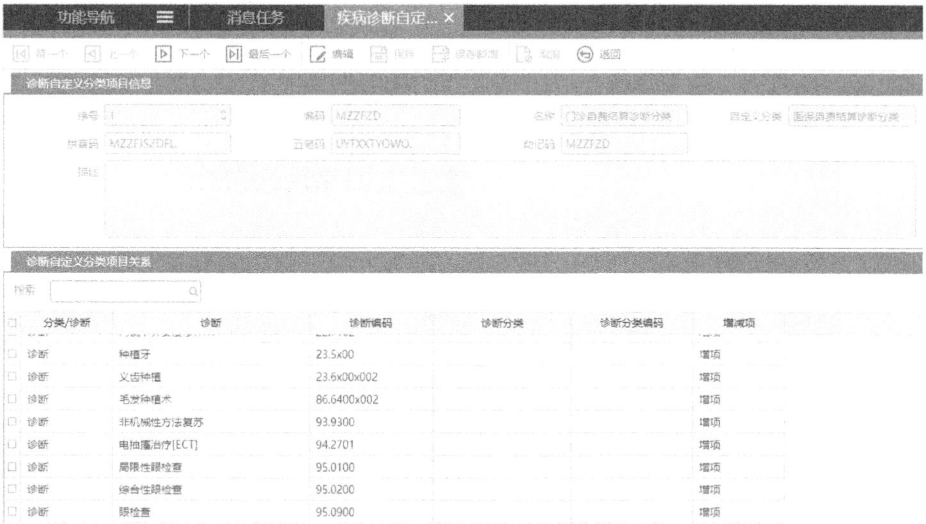

图 11-10　HIS 系统进匹配维护界面示例(四)

　　图 11-10、图 11-11 中主要需匹配维护的内容释义如下:"名称"分为"门诊自费结算诊断分类"和"住院结算自费诊断分类"两大部分。"分类/诊断"输入固定项目关系"诊断"。"诊断"输入基本医疗保险不予支付的非疾病治疗相关的诊断名称。"诊断编码"输入诊断名称后自动生成相对应的诊断编码。完成上述维护操作后,当公医或医保参保人的门诊或出院诊断出现非疾病治疗相关的诊断时,结算系统将出现相应的弹框提醒,整笔就医医疗费用需自费结算。具体见图 11-12、图 11-13。

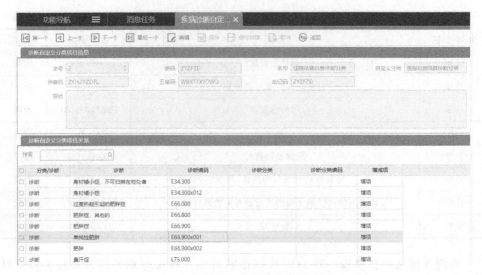

图 11-11　HIS 系统进匹配维护界面示例（五）

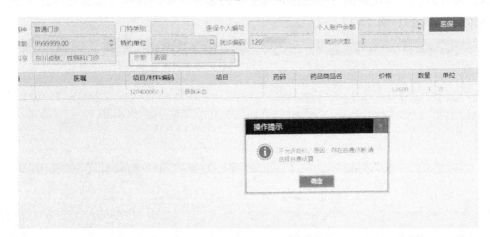

图 11-12　门诊结算系统示例

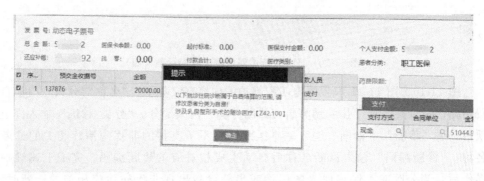

图 11-13　住院结算系统示例

（本节撰写人：刘青）

第十二章

医疗服务价格
管理的智能化

第一节　医疗服务价格管理的政策依据

一、政策背景

2023 年 5 月 15 日，为加强医疗保障基金智能审核和监控知识库、规则库（以下简称"两库"）建设，提升监管效能，促进基金安全高效、合理使用，国家医疗保障局组织编制了《医疗保障基金智能审核和监控知识库、规则库框架体系（1.0版）》（以下简称"1.0 版国家两库框架体系"）。

"两库"是智能审核和监控的工作核心，其质量直接关系智能监管子系统应用成效。在国家医保信息化平台上线以前，各地自建的智能监控规则数量从几十条到几百条不等，知识数量从几万条到几百万条不等，繁简不一，部分地方存在"两库"权威性和实用性不足等问题，不利于智能审核和监控进一步发挥作用。

2020 年，为贯彻落实《国务院办公厅关于推进医疗保障基金监管制度体系改革的指导意见》提出的"全面建立智能监控制度"要求，国家医疗保障局启动全国统一规范的"两库"建设。2022 年 3 月印发《医疗保障基金智能审核和监控知识库、规则库管理办法（试行）》（医保发〔2022〕12 号）（以下简称《"两库"管理办法》）明确了"两库"功能定位、建设原则、建设程序及各级医保部门工作职责，为各地医保部门开展"两库"建设提供了根本遵循。同时，在广泛征求地方意见、形成初步"两库"框架内容的基础上，组织开展业务论证、业务验证、行业论证等多方论证，进一步修改完善，形成科学规范、全国统一的"两库"框架体系。

按照《"两库"管理办法》要求，国家医疗保障局向社会公开发布"两库"框架内容，医疗保障经办机构使用"两库"开展医保费用结算的支付审核、协议考核、核查稽核等业务管理活动；医疗保障行政部门和从事医保行政执法的机构使用"两库"协助开展医保行政监管和行政执法相关活动；鼓励定点医药机构应用"两库"加强内部管理，规范医药服务行为。

二、框架体系

"1.0版国家两库框架体系"包括知识库框架、规则分类与释义、规则库框架等内容。

国家层面加强规则制定规范和规则体系的管理，赋予各地医保部门充分的自主权限，在国家"两库"的框架体系下结合本地实际增补规则和知识，自主设定参数、指标、阈值、应用场景等。

各地医保部门在国家规则框架下，充分征求医药机构意见，结合地方医保政策实际、基金监管目标设定规则的参数、指标、阈值、应用场景等。在规则上线使用上，循序渐进，动态完善，确保有序平稳运行。

在实际应用中，进一步检验规则科学性、合理性、有效性，及时评估、调整。鼓励定点医药机构、行业学协会等根据国家政策、规范标准，积极提出符合标准要求，具有普适意义的知识信息或对应规则，各级医疗保障行政部门可按规定程序纳入"两库"范围。

（一）规则库

包括79条规则。详见图12-1。

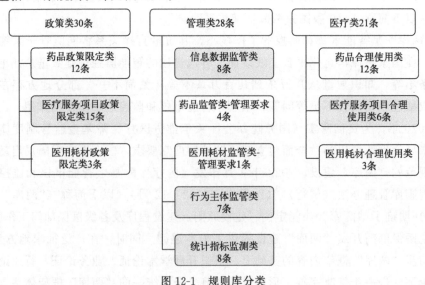

图 12-1　规则库分类

其中，涉及药品使用类的规则总体原则是在维护医保基金安全、防止药品不合理使用的基础上，逐步减少不必要的支付限定，将用药选择权、决策权还给临床医生，方便临床施治、维护用药公平。

表 12-1 对分类及释疑进行进一步阐述。

表 12-1　一二级分类释疑及数量表

一级分类	一级释义	二级分类	二级释义	规则数量
政策类	政策类规则是依据医疗保障政策及管理要求制定,通过该类规则可判断监管对象发生的不符合相关要求的行为,政策及管理要求包括但不限于医保目录、基本医疗保险定点医院和定点零售药店服务协议。明确违规	药品政策限定类	依据医疗保障政策及管理要求制定的针对医保药品进行限定的规则	12
		医疗服务项目政策限定类	依据医疗保障政策及管理要求制定的针对医保医疗服务项目进行限定的规则	15
		医用耗材政策限定类	依据医疗保障政策及管理要求制定的针对医保医用耗材进行限定的规则	3
管理类	管理类规则是依据各级医保部门在日常管理工作中的经验及医疗卫生行业管理要求制定,通过大数据分析等手段判断背离常规就医或诊疗行为	信息数据监管类	依据医疗数据填报规范要求制定针对医疗信息数据完整性、准确性、规范性进行审核和监控的规则	8
		药品监管类-管理要求	依据药品、药事等管理要求制定的针对医保药品进行审核和监控的规则	4
		医用耗材监管类-管理要求	依据耗材管理要求制定的针对医保医用耗材进行审核和监控的规则	1
		行为主体监管类	依据医保日常管理要求制定的针对不同行为主体异常行为进行审核和监控的规则	7
		统计指标监测类	依据卫健、医保部门日常管理评价要求制定的针对各类统计指标进行监测与分析的规则	8

续表

一级分类	一级释义	二级分类	二级释义	规则数量
医疗类	医疗类规则是依据疾病诊疗规范、药品合理使用以及相互关联作用的标准制定,通过筛选、挖掘和分析诊疗和用药相关的数据,对医疗服务行为的合理性进行判断。可疑	药品合理使用类	依据疾病诊疗规范等,对医保药品临床使用合理性进行判定的规则	12
		医疗服务项目合理使用类	依据疾病诊疗规范等,对医保医疗服务项目临床使用合理性进行判定的规则	6
		医用耗材合理使用类	依据疾病诊疗规范等,对医保医用耗材临床使用合理性进行判定的规则	3

具体来看,79 条规则中,违反政策限定类规则运行结果是"明确违规",实现对违法违规行为的自动拦截;违反合理使用类规则,运行结果多是"可疑",需要充分听取医药机构申诉意见后确定是否支付。

(二) 知识库

知识库包括政策类、管理类、医疗类三类知识目录,包括法律法规和政策规范、医保信息业务编码、医药学知识、管理规范等内容。

1. 政策类

一级功能模块	二级功能模块	三级功能模块	知识来源	示例
法律法规、政策规范	法律、法规、规章及规范性文件	医疗保障部门	医疗保障与其他主管部门	《医疗保障基金使用监督管理条例》(中华人民共和国国务院令第 735 号)
		卫生健康部门		《中华人民共和国基本医疗卫生与健康促进法》(中华人民共和国主席令第 38 号)
		市场监管部门		《中华人民共和国药品管理法实施条例》(国务院令第 360 号)
		其他		《工伤保险条例》(国务院令第 586 号)、《中华人民共和国中医药法》

一级功能模块	二级功能模块	三级功能模块	知识来源	示例
医保信息业务编码	疾病诊断、手术操作分类与代码	西医疾病诊断	《国家医疗保障信息业务编码标准》,《国家医疗保障局办公室关于印发医保定点医疗机构药学、技术人员统一编码规则和方法的通知》(医保办函〔2022〕39号),《国家医疗保障局办公室关于印发医保中药配方颗粒统一编码规则和方法的通知》(医保办函〔2022〕40号)	
		手术操作分类		
		中医病症分类		
	医疗服务项目分类与代码			
	药品分类与代码	西药		医保药品分类与代码数据库药品信息公示(2022年7月维护)
		中成药		
		中药饮片		
		医疗机构制剂		
		中药配方颗粒		
	医用耗材分类与代码			医保医用耗材分类与代码数据公示(2022年7月维护)
	医保系统单位分类与代码			
	医保系统工作人员代码			
	定点医疗机构代码			
	医保医师代码			
	医保护士代码			
	医保药学人员代码			
	医保医技人员代码			
	定点零售药店代码			
	医保药师代码			
	医保门诊慢特病病种			
	医保按病种结算病种			
	医保日间手术病种			
	医保结算清单			

2. 管理类

一级功能模块	二级功能模块	三级功能模块	知识来源	示例
管理规范	医疗保障管理工作中形成的基本规范		医疗保障部门	
	其他有利于规范医药服务行为,保障定点医药机构提供合理、必要服务的管理要求		其他主管部门	

3. 医疗类

一级功能模块	二级功能模块	三级功能模块	知识来源	示例
医药学知识	药品说明书	药品适应症	行业主管部门与生产企业	
		药品用法用量		
		药品禁忌证		
		药品不良反应		
		特殊人群用药		
		药品相互作用		
		药品配伍禁忌		
		其他		
	医疗器械注册证			
	相关行业主管部门发布的规范标准	中华人民共和国药典		国家药监局 国家卫生健康委关于发布 2020 年版《中华人民共和国药典》的公告(2020 年第 78 号)
		临床诊疗指南		《流行性感冒诊断与治疗指南(2011 年版)》中华人民共和国卫生部医政司
		临床技术操作规范		《胃癌诊疗规范(2011 年版)》中华人民共和国卫生部医政司
		临床路径		《临床路径》(自 2009 年至 2019 年,由国家卫健委、中华医学会陆续发布)
		中国国家处方集		《卫生部关于印发〈中国国家处方集(化学药品与生物制品卷)(2010 年版)〉的通知》〔卫医政发〔2010〕10 号〕
		中医临床诊疗指南		
		中医临床技术操作规范		
		医药学专业书籍及教材等		

三、规则的优先次序

各类别各层级的政策、规则繁多，存在规则的先后次序的。次序如下：法律法规政策和医保协议的要求、项目内涵、药品说明书、器械注册证、技术操作规范、符合职权的解释、诊疗规范、指南、共识、常识、本院规定（手术目录、实验室SOP）。如图 12-2 箭头指向的方向。

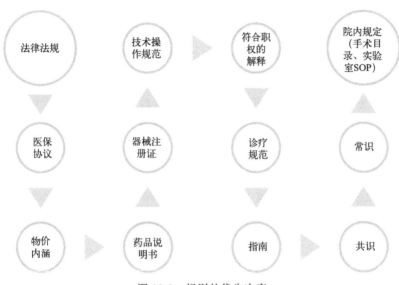

图 12-2　规则的优先次序

不能以医院内部规定或专家共识代替法律法规。

四、规则库对参保人和医院的影响

总的来说，医保部门通过智能化监管手段加强医保基金监管，根本目的是保护人民群众的"看病钱""救命钱"，从根本上保障参保人看病就医的权利。

一方面，参保人看病就医需经过身份识别，严格执行实名就医购药制度，确保人证相符，但身份识别过程对参保人来说是"无感"的，也不会对正常看病就医行为产生影响。

另一方面，智能监管系统通过规则的运行来规范定点医药机构的诊疗行为，对医务人员不合理的诊疗、检查、开药行为实时提醒，引导医务人员自觉遵守临床诊疗规范和医保管理政策，依法合规、合理规范开展医药服务，确保医保基金安全高效、合理使用，保护参保人享受规范医疗服务的权益。

（本节撰写人：欧儿）

第二节　医疗服务价格行为常见风险点

一、国家医保飞行检查常见违规点

国家医疗保障局于 2023 年 3 月 13 日颁布了《医疗保障基金飞行检查管理暂行办法》(以下简称《办法》),并于 2023 年 5 月 1 日起正式施行。

医疗保障基金飞行检查(以下简称飞行检查)是指国家和省级医疗保障行政部门组织实施的,对定点医药机构、医保经办机构、承办医保业务的其他机构等被检查对象不预先告知的现场监督检查。

国家医疗保障局于 2019 年开始探索建立飞行检查机制,此后 4 年间陆续组织 180 余个飞行检查组次,抽查定点医药机构 380 余家次,其他机构近 150 家次,累计发现被检机构涉嫌违法违规使用医保基金 43 亿余元,取得了震慑违法行为、挽回基金损失的积极成效。各省份医保部门效仿国家飞行检查做法,将这一模式本地化,建立起符合本地实际的省级飞行检查机制。2022 年,全国省级飞行检查抽查定点医药机构 2000 余家,追回医保相关资金 22 亿余元,为维护医保基金安全作出重要贡献。

按《国家医疗保障局 2022 年度医保基金飞行检查情况公告》,2022 年,国家医保局联合财政部、国家卫生健康委、国家中医药局等部门,在全国范围内组织医保基金飞行检查(以下简称"飞检")。全年共组织 24 个飞检组,完成对华中科技大学同济医学院附属同济医院的专项飞检和赴全国 23 个省份的年度飞检。

2022 年飞行检查抽查了 48 家定点医院,包括三级公立医院 40 家、三级民营医院 3 家、二级以下民营医院 5 家。

检查发现具体问题如下:一是重复收费、超标准收费、分解项目收费,48 家医院存在此类问题。二是串换药品、医用耗材、诊疗项目和服务设施,46 家医院存在此类问题。三是将不属于医保基金支付范围的医药费用纳入医保基金结算,43 家医院存在此类问题。四是违反诊疗规范过度诊疗、过度检查、超量开药,39 家医院存在此类问题。

此外,部分医院存在分解住院,药品、医用耗材进销存不符,未严格执行国家组织药品耗材集中带量采购政策,按 DRG 付费模式下高靠病组、低标准入院等其他违法违规问题;一些医院存在虚构医药服务项目问题。违规项目见表 12-2。

表 12-2　2021 年度全国医保飞检查出违规项目及金额

违规项目	违规金额/万元	占比
重复收费、超标准收费、分解项目收费	15000	30%
串换药品、医用耗材、诊疗项目收费	9646	19%
超医保支付限定用药、无资质诊疗、药品耗材进销存不符	9794	19%
过度诊疗、过度检查、超量开药、重复开药	8531	17%
不属于医保基金支付范围的医药费纳入医保基金结算	7014	14%
分解住院、挂床住院	270	1%

两年的飞行检查公告，医疗服务项目行为常见违规现象一目了然。

二、日常医保智能审核常见风险点

(一) 智能审核违规风险点

以广东省人民医院为例，2022 年共收到智能审核数据超 5 万条，是上年的 3.47 倍。涉及金额超 20 亿元，是上年的 3.92 倍，给定点医院增大了审核工作量及难度。涵盖：安全性用药、临床路径、诊疗禁忌、过度诊疗、出院带诊疗、住院天数异常等审核逻辑，具体审核逻辑明细见表 12-3。

表 12-3　审核逻辑明细

安全性用药审核
［广东省］累计中药饮片超量_省级
［广东省］妊娠期用药禁忌_省级
［广东省］单次就诊超适应症用药_事后
［广东省］单次就诊药品疾病禁忌_事后
［广东省］单次门诊同类药品重复(不分给药途径)_事后
［广东省］单次门诊中药配伍禁忌_事后
［广东省］单次住院累计药品超量_事后
［广东省］单次住院同类药品重复(同给药途径)_事后
［广东省］阶梯用药审核_省级
临床路径、过度诊疗审核
［广东省］单次就诊诊疗项目禁忌_事后
［广东省］单次住院诊疗项目使用匹配不合理_事后
［广东省］过度治疗_省级
［广东省］临床路径必选项目筛查_事后
［广东省］临床路径某一时间段内必选项目筛查_事后

续表

出院带检查审核	
	[广东省]出院带检查治疗超量_省级
可疑低标入院审核	
	[广东省]住院天数异常_省级
其他医保相关审核	
	[广东省]单次就诊甲乙类费用占总费用比_事后
	[广东省]单次就诊手术与材料使用不符_事后
	[广东省]单次就诊诊疗项目与材料不符_省级
	[广东省]单次门诊累计药品超量_事后
	[广东省]单次住院累计药品超量_事后
	[广东省]诊断与患者年龄不符_省级

（二）门诊特定病种违规风险点

抽查 2021 年 1 月至 2022 年 5 月的二类门特申报数据，结合诊断证明书、出院小结、病理报告等材料。主要涉及：心房颤动抗凝治疗、恶性肿瘤放疗化疗辅助治疗、肺动脉高压等相关门特申请。问题集中表现在：①病情摘要或诊治方案不完善、有错别字等问题。②门特申请有效期内，缺乏放疗化疗等特征性治疗、实际行换药、感冒等治疗。③限定支付用药范围判断错误，例如甲钴胺、多糖铁复合物胶囊。

（三）门诊共济违规风险点

门诊共济制度是职工医保门诊的一项重大制度改革，门诊待遇享受由原来以个人账户为主的模式转变为以门诊统筹基金为主的模式。国家医保局联合五部委发布《关于开展医保领域打击欺诈骗保专项整治工作的通知》，其中指出，聚焦虚假就医、医保药品倒卖等重点行为。特别要针对异地就医、门诊统筹等政策实施后容易发生的违法违规行为。

由于门诊人流量大，容易产生过度检查、过度医疗，甚至套现等违法违规问题。利用门诊共济参保人统筹账户待遇大幅提高，在门诊开套餐式、体检式、无指征、无病志记录各类检查。

三、医疗服务项目违规探因

（一）未全国统一标准化的医疗服务项目标准

从国家通报的公告来看，医疗服务收费类违规是所有医院的"通病"，原因与价格精细化管理密切相关，也与当下医疗服务价格版本有一定关系。

以广东为例，《广东版价格目录》（粤医保发〔2021〕46 号）与《全国医疗服务项目价格规范》（发改价格〔2012〕1170 号）有较大不同。例如对快速石蜡切片检查的理解，广东版项目内涵为空，而国家版则有明确的项目内涵，见表12-4。

表 12-4　广东版价格项目示例

项目编码	项目名称	项目内涵	计价单位	单价
270400002	快速石蜡切片检查与诊断		例	432 元
2012 年版医疗服务项目规范				
BCBC0001	快速石蜡切片病理诊断	根据预约提前 1 小时进行设备准备,通过活检手术方式采集的各种组织、器官的标本,经过甲醛固定,由初检医师进行大体标本检查和取材,由技师进行快速组织处理机脱水,透明,石蜡组织包埋机包埋,组织切片机切片,自动染色机进行常规苏木素-伊红(HE)染色,自动封片机封片,按相关规定由两名病理医师在显微镜下做出病理诊断,病理报告,全部过程要求在 2~3 小时内完成。含上述技术过程中所产生的废液、废物的处理		

（二）医院管理层不重视医疗服务项目收费

面对社会整体法律意识的提高，部分医务人员没有及时转变观念；虽然医院早已建立健全了一套行之有效的制度，但是部分制度被人为废除导致了医疗质量、医疗安全、预防事故差错的能力得不到保障；医院的管理体制松懈；医院防范措施不得力；医院处理医疗事故的措施不当、重经济效益而轻视医疗质量等都是医院管理方面的原因。

（三）医务人员自身的原因

医务人员没有得到相应的培训，对医保基金安全缺乏应有的防范意识，行业风气不端正，医务人员没有落实规章制度，不尊重患者及其家属的知情权和同意权，医务人员的行为、语言暴力，医务人员的保密观念淡薄，医务人员学术资料的选择与公开不当。

（四）参保人自身的原因

个别参保人法律意识淡漠，未充分认识到违规占用医保基金属于骗保行为。2021 年 10 月 28 日最高人民法院网站消息，公布 7 起人民法院依法惩处医保骗保犯罪典型案例，包括参保人员伪造医疗文书、住院资料零星报销。

被告人曹甲串通及其他几人相互勾结，分工合作，采用伪造虚假材料、借用多地利用虚假医疗资料骗取医疗保障金犯罪活动。2017 年 7 月至 2019 年 5 月，以办医保报销、补贴等名义，借用了当地七十余名医保参保人员的居民身份证和农村商业银行卡，用于伪造虚假住院病历等医保报销资料，到大悟县医疗保障局和中华联合财产保险股份有限公司大悟支公司办理医保结算和大病保险理赔，共计骗取医疗保险金和大病保险 102.5 万余元。

按《医疗保障基金使用监督管理条例》（中华人民共和国国务院令第 735 号）第四十一条显示，个人有下列情形之一的，由医疗保障行政部门责令改正；造成医疗保障基金损失的，责令退回；属于参保人员的，暂停其医疗费用联网结算 3 个月至 12 个月：①本人的医疗保障凭证交由他人冒名使用；②重复享受医疗保障待遇；③利用享受医疗保障待遇的机会转卖药品，接受返还现金、实物或者获得其他非法利益。

个人以骗取医疗保障基金为目的，实施了前款规定行为之一，造成医疗保障基金损失的；或者使用他人医疗保障凭证冒名就医、购药的；或者通过伪造、变造、隐匿、涂改、销毁医学文书、医学证明、会计凭证、电子信息等有关资料或者虚构医药服务项目等方式，骗取医疗保障基金支出的，除依照前款规定处理外，还应当由医疗保障行政部门处骗取金额 2 倍以上 5 倍以下的罚款。

（本节撰写人：欧凡）

第三节　医疗服务价格项目的智能管理

医疗服务价格政策的规定非常复杂，对于繁忙的一线临床人员来说，仅依赖人脑记忆和习惯操作，是无法确保准确收费的。医院高质量发展背景下，医疗服务价格管理需要创新管理模式，借助信息化手段规范医疗服务价格行为，将价格政策转变成数字化规则，帮助临床医护人员规范、精准地执行价格政策。

本节主要按照价格目录的明确规则，结合医院信息系统可实现程度，认为目前可以将价格政策规则智能管理类型分为"限定频次、限定时长、项目互斥、重复计价、适用条件、计价规则、异常高额费用、非必要诊疗、资质或执业范围、记录校验"十种情形（如表 12-5 所示），在发生诊疗行为及费用产生的合适时间点，由信息系统设置特定的自动校验、提醒及控制，实施智能化管理。

表 12-5　医疗服务价格行为的智能管理规则

序号	规则类型	应用场景
1	限定频次	按周/日/月限定频次的价格项目
		按住院期间限定频次的价格项目
		按疗程限定频次的价格项目

序号	规则类型	应用场景
2	限定时长	计入计出的价格项目
		计入不计出的价格项目
		不超过住院总时长的价格项目
		超过限定时长不可重复收取的价格项目
3	项目互斥	项目内涵规定的A项目"含"B项目
		联合手术与分解手术
		项目的必经步骤与主项目重复
		仅独立开展方可收费的价格项目
4	重复计价	多个打包收费套餐内"医疗服务项目"
		多个打包收费套餐内"医用耗材"
5	适用条件	年龄
		性别
		诊断
		门诊/住院类型
6	计价规则	医疗服务价格政策项目大类说明
7	异常高额费用	自定义阈值
8	非必要诊疗	检验
		治疗
		药品
		检查类
9	资质或执业范围	康复类
		超声类
		核医学类
		中医类
		特定设备使用科室
10	记录校验	手术记录
		护理记录
		病理结果
		检查报告
		检验报告

上表所列的规则及场景，基本涵盖目前价格政策及目录对价格行为的要求规范。以广东省为例，在用基本医疗服务价格项目 7000 余项，以规则及应用场景为导向，挑选部分典型医疗服务价格项目智能管理规则逐一举例。实务操作中，由于各地区的价格政策不同，执行的医疗服务价格目录也不同，而目前各项价格外部检查主要依据是全国医疗服务项目技术规范，医院价格管理部门应协同临床科室，整理及对比将当地医疗服务价格目录和全国医疗服务项目技术规范的政策异同，提炼出适合医院自身的智能管理规则。

一、限定频次

限定频次是指医疗服务价格政策规定的某些医疗服务价格项目，收费频次在一定时期内不得超过规定次数。如吸痰护理每日收费不超过 24 次、卒中功能评分（NIHSS）每周收费不超过 1 次、冰袋降温每天收费不超过 12 次等。

对于此类收费项目，由信息系统自动校验系统记录的收费次数是否超过某段时间规定次数，超过时系统将自动提醒医护人员核对修改，直至合规为止。现以广东省基本医疗价格目录❶为基础，梳理相关限定频次的智能提醒规则，详见表 12-6。

表 12-6　限定频次项目在信息系统中的智能提醒设置

序号	类别	项目名称	频次要求及系统设置	提醒节点
1	单次收费限制	甲状腺穿刺活检术	单次收费不超过 1 次	收费保存
2	单日收费限制	非气管插管全身麻醉	每日收费不超过 1 次	医生开单保存
3	每周收费限制	静脉血栓风险评估	每周收费不超过 1 次	批准出院
4	每月收费限制	痴呆评定	每月收费不超过 1 次	批准出院
5	每住院期间收费限制	梅毒螺旋体特异抗体测定	每住院期间不超过 1 次	批准出院

需要注意的是，限定频次绝不是限定医疗行为。限定频次的规则是针对"医疗服务价格行为"的发生频次，而不是"医疗行为"的发生频次。由于患者病情等各种原因，是不能对医疗行为限定频次的，也就是说特殊情况下，某项医疗行为需要超出限定频次时，仅是超出部分不能收取费用，而不是说该项医疗行为不应该超出限定频次。例如，医保负面清单中提到"非气管插管全身麻醉"每日只能收取一次费用，这是针对绝大多数情况而言的。实际上，有个别患者是上午做完无痛内镜检查已经复苏清醒，下午再做无痛超声内镜检查，这种情况下，尽管提供了两次"非气管插管全身麻醉"的医疗服务，有相应的麻醉评估及麻醉记录，检查的项目不

---

❶ 本节价格目录均以广东省基本医疗价格目录为例，其他省、市目录的价格规制大同小异，可参考本节智能提醒规则。

同，检查时间段也不同，但按照价格政策，同日只能收取患者一次"非气管插管全身麻醉"费用。再例如，医保负面清单中提到"降钙素原检测"每日收费不能超过一次，但在疾病发展早期过程中，尤其是脓毒症早期需要知道 PCT 何时到达峰值，间隔 6~12 小时复查都是合理的。

当出现医疗行为的实际频次需要超过医疗服务价格行为限定频次时，医院可以设置"不收费医嘱"，授权指定医生在病情需要的情况下，开出超过限定频次的医嘱，超过限定频次的医嘱不收取患者费用，这样既不影响临床诊疗，也不会产生违规风险。但设置"不收费医嘱"要注意适用范围及加强内部控制，因为医院负担的这部分成本是没有收入进行补偿的，不能无限制使用。

二、限定时长

限定时长是指以时间为计价单位的医疗服务价格项目，其合计计价时间不应超过合理区间。例如，按日收取的住院诊查费、床位费、护理费等，收费天数不应超过患者住院天数（计入不计出）；按小时收取的重症监护、特级护理、氧气吸入、注食、注药、十二指肠灌注加收（使用各种泵）等，其每天收费时间合计不超过 24 小时，住院期间收费时间合计不超过患者住院天数。

对于此类收费项目，由信息系统自动校验系统记录的收费时间是否超过规定，超过时系统将自动提醒医护人员进行核对修改，直至合规为止。相关限定时间项目的智能提醒规则，详见表 12-7。

表 12-7　限定时长项目在信息系统中的智能提醒设置

序号	类别	项目名称	频次要求及系统设置	提醒节点
1	单个项目收费天数限制（计入不计出）	A 级房间床位费	不超住院天数（出院当日不可收费）	批准出院
2	单个项目收费天数限制（计入计出）	胃肠减压	不超住院天数（出院当日可以收费）	批准出院
3	按小时收费项目限制	血氧饱和度监测	不超住院时长	批准出院
4	多个项目合计收费天数限制	遥测心电监护/心电监护	合并总数不超住院时长	批准出院
5	超 12 小时不可收取护理费限制	重症监护/特级护理/级别护理	按"小时"收费的护理费（重症监护、特级护理）连续不超过 12 小时的可同时收取按日计价的护理费	批准出院

这里可能大家会有疑问，既然要事先智能配置，为什么当实际发生得小于相应规则限频次及时间则"自动减少"至限定频次及时间？这是由于医疗服务价格项目计价来源

于医疗行为，涉及开具医嘱、核实医嘱、确认执行医嘱、作废医嘱等一系列与临床实际操作相关的复杂情形，单以系统自动限定某个特定情形的医疗行为，将会与临床医疗工作相背离。这里举一个简单的例子：某日 10 时，患者由普通病区转入重症监护病房，普通病区当日未收取级别护理费用（因执行确认时间在凌晨 1 时，系统对前一日发生的级别护理费用进行计费），转入重症监护病房后，收取 14 小时重症监护费用，数据上体现的是该患者收取重症监护 12 小时以上同时收取级别护理费用。如果系统根据规则自动减少级别护理费用，未经医护人员再次核实，则会减少医院应当收取的医疗服务收入。

三、互斥项目

互斥项目是指医疗服务价格政策规定如果收取了 A 项目，则不允许再收取 B 项目，否则属于重复收费或分解收费的违规情形，具体有以下两种情况。

一是价格政策有明确规定的，如广东省基本医疗价格目录中，"临床诊疗类"项目说明中指出"除特别说明以外，各类根治术均含淋巴清扫；各类支架、导管置入术均含扩张；经皮诊疗项目均含穿刺；各类内镜检查、活检、封闭和穿刺均含表面麻醉及活检"，故收取癌根治术就不能重复收取淋巴结清扫术等；再如"甲状腺癌扩大根治术"的项目内涵❶中规定"含甲状腺癌切除、同侧淋巴结清扫、所累及颈其他结构切除"，故收取"甲状腺癌扩大根治术"，则不能同时收取"甲状腺部分切除术"等；"关节清理术"的项目内涵中规定"含滑膜切除、软骨下骨修整、游离体摘除、骨质增生清除，指膝、踝、肩、肘、髋、足、手、腕等关节"，故收取"关节清理术"后，则不能同时收取"关节滑膜切除术""关节清理术"与"关节滑膜切除术"存在互斥关系。

二是价格政策没有明确规定哪些项目属于重复收费、分解收费，但根据其他相关政策、项目操作步骤及项目内涵判断，实际上存在互斥关系。如手术必经步骤不得重复收费❷；联合手术和分列手术项目同时存在的，按联合手术项目计价，不得拆分收费等。这类项目的判断比较专业，难度较大，需要价格管理人员对项目的操作步骤及项目内涵非常了解，才能整理出相应钩稽关系及规则。例如"经腹腔镜子宫肌瘤切除术"，根据《全国医疗服务项目技术规范（2023 年版）》，其项目内涵中描述的手术步骤为"麻醉，消毒铺巾，建立气腹，放入腹腔镜探查盆、腹腔，暴露

---

❶ 项目内涵通常使用"含""指""不含"三个专用名词进行界定：①含，表示在医疗服务项目中应当提供的服务内容，这些服务内容不得单独分解收费。但在特殊情况下，由于患者病情需要只提供其中部分服务内容，也按此项标准计价。②指，在"指"后面所列的内容，指完成该诊疗项目的不同方法，或该诊疗项目的适用范围。如无特别说明，不得重复计费。③不含，在"不含"后面所列的服务内容可单独计价。

❷ 必经步骤不得重复收费的底层逻辑是，手术项目在进行成本测算时，涵盖了该手术所有必经步骤的资源消耗成本，其定价也是涵盖了所有手术步骤的成本补偿，故价格政策规定必经步骤不得重复收费。

子宫肌瘤，腹腔镜下切除，腹腔镜下电凝或逐层缝合止血，用肌瘤粉碎装置粉碎后取出肌瘤标本，冲洗腹腔，酌情放置引流，关腹"，根据该描述，"经腹腔镜子宫肌瘤切除术"已涵盖"剖腹探查术"及"子宫修补术"，这两个手术属于必经步骤，不得再分解收费，即收取了"经腹子宫肌瘤切除术"费用，不得再收取"剖腹探查术"及"子宫修补术"的费用，"经腹腔镜子宫肌瘤切除术"与"剖腹探查术"及"子宫修补术"存在互斥关系。

互斥项目的智能提醒是指在系统设置项目的互斥规则，收取 A 项目时则不能收取 B 项目，这一规则的建立需要根据项目内涵逐一梳理，具体如表 12-8 所示。

表 12-8 互斥项目在信息系统中的智能提醒设置

序号	类别	A 项目名称	B 项目名称	频次要求及系统设置	提醒节点
1	内涵明确的互斥	甲状腺癌扩大根治术	甲状腺部分切除术	单台手术不可同时收费	手术收费保存
2	联合手术的互斥	腰椎滑脱椎弓根螺钉内固定植骨融合术＋行椎板切除减压间盘摘除	腰椎间盘突出摘除术	单台手术不可同时收费	手术收费保存
3	必经步骤的互斥	三尖瓣置换术	三尖瓣探查术	单台手术不可同时收费	手术收费保存
4	其他价格政策内涵知识库积累	使用超声刀加收	使用血管闭合系统加收	单台手术不可同时收费	手术收费保存

四、重复计价

重复计价项目是指为患者提供某项医疗服务价格项目的时候，因疏忽、系统错漏或者政策理解偏差导致的差错计价行为。例如，"超声计算机图文报告"计价单位为"人次"，多数医院为方便医生操作，往往将"超声检查"与"图文报告"打包收费，但由于超声检查的计价单位为"每部位"，如果同时进行胸部和腹部的检查，主项目"彩色多普勒超声常规检查"按部位可计价 2 次，但"超声计算机图文报告"只可计价 1 次。因此，同时开具多部位的检查医嘱，极易造成"图文报告"重复计费。为避免上述情形发生，医院需根据实际业务需要，通过系统来实现"重复计价项目卡重功能"，来帮助医护人员正确执行价格政策，甲县中心医院也对此，梳理相关去重项目规则，如表 12-9 所示。

表 12-9 信息系统特定收费去重设置

序号	类别	项目名称	系统设置	提醒节点
1	超声医疗服务项目去重	超声计算机图文报告	单次检查,保留 1 次	门诊:开单 住院:保存医嘱
2	放射医疗服务项目去重	X 线计算机体层(CT)扫描加收(三维重建)	单次检查,保留 1 次	门诊:开单 住院:保存医嘱
3	医用耗材去重	高压造影注射器管路系统-患者管路	单次检查,保留 1 次	门诊:开单 住院:保存医嘱

需要注意的是,为契合价格政策要求,医院在关注费用去重的同时,也要防范因多去重造成的收入损失。如"颈部血管彩色多普勒超声检查",基础项目为 60元/两根血管,每增加检查两根血管加收 40 元。为避免基础项目重复计价,医院往往会将基础项目(60 元)列入去重规则库当中。当患者需检查多根血管时,开单时可能去掉重复收费基础项目(60 元)后,没有按政策收取应"每增加检查两根血管加收 40 元",给医院带来损失。因此,各医院应该根据各自所处地区的政策要求,结合自己医院实际业务情况,避免资产流失风险。

五、适用条件

适用条件项目是指医疗服务价格政策规定了部分医疗服务价格项目在满足某些适用条件时,才可以进行收费。例如,"肠内高营养治疗"项目内涵中明确提出:指经腹部造瘘置管,含肠营养配置,限不能进食的患者;"颈部开放性损伤探查术",其说明中指出"仅独立开展本手术方可收费"。

适用条件还有一种情形就是适用设备、适用方法学等,例如常规心电图检查有多通道十二导联心电图检查、多通道十五导联心电图检查及多通道十八导联心电图检查,为保证价格项目与实际操作及适用设备功能保持一致(外部检查曾发现。部分科室收取的心电图项目与设备功能不符:使用十二导联心电图设备,收取"多通道十五导联心电图检查"费用),可根据全院各科心电图机仪器清单,将不同导联心电图检查项目维护至相应执行科室,杜绝此类价格违规行为。

为实现适用条件项目的智能提醒功能,需要医院价格管理人员根据项目目录中的项目内涵逐一梳理、判断,并协同医务部门、护理部门及信息部门等整理出适用条件在信息系统中对应的映射点,系统自动校验符合适用条件时,才可收取相关费用,否则将返回修改费用产生的医嘱直至合规为止。以广东省基本医疗价格目录为基础,梳理相关适用条件的智能提醒规则,具体如表 12-10 所示。

表 12-10　适用条件项目在信息系统中的智能提醒设置

序号	类别	项目名称	频次要求及系统设置	提醒节点
1	性别限定	总前列腺特异性抗原测定（TPSA）	仅限男性患者使用	项目适用性别限定为"男性"
2	年龄限定	6 岁以下儿童加收	根据患者身份证号基础信息,自动生成 6 岁以下儿童加收价格体系	系统价格体系设置
3	诊断限定	骨化性肌炎局部切除术	术前诊断必须有"骨化性肌炎"	医技项目保存
4	项目说明限定	颅骨钻孔探查术	仅独立开展方可收费	医技项目保存
5	项目内涵提醒	癫痫病灶切除术	医生开单时,将收费政策列明的项目内涵展示给医生查看:"指病灶切除、软脑膜下烧灼术、脑叶切除;不含术中脑电波监测。"	医生开单保存
6	患者类型限定	门诊静脉输液	仅限门诊患者使用	项目使用属性分类
7	设备持有科室限定	多通道十五导联心电图检查	限持有"十五导联心电图机"的科室执行	医嘱执行科室限定

六、计价规则

根据医疗服务价格政策规定,部分医疗服务价格项目除按价格标准进行计价外,还须遵循额外的价格计算规则,主要原则如下。

（1）患者同一次住院过程中曾进行过介入检查已明确诊断,仅是作为介入治疗前进行的常规介入检查（第二次）按 50％计收,治疗后的复查（立即进行）不得收费。

（2）介入治疗（不含血管造影检查）原则上以经一根血管的介入治疗为起点,每增加一根血管的治疗加收 20％。

（3）手术切口的相关计价原则:①经同一切口进行的两种及以上不同疾病的手术,其中主要手术按全价收取,次要手术按项目规定收费标准的 50％收取。②经两个及以上切口的两种及以上不同疾病的手术,按手术标准分别计价。③同一手术项目中两个及以上切口的手术,加收 50％。④经同一切口进行双侧器官手术的,在单侧手术收费基础上加收 50％;同台手术中,经不同切口进行双侧肢体或双侧器官手术的,按手术标准分别计价。

实务中,最为复杂及难以判断的是第（3）点,涉及如何定义两种及以上不同疾病、主要手术和次要手术的区别、两个及以上切口的定义及双侧肢体及双侧器官的含义。现以广东省某中医疗价格项目录为基础,梳理相关计价规则的智能提醒条件,见表 12-11。

表 12-11　项目计价规则在信息系统中的智能提醒设置

序号	类别	项目名称	频次要求及系统设置	提醒节点
1	介入治疗前进行的常规介入检查（第二次）按 50％计收	经皮选择性动脉造影术	同次住院期间，第二次收取项目系统提醒	医技项目保存
2	介入治疗前进行的常规介入检查（第二次）按 50％计收	冠状动脉造影术	同次住院期间，第二次收取项目系统提醒	医技项目保存
3	经同一切口进行的两种及以上不同疾病的手术，其中主要手术按全价收取，次要手术按项目规定收费标准的 50％收取	椎管扩大成形术	计费提醒：应收数量＝（椎板个数－1）×0.5＋1	医技项目保存

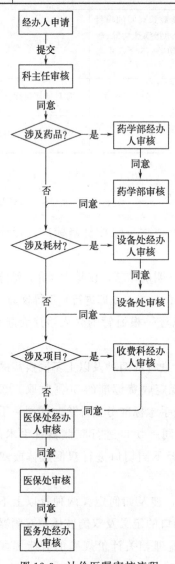

图 12-3　计价医嘱审核流程

七、异常高额费用

医院可以根据某种类型的疾病、某个科室或是某类患者，设定一个异常高额费用阈值。当费用达到设定阈值时，提醒收费人员复核该患者的费用明细，因为实务操作中，人工收费偶尔会错将收费编码录入进收费数量栏，造成费用过高。例如某例手术单次输入数量不允许超过 100 等，而异常高额费用阈值的设定将帮助医院规避这种计价差错，具体可根据医院实际信息系统架构及个性化操作设置。

八、非必要诊疗

通常情况下，考虑到医疗资源有限，患者的各类风险及经济负担，某些不必要的检查或检验将被界定为非必要诊疗。为确保医疗行为的合理性和必要性，避免过度医疗行为，医院可以借助信息系统来进行监控管理。但由于检查检验类的项目专业性较强，单依赖某个科室或个人是无法对此类行为进行有效把关的。

因此，在设置计价医嘱时，需联合多部门共同审核，明确各部门的管理边界，不同部门提供不同的把关视角，起到相互补充和监督的效果，进而较少单部门因专业差异造成的主观偏见和错漏。具体审核流程如图 12-3 所示。

九、资质或执业范围

一家大型医院，工作人员按照取得的不同执业资格，所能为患者提供的服务也不尽相同。根据国家有关政策，取得医师执业资格才可以从事临床诊疗、开展手术和开具处方药物。其他人员则可在各自的执业范围内，为患者提供不同的服务。

《广东省医疗服务价格项目使用说明》采用五级分类法，对医疗服务价格项目进行分类，不同专业医生在各自的专业范围内为患者提供相应的医疗服务。医院价格管理部门应联合医务部门，对医疗服务项目限定的执业范围进行梳理，开单时由系统限定执行科室，对有资质范围限制的医疗服务，开具医嘱时仅可选取对应执行科室进行开展。现以广东省基本医疗价格目录为基础，梳理相关限定条件，见表 12-12。

表 12-12　资质或执业范围在信息系统中的智能设置

序号	类别	项目名称	频次要求及系统设置	提醒节点
1	康复类项目	肺功能康复训练	限康复科执行	医嘱执行科室限定
2	超声类项目	颈部血管彩色多普勒超声	限 B 超室执行	医嘱执行科室限定
3	核医学项目	正电子发射计算机断层-X 线计算机体层综合显像（PET/CT）	限核医学科执行	医嘱执行科室限定

十、记录校验

随着医院数字化转型，院内的各业务系统（LIS、PACS、IIH 等）在实现互联互通的基础上，引入人工智能技术，为医疗服务价格管理智能化提供了新思路。医保飞行检查常常发现，医院可能因个体对政策理解的偏差，将实际应该收费的项目串换成另一种项目进行收费。例如，患者行"超声引导下经皮甲状腺活组织检查术"，手术记录显示"2%利多卡因左侧、峡部、右侧甲状腺结节体表位置附近局部麻醉"，该患者错误收取"表面麻醉"费用，实际应收取"局部浸润麻醉"。因此，在电子病历评级日益完善的今天，实现收费系统（IIH）、实验室信息管理系统（LIS）和影像储存与传输系统（PACS）数据互联互通，引入人工智能技术，利用自然语言处理、OCR 识别以及机器学习等先进辅助工具，将护理记录、手术记录以及检验病理结果记录等与价格目录串联起来，让机器协助医院价格管理人员对收费准确与否进行初步把关，让价格管理由事后被动监督转变为事中主动监督。现以广东省基本医疗价格目录为基础，结合医嘱与诊断信息等，梳理相关校验节点，详见表 12-13。

表 12-13　信息系统中的相关记录智能校验

序号	类别	项目名称	频次要求及系统设置	提醒节点
1	手术记录校验	使用超声刀加收	扫描患者特定住院期间"手术记录",关键词含有"超声刀"	保存手术记录
2	护理记录校验	跌倒/坠床风险评估	扫描患者特定住院期间"护理文书",是否在收费日期存在"患者跌倒/坠床风险评估单"	批准出院
3	病理报告校验	免疫组织化学染色诊断	扫描患者特定住院期间"病理报告——特殊检查",是否存在对应数量的免疫组化结果	定期扫描

除上述医疗服务价格项目收费的智能管理,医用耗材收费也在逐步智能化,尤其是大多数医院已上线的"扫码计费"系统,彻底解决临床实际使用耗材与收费耗材不一致的问题,但不能保证耗材收费完全合规,还须清晰梳理可单独计费的耗材与医疗服务价格项目的对照关系,并借助信息化手段进行标准化,进行精细化管控,具体为:医务人员录入医嘱时,系统通过关联医疗服务价格项目,对除外内容进行校验,属于除外内容范围的才允许单独收费,解决依赖人脑记忆政策,错误执行政策带来的价格行为风险。

(本节撰写人:冯欣)

第四节　医疗服务价格管理智能化的注意事项

在信息系统设定智能提醒,仍离不开人工操作。如果能在医疗服务价格行为发生时,信息系统就根据规则自动化进行合规操作,将比智能提醒更进一步提高管理效率、降低违规风险。那么,哪些项目可以实现事前控制?哪些项目需要做到事中提醒?哪些项目只能依赖事后监督完成闭环管理?需规则梳理者根据实际情况逐一论证。并且,由于医疗服务收费监管所涉及的规则众多,系统内置的"知识库"过于庞大,上线初期将可能对临床开立医嘱、执行医嘱等工作造成影响。如何实现"无感上线",尽可能减少对临床工作的负面影响,也是重点需要关注的。

一、从试点病区逐步推广

智能提醒的规则通常是嵌入整个医疗运行信息系统中的,"牵一发而动全身",倘若设置不合理,一是可能规则失效,二是可能直接影响临床工作时效、患者满意度等,甚至产生新的违规行为。

因此智能提醒的上线应稳步有序地逐渐推进,具体可以先选取代表性的病区试点后再逐步推广，例如某医院价格管理部门根据每月医保局智能审核数据发现，某病区"按小时收费项目收费时间超患者住院时间"的收费差错率较其他病区高，涉及项目包括重症监护、血氧饱和度监测、心电监测、遥测心电监测、低流量给氧、中流量给氧、高流量给氧等，因此选择该病区进行智能提醒的试点，限制条件为如超限定时间，则不允许提交出院。通过试点，该病区的事前纠错起到了立竿见影的效果，事后差错率几乎为零，因此使用智能提醒的积极性非常高，对系统功能的优化提出了很多建设性意见，并乐于向其他病区分享上线体会，该医院在整体全面上线智能提醒功能时，效果显著。

二、从外部检查视角梳理智能管理规则

为不断完善价格智能管理的规则库，适应不断变化的医疗服务价格政策，医院价格管理员应加强与各临床科室的沟通，设定符合临床操作实际的系统限制规则。

因此，为了尽可能地正确执行价格政策，除了对价格目录反复梳理规则外，依赖外部监督者对价格政策的进一步解读来规范医疗服务价格行为，也是非常有必要的。医院的价格管理工作者可能深有体会，价格管理工作过程中，常常会面临外部的各种检查以及自查通知。如省、市甚至是国家医保飞行检查、不定期的医保智能审核以及医保负面清单自查等。这些检查要求，是上级部门总结出的医院频发的违规情形，医院价格管理员应当根据这些外部检查的线索，仔细梳理其中涉及的系统规则，作为医院内部智能规则库的完善与补充，表12-14是某医院根据各外部检查梳理的智能规则库。

表 12-14　医保部门发布负面清单中价格违规行为的智能规则

序号	类别	项目名称	频次要求及系统设置	提醒节点
1	限定时长	重症监护	收取"重症监护"期间，不可再收取级别护理和一般专项护理（需要注意的是：重症监护按小时计价，同一天未收费该项目期间，可收取级别护理和一般专项护理）	批准出院
2	互斥项目	临床操作的彩色多普勒超声引导	不允许同时录入同一执行时间、同一执行科室的"临床操作的彩色多普勒超声引导"和超声检查	录入医嘱
3	互斥项目	心排血量测定	收费心输出量测定期间，不可再收费有创性心排血量测定（需要注意的是：心输出量测定按小时计价，同一天未收费该项目期间，可收费有创性心排血量测定）	"确认时间"进行校验
4	互斥项目	气管插管术	"气管插管下全身麻醉"和"气管插管术"不可同时收费	收费保存
5	互斥项目	喉镜检查	在收取气管切开护理或气管插管护理费用时不可同时收取其中一个项目	收费保存

序号	类别	项目名称	频次要求及系统设置	提醒节点
6	互斥项目	氧气吸入	收取"呼吸机辅助呼吸"期间,不可再收取高/中/低流量给氧(需要注意:这几个项目按小时计价,若同一天不同时间段可分别收费)	在"确认时间"进行校验
7	互斥项目	关节滑膜切除术	系统提醒:"关节清理术"含滑膜切除	收费保存
8	互斥项目	持续有创性血压监测	系统限制:收取"持续有创性血压监测"同时收取"麻醉中监测(14项以上)"时,弹窗提醒重复收费,系统设置限定无法同时收取持续有创性血压监测、麻醉中监测(14项以上)	收费保存
9	互斥项目	内镜加收费用	系统限制:使用腹/胸/宫/腔镜、脑室镜、胆道内镜、鼻内窥镜、经皮肾镜、尿道、膀胱镜、关节镜、显微镜加收和对应的内镜项目不可同时收费	收费保存
10	互斥项目	负压引流机引流加收	系统提醒:开展"伤口负压辅助愈合治疗"时,不再收费"负压引流机引流加收"	在"确认时间"进行校验
11	互斥项目	关节滑膜切除术	"关节滑膜切除术"是各类关节置换术手术的必经过程,不可同时收费	收费保存
12	互斥项目	各种球囊扩张术	肠道球囊扩张术与肠道支架置入术不可同时收费	收费保存
13	互斥项目	局部浸润麻醉	收取"腹膜透析置管术(拔管术)"费用的同时不应收取"局部浸润麻醉"费用	收费保存
14	限定频次	静脉血栓风险评估	系统设置此项目收费每周不超过1次	批准出院
15	限定频次	成瘾/依赖/戒断评估量表	系统设置此项目收费每周不超过1次	批准出院
16	限定频次	成瘾/依赖/戒断评估量表(使用电脑)	系统设置此项目收费每周不超过1次	批准出院
17	限定频次	帕金森病评估量表	系统设置此项目收费每周不超过1次	批准出院
18	限定频次	帕金森病评估量表(使用电脑)	系统设置此项目收费每周不超过1次	批准出院
19	限定频次	全面肌张力障碍评定	系统设置此项目收费每周不超过1次	批准出院
20	限定频次	全面肌张力障碍评定(使用电脑)	系统设置此项目收费每周不超过1次	批准出院
21	限定频次	不宁腿综合征严重程度评定	系统设置此项目收费每周不超过1次	批准出院
22	限定频次	不宁腿综合征严重程度评定(使用电脑)	系统设置此项目收费每周不超过1次	批准出院

续表

序号	类别	项目名称	频次要求及系统设置	提醒节点
23	限定频次	房颤出血风险评估	系统设置此项目收费每周不超过 1 次	批准出院
24	限定频次	卒中风险评估	系统设置此项目收费每周不超过 1 次	批准出院
25	限定频次	格拉斯哥昏迷评分（GCS）	系统设置此项目收费每周不超过 2 次	批准出院
26	限定频次	卒中功能评分（NIH-SS）	系统设置此项目收费每周不超过 2 次	批准出院
27	限定频次	6 分钟步行测试	系统设置此项目收费每周不超过 2 次	批准出院
28	限定频次	睡眠认知行为治疗	系统设置此项目收费每周不超过 3 次	批准出院
29	限定频次	癌痛综合评定	系统设置此项目收费每周不超过 3 次	批准出院
30	限定频次	心境障碍问卷	系统设置此项目每个住院周期收费不超过 2 次	批准出院
31	限定频次	心境障碍问卷（使用电脑）	系统设置此项目每个住院周期收费不超过 2 次	批准出院
32	限定频次	睡眠认知行为评估	系统设置此项目每个住院周期收费不超过 2 次	批准出院
33	限定频次	睡眠认知行为评估（使用电脑）	系统设置此项目每个住院周期收费不超过 2 次	批准出院
34	限定频次	肇事肇祸风险评估表	系统设置此项目每个住院周期收费不超过 2 次	批准出院
35	限定频次	肇事肇祸风险评估表（使用电脑）	系统设置此项目每个住院周期收费不超过 2 次	批准出院
36	限定频次	自杀自伤风险评估表	系统设置此项目每个住院周期收费不超过 2 次	批准出院
37	限定频次	自杀自伤风险评估表（使用电脑）	系统设置此项目每个住院周期收费不超过 2 次	批准出院
38	限定频次	蒙特利尔认知评估（MoCA）	系统设置此项目每个住院周期收费不超过 2 次	批准出院
39	限定频次	蒙特利尔认知评估（MoCA）（使用电脑）	系统设置此项目每个住院周期收费不超过 2 次	批准出院
40	限定频次	儿童发育量表	系统设置此项目每个住院周期收费不超过 2 次	批准出院
41	限定频次	儿童发育量表（使用电脑）	系统设置此项目每个住院周期收费不超过 2 次	批准出院
42	限定频次	跌倒/坠床风险评估	系统设置此项目每个住院周期收费不超过 2 次	批准出院
43	限定频次	康复综合评定	系统设置此项目每个住院周期收费不超过 3 次	批准出院
44	限定频次	彩色多普勒超声监测	系统设置此项目每天收费不超过 3 次	批准出院
45	限定频次	吸痰护理	系统设置此项目每天收费不超过 24 次	批准出院
46	限定频次	机械辅助排痰	系统设置此项目每天收费不超过 3 次	批准出院

序号	类别	项目名称	频次要求及系统设置	提醒节点
47	限定频次	压疮护理	系统设置此项目每天收费不超过 12 次	批准出院
48	限定频次	冰袋降温	系统设置此项目每天收费不超过 12 次	批准出院
49	限定频次	经膀胱腹腔内压力测定	系统设置此项目每天收费不超过 1 次	批准出院
50	限定频次	正念训练	系统设置此项目每天收费不超过 1 次	批准出院
51	限定频次	脑电意识深度监测	系统设置此项目每天收费不超过 10 次	批准出院
52	限定频次	轮椅技能训练	系统设置此项目每天收费不超过 1 次	批准出院
53	限定频次	日常生活动作训练	系统设置此项目每天收费不超过 2 次	批准出院
54	限定频次	精神障碍作业疗法训练	系统设置此项目每天收费不超过 1 次	批准出院
55	限定频次	截肢肢体综合训练	系统设置此项目每天收费不超过 2 次	批准出院
56	计价规则	椎管扩大成形术	弹框提醒:收取的"椎管扩大成形术"的数量计算规则为"(椎板个数−1)×0.5＋1"	收费保存
57	适用条件	骨肿瘤切开活检术	弹框提醒:项目内涵为"选择前或后入路,避开重要血管神经,暴露肿瘤,切取部分病灶送检,注意勿伤及脊髓,缝合肿瘤包膜,仔细止血,逐层关闭伤口",手术记录须与该项目内涵一致	收费保存
58	适用条件	血管探查术	除独立开展的探查术外,其余不可收费	收费保存
59	计价规则	电子生物反馈疗法	弹框提醒该项目计价单位为"次"而非"部位"	录入医嘱
60	适用条件	胸膜粘连烙断术	除独立开展的探查术外,其余不可收费	收费保存
61	适用条件	腹腔粘连松解术	弹框提醒"手术记录必须描述创面缝合"方可收费	收费保存
62	互斥项目	妇科常规检查	系统限制同一天不可同时收取产前检查和妇科常规检查	签署医嘱
63	互斥项目	经皮选择性动脉造影术	"经皮选择性动脉造影术"与"全脑血管造影术"不可同时收费	收费保存
64	互斥项目	经皮动脉支架置入术	柔性限制:处理同支病变不能同时收取"经股动脉置管腹主动脉带簿网支架置入术"和"经皮动脉支架置入术"	收费保存
65	互斥项目	淋巴结清扫术	柔性限制:各类肿瘤根治术不能同时收取"淋巴结清扫术"	收费保存
66	适用条件	人血清白蛋白	白蛋白没有一次低于 30g/L,系统默认全部使用白蛋白自费(由医生选择"自费")	收费保存
67	适用条件	脊髓和神经根粘连松解术	系统弹框提醒,清晰描述手术记录:属于脊髓、脊髓膜、脊髓血管手术,指显微镜下分离硬脊膜、蛛网膜、脊髓之间的粘连,松解神经根,椎板复位,缝合,包扎才能收费	收费保存

序号	类别	项目名称	频次要求及系统设置	提醒节点
68	适用条件	同一个手术名称同一天收取2次费用	柔性限制:同一个手术名称同一天不能收取2次费用	收费保存
69	互斥项目	经输尿管镜输尿管扩张术	不可同时收取经输尿管镜使用激光纤维碎石取石术和经输尿管镜输尿管扩张术	收费保存
70	适用条件	骨化性肌炎局部切除术	必须有明确的"骨化性肌炎"的诊断编码才能收取"骨化性肌炎局部切除术"	收费保存
71	适用条件	肠内高营养治疗或肠内高营养治疗加收	无腹部造瘘置管或空肠置管诊断编码或是操作编码,不能收取肠内高营养治疗或肠内高营养治疗加收费用	收费保存
72	适用条件	肛周护理	"肛周脓肿、大便失禁、肛周感染",有诊断可收费	收费保存
73	限定频次	胃肠减压	不超过住院天数	批准出院
74	限定频次	腹部大血管彩色多普勒超声	系统设置此项目每天收费不超过1次	批准出院
75	限定频次	降钙素原检测	系统设置此项目每天收费不超过1次	签署医嘱
76	限定频次	人类免疫缺陷病毒抗体测定(化学发光法)	系统设置此项目每天收费不超过1次	签署医嘱
77	限定频次	乙型肝炎表面抗原测定(化学发光法)	系统设置此项目每天收费不超过1次	签署医嘱
78	限定频次	有创性心内电生理检查	系统设置此项目每天收费不超过1次	批准出院
79	限定频次	非气管插管全身麻醉	系统设置此项目每天收费不超过1次	收费保存
80	非必要诊疗	冠脉CT平扫	开展冠脉CT平扫(血管/增强用)时,同时收取"X线计算机体层(CT)加收(三维重建)"和"X线计算机体层(CT)成像",多收"X线计算机体层(CT)成像"。套餐中删除"X线计算机体层(CT)加收(三维重建)"	系统前置设置

三、充分论证智能管理的合适时点

在整个医疗服务价格行为链条中,选择合适的时点开启提醒、控制功能,是关系智能管理能否达到预期目标的关键因素,需要根据医院实际运行情况及信息系统建设情况进行论证,不同类型项目,设置提醒的时点也会有所不同。

在病区执行护理、诊疗等临床操作类项目,由于开具医嘱与执行医嘱具有时间差,倘若每次、每天提醒,可能出现"假阳性"结果。以"低流量给氧"为例,医生为患者开立了5月6日23:00至5月7日7:00的"低流量给氧"医嘱,护士5月8日凌晨在系统确认执行了5月7日23:00—24:00的给氧医嘱(实际执行的时间为 5 月 7 日 23:00—24:00)。如果系统每天提醒，5 月 8 日当日确认执行的给氧费用有 25 小时，超出一天最大可执行数量，如果系统每日对这种"假阳性"数据进行提醒，将会影响临床工作效率。因此，对于此类的项目，通常是在"提交出院"的环节进行规则校验及提醒；在手术室、放射科等医技平台科室发生的费用，提醒时点通常是在平台科室进行费用记账的时点，如果到提交出院时再进行智能提醒，医护人员还需花费内部沟通、返回修改及费用审核等时间，将延长患者等待出院的时间，影响运行效率及患者满意度；门诊患者则是在"签署医嘱"的时点进行规则校验及提醒。

智能提醒的最佳时点没有标准答案，应由医院价格管理部门、医疗护理管理部门、信息开发部门和临床业务科室一同探讨，从如何方便医护人员尽快进行核对、修改及确认出发，找到智能提醒的最合适时点。

四、分类设置智能规则的限制程度

价格项目的正确执行除了需要刚性约束，还依赖专业判断。因此，智能提醒需分类设置提醒规则的限制程度，越是刚性的规则，限制程度就应越高；需要专业判断的规则，限制程度应相对较低。为了最大程度降低计价差错的可能性，同时又兼顾到规则的普适性，应将系统规则的限制程度分为以下三大类："刚性限制""柔性限制"及"提醒"。规则设定者可以结合所在地医疗服务价格政策的要求，将以上三种限制程度，结合具体的规则以及限制的时点，具体加以应用。

1. 刚性限制

刚性限制指的是计价时触发了某种被设定的规则，系统限定不允许开出医嘱、不允许保存医嘱，或是不允许提交出院，以此来强制开单医生或计价人员返回修改直至合规。例如，对于限定频次、限定时间等这类非常明确的价格规则，当累计计价时长超过了住院时长，或者是某个项目计价次数超过了价格政策明确规定的次数，要求必须修改至合规才可以提交出院，以此确保部分医疗服务价格项目合规计价。

2. 柔性限制

柔性限制是相对于刚性限制而言的。由于某些计价规则与临床实际操作密切相关，为适应临床个性化计价需求，部分规则被列为柔性限制。这类规则被触发后，系统将弹框提示该项目正确计价的政策要求，同时要求医护人员必须输入具体计价的场景或是理由才可保存/提交。这些理由输入者的个人信息（如工号、输入时间、登陆科室等），以及输入的具体文本内容，将作为备注存储于系统当中，作为内外部检查的底稿资料。

例如，某医院实现了手术价格项目柔性限制功能，发现在进行某例烧伤患者手术项目费用确认时，系统弹框提示违规不允许保存，违规原因是"伤口负压辅助愈合治疗含慢性溃疡修复术、清创缝合、引流管引流、换药等"。手术收费人员经过进一步核查发现，该患者行腿部"伤口负压辅助愈合治疗"及腹部"慢性溃疡修复术"，即互斥项目在不同部位（腿部及腹部），实际不属于重复收费的情形，随即在系统提示框中说明了具体原因，经医院授权人员审核后，完成了该例手术项目费用确认。

3. 提醒

提醒功能是上述两种限制功能的补充，由于部分医疗服务价格项目与系统记录的任何场景都毫无关联，仅可将政策以文字展示给医生或计价人员，通过广覆盖、高频次的提醒，减少差错发生的可能性。

例如，实际外送开展的检查检验项目与收费项目不符。由于外送检验项目由医院收费，但具体执行方并非医院，而是独立于医院的第三方检验公司。随着医疗技术的不断进步，检验的方法学也日新月异，第三方公司实际使用的方法学是否与医院收费的方法学一致，还需院方合同签立部门定期抽查。

以上三种情形，除"刚性限定"外，另外两种仅可在事前或者事中做到监督提醒的作用，计价差错行为发生的可能性仍旧存在。因此，医院应加强事前沟通、培训，事中统计分析数据，事后反馈督促整改落实，完成医疗服务价格管理的闭环管理，杜绝差错。

随着人工智能的发展，直接从病历中自动正确生成各项医疗服务费用，是医疗服务价格管理智能化发展的方向（例如从患者手术记录及 ICD 码对比生成手术价格项目，根据护理记录或病程记录自动生成相应的治疗或者检验费用等）。但这需要临床医护人员、病案质控人员、信息管理人员及价格管理人员等专业人员共同协作，基于现有大数据及临床操作实际，共同梳理形成算法模型。

（本节撰写人：冯欣　余思聪）

第十三章

医疗服务价格
动态调整

我国普遍存在医疗服务项目价格制定后多年不变的情况，医疗服务价格水平总体上滞后于经济发展水平，技术服务类项目收费普遍偏低，难以合理覆盖、有效回收投入成本，且因医疗技术发展和物价上涨，价格调整相对滞后，造成价格与成本背离，使医院长期面临政策性亏损。深化医疗服务价格改革的重要任务之一是，考虑医院成本变化、当地医药费用增幅、经济发展水平、物价水平、医疗技术发展、群众承受能力等因素，综合评估符合触发条件的，及时启动动态调价，将成本和价格明显偏离的医疗服务项目纳入调价范围。理顺不同类别医院同一项目比价关系，不仅涉及整体医疗服务项目价格水平调控，还涉及不同类别医疗服务项目价格水平（医疗服务项目在不同地区或不同医院之间收费标准的差异）和价格结构（医疗服务价格项目规范在不同地区或不同医院执行情况的差异）调控。同属调增或调减项目，但因现有价格水平基准不同，其调整幅度也有所区别。比价关系涉及医疗服务价格水平计量，地区间、医院间、项目间价格水平差异评价等方面。医疗服务价格水平调整影响医院及相关执行科室收入总量与结构，要重视不同类别项目之间比价关系，考虑调增、调减不同类别项目价格水平差异对医院收费频次、收入结构的预期影响，按各类项目特点、财务影响把控好价格调整范围、方向和幅度，评估调整效果，提出应对措施。提高体现技术劳务价值的医疗服务价格，降低设备物耗占比高的检查检验和大型设备治疗价格。价格调整预期水平是按体现技术劳务价值、补偿合理成本原则，综合考虑公立医院等级和功能定位、医师级别、技术难易程度、资源配置方向、学科发展、医疗服务成本、财政投入、群众总体负担、医保基金承受能力，确定与区域经济发展、医疗发展水平相适应的价格调控总体水平，促进经济发展水平相近、医疗发展水平相当、地理区域位置相邻地区价格水平基本平衡,实现区域间医疗技术均衡发展。

第一节 国家层面医疗服务价格动态调整相关政策回顾

在国家层面,国家医保局等部门2015年起印发大量文件,提出建立灵敏有度、以成本和收入结构变化为基础的医疗服务价格动态调整机制,并要求在省级层面统一建立动态调价程序、规则、指标,科学设置调价启动条件、触发标准、约束条件,按设定周期和触发机制做好评估,在总量范围内及时启动调价,理顺比价关系(表13-1~表13-3)。

表 13-1 国家层面医疗服务价格动态调整的相关政策(2015—2020)

文件名称与文号	对医疗服务价格动态调整的相关要求
《国务院办公厅关于城市公立医院综合改革试点的指导意见》(国办发〔2015〕38号)	经科学测算,在降低药品、耗材费用和取消加成的同时,降低大型医用设备检查治疗价格,合理调整提升体现医务人员技术劳务价值的医疗服务价格,特别是诊疗、手术、护理、床位、中医等服务项目价格。逐步理顺不同级别医院间和医疗服务项目的比价关系,建立以成本和收入结构变化为基础的价格动态调整机制
《推进医疗服务价格改革的意见》(发改价格〔2016〕1431号)	积极稳妥推进医疗服务价格改革,合理调整医疗服务价格,同步强化价格与医疗、医保、医药等政策衔接联动,建立分类管理、动态调整、多方参与的价格形成机制。建立以成本和收入结构变化为基础的价格动态调整机制,理顺医疗服务比价关系。统筹考虑取消药品加成及当地政府补偿政策,按总量控制、结构调整原则,同步调整医疗服务价格,重点提高诊疗、手术、康复、护理、中医等体现医务人员技术劳务价值的医疗服务价格,降低大型医用设备检查治疗、检验等价格。在此基础上,通过规范诊疗行为,降低药品、耗材等费用腾出空间,动态调整医疗服务价格
《国务院办公厅关于建立现代医院管理制度的指导意见》(国办发〔2017〕67号)	建立以成本和收入结构变化为基础的医疗服务价格动态调整机制
《关于以药品集中采购和使用为突破口 进一步深化医药卫生体制改革的若干政策措施》(国医改发〔2019〕3号)	各地要借鉴推广"腾空间、调结构、保衔接""三医"联动改革经验,通过降低药品耗材费用等方式腾出空间,稳妥有序试点探索医疗服务价格优化,2020—2022年,抓住药品耗材集中采购、取消耗材加成等降低药品耗材费用的窗口期,每年进行调价评估,达到启动条件的稳妥有序调价,加大价格动态调整力度。各地形成符合行业特点的定调价规则、程序方法,按"总量控制、结构调整、有升有降、逐步到位"原则,持续优化医疗服务比价关系
《治理高值医用耗材改革方案》(国办发〔2019〕37号)	建立医疗服务价格动态调整机制,重点提高体现技术劳务价值的医疗服务价格,逐步理顺比价关系,提高医疗服务收入占医疗总收入比例,为理顺高值耗材价格创造有利条件
《关于做好当前医疗服务价格动态调整工作的意见》(医保发〔2019〕79号)	加强部门协同,发挥医院专业优势,建立医疗服务价格动态调整机制,稳妥有序试点探索医疗服务价格优化。通过动态调整医疗服务价格,逐步理顺医疗服务比价关系,支持医疗技术进步、体现技术劳务价值、医疗资源优化配置,为群众提供更高价值、更有效率的医疗服务

续表

文件名称与文号	对医疗服务价格动态调整的相关要求
《中共中央 国务院关于深化医疗保障制度改革的意见》(中发〔2020〕5号)	完善医疗服务项目准入制度,加快审核新增医疗服务价格项目,建立价格科学确定、动态调整机制,持续优化医疗服务价格结构
《国家医疗保障局关于国家组织冠脉支架集中带量采购和使用配套措施的意见》(医保发〔2020〕51号)	接受冠脉支架植入手术的外地患者占比大、相关医疗服务项目现行价格明显低于全国中位价格和周边省份价格的省份,可结合当地实际,适当调整冠脉支架植入手术价格

表13-2 国家层面医疗服务价格动态调整的相关政策 (2021)

文件名称与文号	对医疗服务价格动态调整的相关要求
《"十四五"全民医疗保障规划》(国办发〔2021〕36号)	稳妥有序试点医疗服务价格改革,加强价格宏观管理,完善定调价规则,改革优化定调价程序,探索适应经济社会发展、更好发挥政府作用、医院充分参与、体现技术劳务价值的价格形成机制。完善公立医院价格监测,编制医疗服务价格指数,探索建立灵敏有度的动态调整机制,发挥价格合理补偿功能,稳定调价预期。加强总量调控、分类管理、考核激励、综合配套,提高医疗服务价格治理的社会化、标准化、智能化水平
《国务院办公厅关于推动药品集中带量采购工作常态化制度化开展的意见》(国办发〔2021〕2号)	在集中带量采购覆盖的药品品种多、金额大、涉及医院多的情况下,开展医疗服务价格动态调整评估,符合条件的及时调整价格
《关于开展国家组织高值医用耗材集中带量采购和使用的指导意见》(医保发〔2021〕31号)	贯彻落实高值医用耗材集中带量采购相关政策,做好医保基金预付和结算、医疗服务价格调整
《国务院办公厅关于推动公立医院高质量发展的意见》(国办发〔2021〕18号)	建立灵敏有序的价格动态调整机制,定期开展调价评估,达到启动条件的,稳妥有序调整医疗服务价格,理顺比价关系,支持公立医院优化收入结构,提高医疗服务收入(不含药品、耗材、检查、化验收入)占医疗收入比例
《国务院深化医药卫生体制改革领导小组关于深入推广福建省三明市经验 深化医药卫生体制改革的实施意见》(国医改发〔2021〕2号)	2022年6月底前,各省份印发建立医疗服务价格动态调整机制文件,科学设置医疗服务价格调整的启动条件、触发标准及约束条件,稳定调价预期。"十四五"期间,各省份及有价格管理权限的地级市每年开展一次医疗服务价格调整评估,符合条件的以区域内公立医院医疗服务费用为基数,合理确定价格调整总量,在总量范围内突出重点、有升有降调整医疗服务价格。强化公立医院价格监测评估,加快建立公立医院医疗服务价格、成本、费用、收入分配及改革运行情况的监测体系,为价格动态调整提供依据
《关于深化公立医院薪酬制度改革的指导意见》(人社部发〔2021〕52号)	推进全面取消药品耗材加成、药品耗材集中带量采购、医疗服务价格优化、医保支付方式改革、药品耗材使用监管等改革,逐步提高诊疗、中医、护理、手术等医疗服务收入占医疗收入比例
《国家医疗保障局 国家中医药管理局关于医保支持中医药传承创新发展的指导意见》(医保函〔2021〕229号)	建立健全灵敏有度的价格动态调整机制,及时开展调价评估,在医疗服务价格动态调整中重点考虑中医医疗服务项目,优先将功能疗效明显、患者广泛接受、特色优势突出、体现劳务价值、应用历史悠久,成本和价格明显偏离的中医服务项目纳入调价范围

文件名称与文号	对医疗服务价格动态调整的相关要求
《深化医疗服务价格改革试点方案》（医保发〔2021〕41号）	建立灵敏有度的价格动态调整机制，明确调价的启动条件和约束条件，发挥价格合理补偿功能，稳定调价预期、理顺比价关系。强化大数据和信息化支撑作用，加强公立医院价格监测评估考核，确保价格机制稳定运行。通过3～5年试点，探索形成可复制可推广的价格改革经验，到2025年，深化医疗服务价格改革试点经验向全国推广，分类管理、医院参与、科学确定、动态调整的医疗服务价格机制成熟定型

表13-3　国家层面医疗服务价格动态调整的相关政策（2022—2023）

文件名称与文号	对医疗服务价格动态调整的相关要求
《财政部办公厅　国家卫生健康委办公厅关于组织申报中央财政支持公立医院改革与高质量发展示范项目的通知》（财办社〔2022〕7号）	公立医院改革与高质量发展示范项目实施方案编制提纲的示范内容之一：因地制宜深入推广三明医改经验，建立医疗服务价格动态调整机制，理顺医疗服务比价关系，稳步提高医疗技术服务收入（不含药品、耗材、检查、化验收入）占业务收入的比例
《深化医药卫生体制改革2022年重点工作任务》（国办发〔2022〕14号）	各省份2022年6月底前印发建立医疗服务价格动态调整机制相关文件，科学设置医疗服务价格调整的启动条件、触发标准及约束条件，年内开展1次调价评估，符合条件的及时调价。指导5个试点城市探索价格调整总量确定规则、调价综合评估指标体系
《国家医保局办公室　国家卫生健康委办公厅关于国家组织高值医用耗材（人工关节）集中带量采购和使用配套措施的意见》（医保办发〔2022〕4号）	按医疗服务价格动态调整，2022年经评估符合条件触发调价的地区，调价总量可向人工关节置换相关手术项目倾斜。置换关节的跨省患者占比大、"人工关节置换术"等核心项目价格明显低于全国中位价格和周边省份价格的地区，可专项调整相关项目价格
《国家医疗保障局办公室关于进一步做好医疗服务价格管理工作的通知》（医保办发〔2022〕16号）	建立医疗服务价格动态调整机制并实质性运行，使医疗服务价格调整的时机、节奏、规模与经济社会总体形势、政策取向、医保基金收支等基本面相适应。要在省级层面统一动态调整机制的具体规则，明确启动条件和约束条件，健全价格调整程序、规则、指标体系，避免各行其是。优先从治疗、手术和中医类遴选价格长期未调整、技术劳务价值为主（价格构成中技术劳务部分占比60%以上）的价格项目纳入价格调整范围，每次价格调整方案中技术劳务价值为主的项目数量和金额原则上占总量的60%以上，客观反映技术劳务价值，防止被设备物耗虚高价格捆绑。价格调整触发机制与药品耗材集中采购不直接挂钩，调整总量不直接平移置换，耗材在医疗服务价格项目外单独收费的，虚高价格经集中采购挤出水分后，相关定价偏低的项目优先纳入价格动态调整范围，必要时可实施专项调整。建立健全医疗服务价格管理技术支撑体系，精心设计总量调控、分类形成、动态调整、监测考核的程序、规则、指标和参数体系，提升医疗服务价格管理信息化标准化水平
《国家医疗保障局办公室关于做好2023年医药集中采购和价格管理工作的通知》（医保办函〔2023〕13号）	推进医疗服务价格改革，深化医疗服务价格改革试点。唐山、苏州、厦门、赣州、乐山5个国家试点城市要监测首轮调价运行情况，持续完善价格形成机制。开展医疗服务价格改革试点阶段性评估，并研究扩大试点范围。做好……优先调整与脊柱类耗材集采相关的手术价格

文件名称与文号	对医疗服务价格动态调整的相关要求
《国家医疗保障局办公室关于落实 2023 年度医疗服务价格动态调整促进医疗服务高质量发展的通知》（医保办函〔2023〕66 号）	选择窗口实施价格调整，着重体现医疗技术劳务价值，及时降低设备物耗为主的检查治疗价格，探索支持医疗服务优质优价，强化医疗服务价格和医用耗材集采协同联动

第二节　地方层面医疗服务价格动态调整相关政策回顾

在地方层面，多个省 2019 年起根据《关于做好当前医疗服务价格动态调整工作的意见》（医保发〔2019〕79 号）、《深化医疗服务价格改革试点方案》（医保发〔2021〕41 号）等精神，结合本地实际，印发医疗服务价格动态调整方案（表 13-4～表 13-7）。从医保局官网检索到医疗服务价格动态调整方案的省份包括北京、天津、辽宁、山东、江苏、浙江、福建、广东、吉林、黑龙江、山西、河北、河南、安徽、湖北、湖南、江西、海南、陕西、宁夏、青海、新疆、四川、重庆、云南、贵州、内蒙古、广西。深化医疗服务价格改革直接联系指导试点城市中，乐山、赣州、苏州、唐山、厦门印发深化医疗服务价格改革试点实施方案。广东、吉林、湖南等以补充文件，细化价格动态调整评估指标，如《广东省医疗保障局关于印发公立医疗机构医疗服务价格动态调整评估指标（试行）的通知》（粤医保规〔2022〕8 号）、《关于进一步做好吉林省医疗服务价格动态调整工作的补充通知》（吉医保联〔2022〕28 号）、《湖南省医疗保障局关于建立医疗服务价格动态调整监测评估制度的通知》（湘医保发〔2021〕44 号）等。

表 13-4　地方层面医疗服务价格动态调整的相关文件（一）

省份	建立医疗服务价格动态调整机制相关文件
北京	《北京市医疗保障局关于建立健全本市医疗服务价格动态调整机制的实施意见（试行）》（京医保发〔2022〕20 号）
上海	《上海市医疗保障局关于建立健全本市医疗服务价格动态调整机制的实施意见》（沪医保价采发〔2022〕29 号）
天津	《天津市医保局　市卫生健康委　市财政局　市市场监管委关于做好医疗服务价格动态调整工作的实施意见》（津医保局发〔2021〕97 号）
辽宁	《辽宁省医疗保障局关于做好医疗服务价格动态调整工作的实施意见》（辽医保发〔2021〕10 号）
山东	《山东省医疗保障局　山东省卫生健康委员会关于建立医疗服务价格动态调整机制的指导意见》（鲁医保发〔2020〕62 号）
江苏	《江苏省医疗保障局　江苏省卫生健康委员会关于做好当前医疗服务价格动态调整工作的通知》（苏医保发〔2019〕115 号）、《江苏省医疗保障局印发〈关于深化医疗服务价格改革的实施意见〉的通知》（苏医保发〔2022〕72 号）

续表

省份	建立医疗服务价格动态调整机制相关文件
浙江	《浙江省医疗保障局　浙江省卫生健康委员会　浙江省财政厅　浙江省市场监督管理局关于建立医疗服务价格动态调整机制的实施意见》(浙医保联发〔2021〕20号)
福建	《福建省医疗保障局　福建省卫生健康委员会　福建省财政厅　福建省市场监督管理局关于建立公立医疗机构医疗服务价格动态调整机制的实施意见》(闽医保〔2022〕81号)
广东	《广东省医疗保障局关于建立公立医疗机构医疗服务价格动态调整机制的指导意见》(粤医保规〔2020〕1号)、《广东省医疗保障局关于印发公立医疗机构医疗服务价格动态调整评估指标(试行)的通知》(粤医保规〔2022〕8号)

表 13-5　地方层面医疗服务价格动态调整的相关文件（二）

省份	建立医疗服务价格动态调整机制相关文件
吉林	《关于做好当前吉林省医疗服务价格动态调整工作的通知》(吉医保联〔2020〕30号)、《关于做好医疗服务价格调价评估相关工作的通知》、《吉林省医疗保障局关于做好医药价格监测监管工作的通知》(吉医保发〔2020〕34号)、《关于进一步做好吉林省医疗服务价格动态调整工作的补充通知》(吉医保联〔2022〕28号)、《吉林省医疗保障局　吉林省卫生健康委员会关于进一步做好吉林省医疗服务价格管理工作的通知》(吉医保联〔2023〕14号)
黑龙江	《黑龙江省医保局、省卫健委、省财政厅、省市场监管局关于建立公立医疗机构医疗服务价格动态调整机制的通知(试行)》(黑医保发〔2020〕72号)
山西	《山西省医疗保障局　山西省卫生健康委员会印发〈关于进一步加强公立医疗机构医疗服务项目价格动态调整工作的实施意见〉的通知》(晋医保发〔2020〕30号)
河北	《河北省医疗保障局　河北省卫生健康委关于印发〈河北省完善公立医疗机构医疗服务价格动态调整机制的实施意见(试行)〉的通知》(冀医保规〔2023〕4号)
河南	《河南省医疗保障局关于印发河南省建立医疗服务价格动态调整机制实施意见(试行)的通知》(豫医保办〔2022〕33号)
安徽	《安徽省医疗保障局　安徽省卫生健康委员会　安徽省财政厅　安徽省市场监督管理局关于做好当前医疗服务价格动态调整工作的通知》(皖医保秘〔2021〕74号)
湖北	《湖北省医疗保障局关于建立公立医疗机构医疗服务价格动态调整机制的指导意见》(鄂医保规〔2020〕2号)
湖南	《湖南省医疗保障局　湖南省卫生健康委员会　湖南省财政厅　湖南省市场监督管理局关于建立医疗服务价格动态调整机制的实施意见》(湘医保发〔2021〕18号)、《湖南省医疗保障局关于建立医疗服务价格动态调整监测评估制度的通知》(湘医保发〔2021〕44号)
江西	《江西省医疗保障局　江西省卫生健康委　江西省财政厅　江西省市场监督管理局印发〈关于建立医疗服务价格动态调整机制的实施意见(试行)〉的通知》(赣医保字〔2022〕22号)
海南	《海南省医疗保障局　海南省卫生健康委员会　海南省财政厅　海南省市场监督管理局关于建立医疗服务价格动态调整机制的实施意见》(琼医保〔2022〕157号)

表 13-6　地方层面医疗服务价格动态调整的相关文件（三）

省份	建立医疗服务价格动态调整机制相关文件
陕西	《陕西省医疗保障局　陕西省卫生健康委员会　陕西省财政厅　陕西省市场监督管理局关于建立健全我省医疗服务价格动态调整机制的通知》(陕医保发〔2021〕13号)
宁夏	⋯⋯关于建立⋯⋯服务价格动态调整机制的实施意见(试行)〉的通知》(宁医保发〔2022〕70号)

省份	建立医疗服务价格动态调整机制相关文件
青海	《青海省医疗保障局　青海省卫生健康委员会关于推进公立医疗机构医疗服务价格动态调整工作的实施意见》(青医保局发〔2022〕77号)
新疆	《新疆维吾尔自治区医疗保障局关于印发〈新疆维吾尔自治区　新疆生产建设兵团医疗服务价格动态调整机制(试行)〉的通知》(新医保发〔2022〕15号)
四川	《四川省医疗保障局　四川省卫生健康委员会关于建立医疗服务价格动态调整机制的实施意见(试行)》(川医保规〔2022〕11号)
重庆	《重庆市医疗保障局　重庆市卫生健康委员会　重庆市财政局　重庆市市场监督管理局关于建立医疗服务价格动态调整机制的实施意见》(渝医保发〔2021〕71号)
云南	《云南省医疗保障局　云南省卫生健康委员会　云南省财政厅　云南省市场监督管理局关于印发〈云南省医疗服务价格动态调整实施方案〉的通知》(云医保〔2022〕138号)
贵州	《贵州省医疗保障局　贵州省卫生健康委员会等四部门关于做好医疗服务价格动态调整工作的通知》(黔医保发〔2021〕60号)
内蒙古	《内蒙古自治区医疗保障局关于做好医疗服务价格动态调整工作的实施意见》(内医保发〔2020〕13号)、《内蒙古自治区医疗保障局关于印发医疗服务价格动态调整评估指标的通知》(内医保办字〔2023〕29号)
广西	《广西壮族自治区医疗保障局关于建立医疗服务价格动态调整机制的通知》(桂医保发〔2019〕53号)

表13-7　地方层面医疗服务价格动态调整的相关文件（试点城市）

试点城市	建立医疗服务价格动态调整机制相关文件
乐山	《乐山市深化医疗服务价格改革试点实施方案》(乐府办函〔2021〕26号)
赣州	《赣州市深化医疗服务价格改革试点方案》(赣市府字〔2022〕38号)
苏州	《苏州市政府关于印发苏州市深化医疗服务价格改革试点实施方案的通知》(苏府〔2022〕36号)、《苏州市公立医疗机构医疗服务价格总量调控管理办法(试行)》(苏医保价招〔2022〕13号)、《苏州市公立医疗机构通用型医疗服务价格动态调整管理办法(试行)》(苏医保价招〔2022〕14号)、《苏州市公立医疗机构复杂型医疗服务价格动态调整管理办法(试行)》(苏医保价招〔2022〕15号)、《苏州市公立医疗机构医疗服务价格专项考核办法(试行)》(苏医保价招〔2022〕16号)、《苏州市医疗服务价格监测评估管理办法(试行)》(苏医保价招〔2022〕17号)
厦门	《厦门市深化医疗服务价格改革试点工作领导小组关于印发厦门市深化医疗服务价格改革试点操作细则的通知》(厦医价改〔2022〕2号)
唐山	《唐山市深化医疗服务价格改革试点方案》(唐政字〔2022〕10号)、《唐山市深化医疗服务价格改革实施细则》和《唐山市深化医疗服务价格改革操作手册》

第三节　典型省市医疗服务价格动态调整操作进展

近年来，大多数地区采用"小幅多次"，分步走、逐步到位方式调价，降低大型医用设备检查和部分检验项目价格，提高护理、诊疗、手术、中医等体现医务人员劳务价值的项目价格，从单纯调整部分项目过渡到综合性调整。合理遴选调整项目，优先选择体现技术劳务价值的手术、治疗等，比价关系不合理、成本与价格严重偏离、价格关系扭曲、矛盾突出的价格项目，重点调整历史价格偏低、医疗供给不足的儿科、护理等薄弱学科项目，特色优势突出、功能疗效明显、需要传承创新和发展的中医服务项目；挤出设备折旧占比高的检查治疗项目水分。

一、各地通用型和复杂型医疗服务项目价格调整

部分省份为理顺医疗服务价格，优化公立医院收入结构，按通用型、复杂型价格项目分类分批分步启动了医疗服务价格动态调整（表 13-8～表 13-10）。

表 13-8　价格动态调整进展一（通用型和复杂型项目）

地区	调整项目及幅度
北京	2018—2022 年,规范调整公立医院临床诊断、影像、手术、物理治疗类等医疗服务价格项目;根据国家政策要求及各方建议,自 2023 年 6 月 23 日起,动态调整本市公立医疗机构造口护理、前列腺特异性抗原测定、扩张皮瓣耳郭再造术、全髋人工关节置换术、全髋人工关节翻修术等 35 项医疗服务价格项目
天津	自 2023 年 5 月 10 日起,经广泛调研,多次听取中医专家的意见,充分采纳了相关部门、单位的意见建议,向社会公开征求意见,完善调整贴敷疗法等 29 项中医医疗服务价格;2024 年 4 月 11 日,调整诊察费等价格
上海	自 2021 年 9 月 27 日起,适当调整院前急救费、护理、诊疗、手术、中医等 228 项医疗服务价格;2024 年 4 月 7 日起,调整急诊诊查费、护理、检查检验、诊疗、手术、中医等项目价格
山东	自 2021 年 5 月 14 日起,调整 344 项医疗服务项目价格(降低部分检验项目价格,提高体现医生、护理人员医术、劳务价值项目);自 2022 年 12 月 1 日起,优先调整公立医院功能疗效明显、患者广泛接受、特色优势突出的中医外治、中医骨伤等七类 42 个中医项目价格,技术劳务价值类的项目占比为 90% 以上,价格构成中技术劳务部分占比达 80% 以上,强化区域间比价关系的协调性,体现中医行医特点和对技术劳务价值、中医药传承创新的支持力度;自 2024 年 5 月 1 日起,调整 270 个项目价格
江苏	调整部分综合服务、护理(取消部分护理项目地区差价)、影像、病理、临床诊疗、手术治疗、中医类医疗服务项目价格,完善诊察费、护理类、一般检查治疗、临床诊疗、经血管介入诊疗、手术治疗类部分项目 6 周岁及以下儿童加收政策
苏州	2022 年 11 月 1 日起,调整公立医疗机构护理类医疗服务项目价格,全市三类、二类、一类公立医院护理类医疗服务项目实行同城同价管理;调整部分临床诊疗、经血管介入诊疗、手术治疗类医疗服务项目价格,6 周岁以下儿童手术价格在成人价格基础上加收 30%;2024 年 3 月 1 日起,动态调整部分项目价格
浙江	2023 年 1 月 1 日起,调整完善 ICU 单元治疗、气管切开护理、吸痰护理、负压封闭引流术等 69 项医疗服务价格项目,促进诊疗技术发展,更好服务于群众健康需求
福建	调整中医外治、中医骨伤、针刺、灸法、推拿疗法、中医特殊疗法等部分中医诊疗项目价格,体现中医医务人员技术劳务价值,理顺中医医疗服务比价关系,发挥中医在健康事业中副作用小、疗效好的作用;2024 年 2 月 1 日起,调整影像化验、手术、治疗、护理、中医、精神科等项目价格
厦门	自 2023 年 1 月 1 日起,调整"颅底肿瘤切除术"等 599 项手术和检验类医疗服务项目的政府指导价,自 2024 年 2 月 12 日起,调整重症监护、大换药、射频消融术等 520 项价格

表 13-9　价格动态调整进展二（通用型和复杂型项目）

地区	调整项目及幅度
安徽	调整 6 岁以下儿童医疗服务项目价格加收政策,加收比例由"20％"调整为"30％";调整护理、雾化吸入、麻醉、血清药物浓度测定、连续性血液净化、高压氧舱治疗、降钙素原检测等医疗服务项目规范及价格,价格调整后,按规定纳入医保支付范围;优先调整技术水平和传承价值高、疗效确切的中医服务项目价格,支持体现中医技术劳务价值,激发医务人员提供中医诊疗服务积极性;自 2024 年 4 月 10 日起,调整诊察、护理、治疗、手术等项目价格
唐山	2022 年,调整 276 个项目价格;2024 年 1 月,调减 13 个检查检验项目价格,调增 401 个医疗服务项目价格
湖南	自 2022 年 1 月 1 日起,调整 350 个项目价格,下调 284 个项目价格,上调 66 个项目价格。其中:下调 30 个大型设备检查类项目价格,综合下调比例 14.80％;下调 16 个设备治疗类项目价格,综合下调比例 16.93％;下调 238 个检验类项目价格,综合下调比例 16.67％;上调 6 个诊察类项目价格,综合上调比例 38.95％;上调 11 个护理类项目价格,综合上调比例 39.63％;上调 38 个低价检验类项目价格,平均每个项目增加 3 元;上调 11 个低价治疗类项目价格,综合上调比例 55.34％
江西	自 2023 年 12 月 1 日起,2023 年 6 月公示,经运用智能报价系统开展三轮次报价,充分征求、认真听取在昌省直医疗机构意见建议、凝聚共识,拟动态调整 1099 项医疗服务价格(包括主项目和扩展项目),首轮下调通用型医疗服务项目价格 2 项、上调通用型医疗服务项目价格 21 项、下调复杂型医疗服务项目价格 35 项、上调复杂型医疗服务项目价格 1041 项
赣州	自 2023 年 1 月 1 日零时起调价,涉及通用型、复杂型项目 424 项,涉及上调金额 10525.6 万元,涉及下调金额 6628.14 万元,总体净上调 3897.46 万元。①调整 19 项通用型项目价格。通用型项目调整金额 800.72 万元,其中上调 11 项,价格平均增幅 8.55％,涉及金额 2277.46 万元;下调 8 项,价格平均降幅 6.18％,涉及金额 1476.74 万元。②调整 405 项复杂型项目价格。复杂型项目调价金额 3096.74 万元,其中上调 294 项,价格平均增幅 6.94％,涉及金额 8248.14 万元;下调 111 项,价格平均降幅 3.76％,涉及金额 5151.40 万元。③调整其他医疗服务项目价格。通用型项目剩余可调价总量 512.13 万元,复杂型项目剩余可调价总量 185.39 万元,调剂到其他项目调整,与之前预留其他项目可调价总量 1969.27 万元,合计 2666.79 万元用于容纳新增医疗服务价格项目、特需医疗服务价格项目、国家区域医疗中心新增医疗服务价格项目、理顺医院等级价格、专项等其他医疗服务价格调整;自 2024 年 1 月 1 日零时,调整价格项目 645 项

表 13-10　价格动态调整进展三（通用型和复杂型项目）

地区	调整项目及幅度
青海	对公立医院申报的医疗服务项目资料经审核、实地调研、成本测算和专家论证,补充完善现行项目内涵、计价单位、计价说明,动态调整诊察费、护理费、床位费等项目价格,修订康复类项目加收计价说明(增加"六岁及以下儿童加收不超过 30％")
云南	共调整 1300 项,平均调增幅度 28.25％。调增项目 1113 项,其中:综合医疗服务类 40 项,医技诊疗类 29 项(其中病理检查 21 项,放射治疗 8 项),临床诊疗类 979 项(其中临床各系统诊疗 211 项,经血管介入诊疗 30 项,手术治疗 699 项,物理治疗与康复 39 项),中医及民族医诊疗类 65 项,平均增幅 36.4％。调减项目 187 项,其中:医学影像 16 项、超声检查 9 项、核医学类 16 项、放射治疗 4 项、检验类 138 项、血型与配血 2 项、病理检查 2 项,平均降幅 20.1％;2023 年 12 月 30 日零时起,调整急诊诊查费等 520 个项目价格
广西	自 2023 年 8 月 1 日起,结合药品、耗材集采降低药品耗材价格腾出空间、现行价格管理情况,有升有降动态调整公立医院 786 个项目价格,医保支付标准同步相应调整;2024 年 4 月 1 日起,降低 CT 价格,调增诊查、护理、手术、中医等项目价格

地区	调整项目及幅度
四川	为进一步理顺医疗服务价格比价关系,根据评估结果履行相关程序后,自2023年9月22日起,调整省管公立医疗机构医疗服务价格共计458项,其中降低大型医用设备检查类项目价格18项,提高体现医务人员技术劳务价值、技术难度、风险程度的部分综合医疗服务类、医技诊疗类、临床诊疗类、中医及民族医诊疗类项目价格440项;2024年2月2日起,调整257个项目价格
乐山	自2023年1月1日起,调整"磁共振增强扫描(0.5T以下,不含0.5T)"等754项医疗服务项目政府指导价;自2024年2月20日起,调整548个项目价格
新疆	自2023年12月15日起,调整普通门诊诊查费等352个项目价格
内蒙古	自2023年4月29日零时起,调整诊查费等204个项目价格

二、各地与耗材、试剂集中带量采购相关价格专项调整

部分省份落实医用耗材集中带量采购价格专项调整,其中,北京、天津、上海、江苏、浙江、云南等调整偏低的部分冠脉介入诊疗类项目价格;广西调整公立医院使用集中带量采购配套部分人工关节置换手术项目价格（表13-11）。此外,吉林、辽宁、湖南、江西、云南等省份调整部分检验类项目价格,推进试剂省际联盟采购结果与医疗服务价格协同。

表13-11　典型地区启动动态调价进展（耗材、试剂集采相关专项）

文件	调整价格项目
《北京市医疗保障局　北京市卫生健康委员会关于规范调整经皮冠状动脉支架置入术价格项目的通知》(京医保发〔2020〕35号)	对经皮冠状动脉支架置入术价格项目进行规范调整
《天津市医疗保障局　市医保局　市卫生健康委关于调整规范经皮冠状动脉支架置入术等价格项目的通知》(津医保局发〔2021〕29号)	对经皮冠状动脉支架置入术、经皮冠状动脉球囊扩张术、经皮穿刺插管冠状动脉造影术等价格项目进行规范调整
《上海市医疗保障局关于规范调整本市部分冠脉介入诊疗类医疗服务项目价格的通知》(沪医保价采发〔2021〕17号)	调整部分"冠脉介入诊疗"类项目价格,规范相关项目内涵
《江苏省医疗保障局关于调整公立医疗机构介入诊疗、心脏电生理诊疗、冠状动脉搭桥术等部分医疗服务项目价格的通知》(苏医保发〔2020〕94号)	调整介入诊疗、心脏电生理诊疗、冠状动脉搭桥术等部分医疗服务项目价格
《浙江省医疗保障局　浙江省卫生健康委员会关于调整省级公立医院部分医疗服务项目价格等有关事项的通知》(浙医保联发〔2021〕31号)	提高冠脉介入诊疗、冠状动脉搭桥术、髋关节置换等部分医疗服务项目价格,降低相关人工关节类价格

文件	调整价格项目
《福建省医疗保障局关于公布运动诱发电位等医疗服务价格项目的通知》（闽医保规〔2023〕5号）	2023年12月1日起，调整人工全髋关节置换手术等项目价格
《江西省医疗保障局关于部分肝功生化类医疗服务价格项目专项调整的公示》（2023-07-05）	2023年7月公示，为巩固试剂集采降价成效，拟结合本省牵头开展肝功生化类检测试剂省际联盟集中带量采购实际，按"'精准剥离'、平稳实施，正确处理医疗服务价格和医药集中采购的关系，做好'集采降医疗成本'和'医院降医疗价格'的协同联动"思路，开展血清前白蛋白测定等25个肝功生化类医疗服务价格项目专项调整（检测试剂纳入除外内容）
《云南省医疗保障局 云南省卫生健康委员会关于调整昆明地区省级公立医疗机构"经皮动脉内球囊扩张术"等医疗服务项目价格的通知》（云医保〔2022〕16号）	调整经皮动脉内球囊扩张术、冠状动脉造影术、冠状动脉搭桥术、经皮冠状动脉内支架置入术等医疗服务项目价格
《广西壮族自治区医疗保障局关于调整我区公立医疗机构部分人工关节置换手术项目价格的通知》（桂医保发〔2023〕3号）	自2023年2月10日起，调整公立医院部分人工关节置换手术项目价格

三、突发重大公共卫生事件、疏导矛盾价格专项调整

部分省份为应对突发重大公共卫生事件、疏导医疗服务价格突出矛盾，根据公立医院医疗服务价格动态调整方案要求和实际需要，灵活选择调整窗口期，启动医疗服务价格专项调整，根据公立医院收入、成本等因素科学测算、合理确定专项调整项目范围，保持总量平衡，价格有升有降，重点有所倾斜（表13-12）。

表13-12 典型地区应对突发重大公卫事件、疏导价格突出矛盾专项调价

文件	调整价格项目
《浙江省医疗保障局关于调整完善椎管内麻醉等医疗服务价格项目及医保支付政策的通知》（浙医保发〔2022〕40号）	自2022年12月1日起，调整完善在杭省级公立医院椎管内麻醉等医疗服务价格项目，满足孕产妇镇痛条件下的自然分娩需求
《湖北省医疗保障局 省卫生健康委员会关于调整院前急救相关医疗服务价格项目有关事项的通知》（鄂医保发〔2021〕4号）	自2021年1月25日起，"院前急救费"项目价格调整为150元/次，"救护车费"项目价格调整为50元/次
《云南省医疗保障局 云南省卫生健康委关于调整院前医疗急救服务收费价格的通知》（云医保〔2020〕3号）	自2020年2月1日起，院前急救服务收费70元/次，实施现场心肺复苏加收200元，环甲膜穿刺加收100元，院前急救中使用的药品、一次性电极片可另行据实收费

第四节　公立医院按规则参与复杂型项目
动态调价报价建议

医疗服务价格动态调整是深化医改的一项重要任务，政策性强、社会关注度高。医疗服务价格是医疗资源配置的枢纽，也是调整医疗服务供给方、支付方以及患者之间关系的关键性杠杆。医疗服务价格动态调整要把握价格调整"启动、测算、引导、模拟、定价、评估、协同、监测"等关键环节，解决"何时调、调什么、调多少"等难题，稳妥推动，前提是摸清家底，做好基线调查。全面统计二级以上医院上一年度医疗服务价格项目、服务量、服务人次、服务金额基本情况、门急诊住院收入及次均费用、医疗收入支出、医保支付、主要社会经济指标等基础数据，为分析改革前后对医疗服务费用占比、医保基金、患者费用等方面的影响和开展调价、评估相关指标变化打下基础，按启动条件触发调整，组织医院按规则参与报价。建立效果评估机制，通过改革前后相关指标的比较，综合评价价格调整对患者负担、医院收入结构等的影响。重点评估价格调整对医、保、患的费用影响，分析调价前后相关医疗行为变化，为下一轮医院申报项目、参与报价提供参考，实现工作程序闭环、机制联动传导，推动价格改革与医院发展互动。各省份按程序启动公立医院医疗服务价格调整，经履行实地调研、数据测算、综合分析、专家论证、报国家医保局审核等程序后，形成了公立医院医疗服务价格调整方案，重点提高体现医务人员劳务价值的医疗服务项目价格，降低物耗占比高的项目价格，优化价格结构，发挥价格杠杆配置资源、引导行为作用。部分省市医疗服务价格动态调整方案或在具体操作过程中，要求上报运行情况数据，选择成本测算样本医院，公立医院报送上一年度卫生财务报表和工作量、收支等运行情况数据，选择部分成本核算基础好的公立医院作为项目成本测算样本医院，以区域内样本医院项目成本为定价基础，控制调价规模，遴选调价项目。

一、部分省份实施方案对公立医院参与复杂型项目报价要求

部分省份提出，由公立医院在成本核算基础上，按省医保局统一要求，参与复杂型项目报价，按调价规则、空间额度、上一年度服务量提出调整项目和幅度建议，如江苏、贵州、浙江、山西、安徽、湖南、内蒙古、四川（表13-13）。

表 13-13　部分省份医疗服务价格动态调整实施方案（公立医院参与复杂型项目报价）

具体规定	省份
建立公立医院及专家参与机制,充分听取公立医院建议,体现技术劳务价值。医保部门制定报价规则和程序,公立医院在成本核算基础上,聚焦技术难度大、风险程度高的项目,按规则提出价格建议,优先遴选以技术劳务价值为主(技术劳务占比 60% 以上)的价格项目,在调整总量和规则范围内形成价格	江苏、吉林
公立医院按既定空间、上一年服务量提出调整项目建议,提交项目测算成本	浙江
各公立医院按前一年度卫生财务报表、实际工作量进行价格调整测算,形成调价意见;省医保局会同省卫生健康委对医院提供财务数据进行价格成本调查	山西
采取公立医院申报、组织专家论证遴选等方式,遴选、确定具体调价项目	安徽
由二级及以上公立医院在规定时间、调价总量内进行报价,经开展经济性(30 分,涨价对费用影响的大小,即占用调价总量)和政策性(30 分,政策支持项目额外加分和优先机会,如儿科、四级手术、中医、重点或薄弱学科项目,调整后使同类项目比价关系更合理项目)赋分评价,确定复杂型调价项目。各项目经济性赋分、政策性赋分相加得到平均报价赋分,按分值由高到低排序,依次确定为调价项目,直至本轮调价总量用完。报价内容:本医院实际开展全部医疗服务价格项目情况;本医院实际人力支出情况和本次调价建议上调价格的项目	海南
医疗保障部门制定调价规则,明确调价总额占上一年度服务性收入比例、调价项目数量占实际开展项目数量比例等,各公立医院按要求自主报告调价方案,提出急需或必要调整项目、调价幅度和上一年度服务量,医疗保障部门以公立医院报告的服务量为权重,计算各拟调价项目加权平均价格,按每个项目调价金额由低到高进行排序,以排序靠前、总和不超过本地区调价总额项目为基础,兼顾优先调价项目和比对分析现行项目在全国或自治区价格水平,保持区域间价格平衡,与经济发展协调等因素,进行调价项目优化选择、结果确认	内蒙古
公立医院向医疗保障部门提出进行价格调整项目、调价幅度等建议,并提供相关项目服务量、成本数据等资料	四川

二、部分省市医院参与项目价格动态调整方案样表结构设计

　　基于复杂型医疗服务项目特点,对医院自主报价、政府审核报价、生成拟调价格、遴选调价项目关键环节,模拟市场机制,按医院竞争性报价逻辑,在多家公立医院参与报价情况下,均衡报价随成本增加而增加,随报价医院数量增加而逐渐接近于真实成本;均衡报价下确定的项目定价不一定能弥补所有公立医院成本,但可确保其亏损最小化,兼顾医院、患者、医保三方利益,防止医院虚高报价。成本是价格形成的基础,建立规范标准的成本核算体系,体现物耗和技术劳务贡献,是科学制定、动态调整医疗服务项目价格的前提。充分发挥医疗保障部门数据优势,加快推进信息化、智能化建设,强化成本测算能力,完善成本核算办法,探索建立与推进医疗服务高质量发展相匹配的成本核算体系及定调价机制。医疗服务价格与数量共同形成费用,发挥成本信息在医疗服务价格调整方面的作用,以成本作为基

础，技术上才有精准性，并从根本上解决价格与价值背离问题。医保基金是公立医院的主要收入来源和医疗成本主要补偿渠道，决定了医疗保障部门在推动公立医院成本核算上拥有更多话语权、主导权，成本为调价提供依据。可以每年随机选择区域内成本核算样本医院，激励公立医院开展精细化成本核算。

医院作为一个经济主体，要在政府政策规定框架和报价规则内积极参与对医疗服务价格形成与动态调整，提高价格话语权、表达权、主动权，维护自身基本经济利益。只有建立统一、标准的成本核算体系，统一间接成本分摊参数，规范成本核算基础数据（项目、人员、资产等）名称及分类，才能保证成本数据质量，更好获得医疗服务项目社会平均成本，使医院在争取价格话语权上具有对话基础。建立以成本为基础的医疗服务项目定价、调价机制，动态监测、定期核算和分析医疗服务项目成本，可为服务项目定价、调价提供有效的成本信息。建立国家、区域价格协调机制和价格信息发布共享平台，有助于理顺不同省、不同地区之间的比价关系。医疗服务成本是医疗服务价格的重要基础，坚持成本定价法，以成本核算体系和数据、服务量作为支撑，医院才能更好行使定价、调价话语权、主动权，争取有利于医院成本补偿和经济运行的价格政策，让价格和价值得到统一。

乐山在医疗服务价格动态调整时，将平均报价标准化，以全市二甲医院价格为基准，三乙医院价格在其基础上上浮10％，三甲医院价格上浮20％，二乙医院价格下调10％，二乙以下医院下调28％，并按该浮动标准，对医院报价进行标准化处理，减少不同等级医院价格标准不同、收治患者人数差异等因素对平均报价产生的数据误差。注重收集报价过程中医院反馈的合理问题，并在下一轮调价中进行修正。组织医院按规则参与报价，解决复杂型项目界定范围、加分认定标准等问题。从缓解乐山历史价格矛盾、支持本地重点学科发展、加强调价效果结果运用、强化医院管理等方面考虑，强化加分作用，实现优化比价关系的目标。

海南、苏州、扬州和厦门等省市统一设计医院申请调整医疗服务价格项目表样，包括序号、项目类别、项目编码、项目名称、计价单位、价格（现行价格、申请调整价格），调高/调低金额，服务量，测算成本等（具体见图13-1～图13-5）。其中，《厦门市深化医疗服务价格改革试点工作领导小组关于印发厦门市深化医疗服务价格改革试点操作细则的通知》（厦医价改〔2022〕2号）规定，在调价项目范围内，由各公立医院对本院开展的项目进行报价，报价方案含调增项目和调降项目。报价单个项目调增价格原则上增幅不超过100％，且增加金额不超过5000元。如个别项目长期成本倒挂，主项目价格增幅确需超过100％，或增加金额超过5000元的，申报医院应同步提交翔实的成本测算报告。提交资料包括医院价格调整方案建议，含项目编码、项目名称、现行项目价格、上年度服务量和影响金额等，医院项目报价院内评审情况，含科室上报价格、院内项目报价依据、院内拟定价格、服务量、院内评审结果。医院项目报价院内评审时，政策性支持项目（国家及省级重点专科项目，儿科、中医专用项目等）和高难度项目（四级手术项目等）纳入调增项目加分情况。《海南省医疗保障局关于开展 2022 年医疗服务价格动态调整调查工作的通知》（琼医保〔2022〕227 号）要求，全面开展二级以上公立医院医疗服务价格动态调整调查工作，哟求各公立医院按"政府主导、多方参与"原则，充分发挥专业优势，公正客观完成调查，为理顺医疗服务价格夯实基础。

医疗机构实际开展医疗服务价格项目情况表

医疗机构名称：　　　　　　　年度　　　　　　　　　医疗机构级别：

序号	项目编码	项目名称	计价单位	价格（元）	服务量			备注
					上年度	预计本年度	预计下年度	

填报人：　　　　　　　　　　　　　　联系电话：

图 13-1　海南省医院实际开展医疗服务价格项目情况表表样（琼医保〔2022〕227 号）

医疗机构申请调整医疗服务价格项目表

医疗机构名称：　　　　　　　　　　　　　　　　医疗机构级别：

序号	项目类别	项目编码	项目名称	计价单位	价格（元）		调高/低（元）	服务量			申请理由（可另附说明）
					现行价格	申请调整价格		上年度	预计本年度	预计下年度	

填报人：　　　　　　　　　　　　　　联系电话：

说明：类别包括诊查、护理、化验、手术、大型设备治疗、物理及康复、中医治疗、其他治疗、大型设备检查、其他检查

图 13-2　海南省医院申请调整医疗服务价格项目表样（琼医保〔2022〕157 号）

医疗服务价格动态调整的目标是通过建立医疗服务价格项目更加规范、价格结构更加优化、公立医院参与更加充分的价格动态调整和分类形成机制，让技术劳务价值充分体现，让医疗服务价格和区域经济发展水平、公立医院高质量发展、社会承受能力相匹配，让价格杠杆正向调节资源配置功能有效发挥，保障群众获得高质量、有效率、能负担的医疗服务。各省份、各地市要根据本地区实际条件，创新完善医疗服务价格动态调整机制的具体方法，在完善调价权限配置、总量测算、触发

公立医院复杂型项目价格调整报价建议表

医疗机构名称：(盖章)　　　　　　上年度实际开展项目数量：　　　　　　填报时间：

序号	项目编码	项目名称	计价单位	现行价格(元)	人力资源消耗			技术难度	风险程度	调价重要程度排序(由高到低)	测算成本(元)	建议价格(元)	涨幅(%)	上年度工作量	调价规模(万元)	政策性赋分理由	临床科室
					医生(人)	护士(人)	耗时(小时)										
一	××类																
二	××类																

说明：1.技术难度取值范围1~100，风险程度取值范围1~100。2.调价重要程度取值范围1~本类项目申报数量，由高到低排序。3.现行价格和建议价格均为目前医疗机构实施的收费类别（三类、二类、一类）对应价格。4.调价规模=(建议价格－现行价格)×上年度工作量÷10000

院长签字：　　　　　　书记签字：　　　　　　联系人：　　　　　　联系电话：

图 13-3　苏州市医院申请调整医疗服务价格项目表样（苏医保价招〔2022〕15 号）

医院建议调整价格项目调查表

填报单位：　　　　　　医院等级：　　　　　　医院类别：

编码	项目名称	医保支付比例(%)	计价单位	现行价格(元)	建议价格(元)	测算成本(元)	业务量	建议调价理由

图 13-4　扬州市医院申请调整医疗服务价格项目表样（扬医保〔2020〕97 号）

公立医疗机构调价项目实施情况监测表

填报日期：

序号	项目编码	项目名称	计价单位	价格(原标准)	价格(现标准)	调价前月平均服务量	调价后月平均服务量	调价前后服务量同比上升/下降 (%)	调价前月平均收入(万元)	调价后月平均收入(万元)
1										
2										
3										
4										
5										

图 13-5　厦门市医院调价项目实施情况监测表样（厦医价改〔2022〕2 号）

机制、调价规则和程序、项目遴选、成本测算与调查、组织领导、部门协调、监测评估等方面进行系统整体设计，完善以成本、收入结构变化为基础，灵敏有度的医疗服务价格动态调整机制，并经评估后触发调价，实质性启动通用型、复杂型项目、专项调整。引导公立医院按规则和要求参与提出调整项目、幅度等竞争性报价建议，提供相关项目服务量、成本数据，比对分析现行医疗服务项目在全国或省份的价格水平，平衡好项目选择，平衡合理补偿医疗服务成本、医保总额控制、社会承受能力与现行价格的关系，优先调整长期未调整，价值、成本与价格偏离度大的项目，按本地医院使用情况和意见优先调整地市价格明显低于省级和周边地市项目。调价幅度向高技术、高风险、高难度的手术类项目倾斜，将部分主要靠设备、成本趋于下降项目纳入降价范围。提高体现技术劳务价值的医疗服务价格，降低大型设备检查治疗、检验项目价格，使总体价格水平与经济水平相当省份相衔接，全省各级医院价格水平保持合理差价，形成合理比价。

（本章撰写人：郑大喜）

第十四章

从医保支付角度看医疗服务价格管理

按国家医保局发布的《2022 年全国医疗保障事业发展统计公报》，截至 2022 年底，全国基本医疗保险（以下简称基本医保）参保人数 134592 万人，参保率稳定在 95％以上。2022 年，全国基本医疗保险（含生育保险）基金总收入 30922.17 亿元，比上年增长 7.6％；全国基本医疗保险（含生育保险）基金总支出 24597.24 亿元，比上年增长 2.3％；全国基本医疗保险（含生育保险）基金当期结存 6324.93 亿元，累计结存 42639.89 亿元，其中，职工基本医疗保险（以下简称职工医保）个人账户累计结存 13712.65 亿元。

第一节　医保支付方式改革与医保支付范围

一、医保支付方式改革历史趋势

截至 2022 年底，全国 30 个按疾病诊断相关分组（DRG）付费国家试点城市和 71 个区域点数法总额预算和按病种分值（DIP）付费原国家试点城市平稳运行。各地积极行动，完成 DRG/DIP 支付方式改革三年行动计划覆盖 40％统筹地区的目标。全国 206 个统筹地区实现 DRG/DIP 实际付费。图 14-1 为医保支付方式政策的历史趋势。

2009 年《中共中央　国务院关于深化医药卫生体制改革的意见》明确着力重点改革任务其中的第一项是"加快推进基本医疗保障制度建设"，同时提出"积极探索实行按人头付费、按病种付费、总额预付等方式"。

2011 年，人力资源社会保障部发布《关于进一步推进医疗保险付费方式改

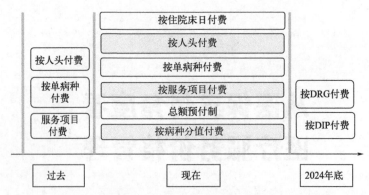

图 14-1 医保支付方式改革趋势

革的意见》，探索实行以按病种付费为主的付费方式，国家发改委和卫生部联合印发《关于开展按病种收费方式改革试点有关问题的通知》，推荐了 104 个病种目录。

2015 年《关于控制公立医院医疗费用不合理增长的若干意见》提出要建立以按病种付费为主，按人头、按服务单元等复合型付费方式，逐步减少按项目付费。鼓励推行按疾病诊断相关组（DRG）付费方式。到 2015 年底，城市公立医院综合改革试点地区公立医院实行按病种付费的病种不少于 100 个。

2016 年《国务院关于印发"十三五"深化医药卫生体制改革规划的通知》明确指出深化医保支付方式改革，全面推行按病种付费为主，按人头、按床日、总额预付等多种付费方式相结合的复合型付费方式，鼓励实行按疾病诊断相关分组付费（DRG）方式。

2017 年 1 月，国家发改委《关于推进按病种收费工作的通知》（发改价格〔2017〕68 号），明确了 320 个具体病种。同年 6 月，《国务院办公厅关于进一步深化基本医疗保险支付方式改革的指导意见》（国办发〔2017〕55 号）提出，有条件的地区可积极探索将点数法与预算总额管理、按病种付费等相结合，逐步使用区域（或一定范围内）医保基金总额控制代替具体医院总额控制，全面推行以按病种付费为主的多元复合式医保支付方式。

2018 年，为贯彻落实国办发〔2017〕55 号文要求，重点推行按病种付费，人社部在各地已开展按病种付费工作和医保大数据聚类分析的基础上，经专家论证制定《医疗保险按病种付费病种推荐目录》，共涉及 130 个病种。

2019 年，国家医保局、财政部、卫生健康委、中医药局《关于印发按疾病诊断相关分组付费国家试点城市名单的通知》（医保发〔2019〕34 号）在全国确定 30 个试点城市。

2020 年 3 月，《中共中央　国务院关于深化医疗保障制度改革的意见》（中发

〔2020〕5 号）明确提出了大力推进大数据应用，推行以按病种付费为主的多元复合式医保支付方式改革。

2020 年 10 月 14 日，国家医保局《关于印发区域点数法总额预算和按病种分值付费试点工作方案的通知》（医保办发〔2020〕45 号），以地市级统筹区为单位开展试点，提出要用 1～2 年的时间将统筹地区医保总额预算与点数法相结合，实现住院以按病种分值付费为主的多元复合支付方式。2020 年 11 月 3 日，《国家医疗保障办公室关于印发区域点数法总额预算和按病种分值付费试点城市名单的通知》（国医保办发〔2020〕49 号），正式确立了区域点数法总额预算和按病种分值付费试点城市名单，共计 27 个省份 71 个试点城市。2020 年 11 月 9 日，《国家医疗保障局办公室关于印发国家医疗保障按病种分值付费（DIP）技术规范和 DIP 病种目录库（1.0 版）的通知》（医保办国保发〔2020〕50 号），基于 71 个城市近三年的病例数据进行统计分析，形成 11553 组的核心病种，形成国家统一核心病种库，我国按病种分值付费改革全面拉开序幕。2020 年 12 月 9 日，《国家医疗保障局办公室关于建立区域点数法总额预算和按病种分值付费（DIP）专家库的通知》（医保办发〔2020〕54 号），公布了 200 位专家名单。国家医保局连续所颁发的以上四个文件从顶层设计上确定了我国按病种分值付费的改革目标、改革内容和改革实施路径。

2021 年 11 月 26 日，国家医保局印发《DRG/DIP 支付方式改革三年行动计划》（医保发〔2021〕48 号），明确了未来三年按病种分值付费的改革任务。

二、医保支付范围与医疗服务项目

（一）医保支付比例

医保支付范围中，存在甲乙丙类不同支付比例。

① 甲类，可以全部进入医保报销范围，按参保地医保比例报销。

② 乙类，参保人先按一定的比例承担部分费用后，剩余部分进入医保报销范围，按参保地医保比例报销。乙类报销比例是：个人先支付 10%、15%、20% 或 50% 以后，再同甲类。

③ 丙类，不报销全部由个人承担。

按 2023 年 8 月 1 日实施的《广州市社会医疗保险及生育保险医疗服务项目目录》，具备国家医保编码的医疗服务项目共 7331 项，其中，甲类 6278 项，乙类 281 项，丙类 772 项。

住院、城职门诊、城居门诊……甲乙丙……住院目录最大……城居门诊目录最小，仅含 11 项，见表 14-1。

表 14-1　按住院、城职门诊、城居门诊、生育区分甲乙丙类项目数量

类别	住院	城职门诊	城居门诊	生育
	项目数量	项目数量	项目数量	项目数量
甲类	6263	6241	11	5822
乙类	281	270	0	277
丙类	0	0	0	50
总计	6544	6511	11	6149

城居门诊目录仅包括：基层医疗卫生机构一般诊疗费、农村卫生站一般诊疗费、普通门诊诊查费、专家门诊诊查费-主任医师、专家门诊诊查费-副主任医师、急诊诊查费、心理治疗、网上就诊诊查费-复诊、网上就诊诊查费-首诊、网上就诊诊查费-首诊（副主任医师）、网上就诊诊查费-首诊（主任医师）。

（二）医保限定支付范围

医保限定支付范围是指符合规定情况下参保人员发生的医疗服务项目费用，包括：限门诊使用、限适应症、限二线用药、限工伤/生育保险等情形，可按规定由医保基金进行支付。限定范围不是对项目内涵的修改，而是作为医保基金支付的依据，临床医师应根据病情合理治疗、合理检查。

按前文所提的《广州市社会医疗保险及生育保险医疗服务项目目录》，具备国家医保编码的医疗服务项目共 7331 项，其中，医保限定支付范围的有 136 项。限定项目类别及限制范围示例见表 14-2。

表 14-2　限定项目类别及限制范围示例

编码	项目类别	数量	主要限制范围
11	一般医疗服务	3	限出现新型冠状病毒感染相关症状、符合《新冠病毒感染者居家治疗指南》的参保患者使用
12	一般检查治疗	1	限新型冠状病毒感染参保患者使用
14	其他医疗服务项目	21	限工伤、限器官移植类手术使用
31	临床各系统诊疗	29	限非正畸手术，限疾病治疗，限基本医疗保险，限 6 岁以下疑似孤独症患儿
32	经血管介入诊疗	1	限基本医疗保险
33	手术治疗	54	基本医疗保险限因肿瘤、感染、炎症、外伤、先天性瘘管等引起的各种瘘或各种组织缺损。等等
34	物理治疗与康复	25	有明确的关节活动障碍，一个疾病过程支付不超过 90 天。等等
48	中医综合	2	限住院
总计		136	

其中，有部分医疗服务项目限一个疾病疗程支付不超过一定的天数（表 14-3）。

表 14-3　部分医疗服务项目限制范围

项目名称	限制范围
日常生活能力评定	限本目录所列康复项目在具体实施中涉及的日常生活能力评定。一个疾病过程支付不超过 4 次
吞咽功能障碍检查	一个疾病过程支付不超过 3 次
运动疗法	限器质性病变导致的肌力、关节活动度和平衡功能障碍的患者，一个疾病过程支付不超过 180 天；每日支付不超过 2 次（包括项目合并计算）。与偏瘫、脑瘫或截瘫肢体综合训练同时使用时只支付其中 1 项
平衡训练	一个疾病过程支付不超过 180 天
大关节松动训练	有明确的关节活动障碍，一个疾病过程支付不超过 90 天
作业疗法	限一个疾病过程支付不超过 180 天；每日支付不超过 1 次
言语训练	限器质性病变导致的中、重度语言障碍。一个疾病过程支付不超过 3 个月；每日支付不超过 1 次
吞咽功能障碍训练	限中、重度功能障碍；限三级医院康复科或康复专科医院使用。一个疾病过程支付不超过 3 个月
认知知觉功能障碍训练	限器质性病变导致的认知知觉功能障碍。一个疾病过程支付不超过 3 个月
偏瘫肢体综合训练	一个疾病过程支付不超过 180 天。与运动疗法同时使用时只支付其中 1 项
脑瘫肢体综合训练	基本医疗保险限儿童，3 岁以前，每年支付不超过 12 个月；3 岁以后，每年支付不超过 6 个月。支付总年限不超过 7 年。与运动疗法同时使用时只支付其中 1 项 工伤保险限因外伤或职业病引起的功能障碍
运动发育迟缓训练	基本医疗保险限儿童，3 岁以前，每年支付不超过 6 个月；3 岁以后，每年支付不超过 3 个月。支付总年限不超过 5 年。与运动疗法同时使用时只支付其中 1 项 工伤保险限因外伤或职业病引起的功能障碍
截瘫肢体综合训练	一个疾病过程支付不超过 3 个月。与运动疗法同时使用时只支付其中 1 项
表面肌电图检查	一个疾病过程支付不超过 2 次
言语能力筛查	一个疾病过程支付不超过 3 次
徒手手功能训练	一个疾病过程支付不超过 180 天
耐力训练	一个疾病过程支付不超过 180 天
康复综合评定	限一个住院期间基金支付不超过 6 次，两次评定间隔时间不低于 14 天

第二节　医疗服务价格与按病种分值付费运营的关联性研究

一、按病种分值付费（DIP）结算原理

总额控制下按病种分值付费是指医保经办机构以基金总额控制为基础，通过对不同病种（以出院主要诊断为条件）、不同的治疗方式（各种组合方式）赋予不同的分值，以患者出院累计分值与医院进行费用结算的一种付费方式。

病种的医疗费用数据来源于当地历史（前三年）实际发生的平均人均住院费用。注意：医疗费用为住院总费用，包括自费。

DIP 分值库分为：核心病种库、综合病种库。

DIP 入组规则：多诊断病种→一级核心病种→二级核心病种→三级核心病种→一级综合病种→二级综合病种，按此顺序逐级匹配 DIP 病种。

费用偏差病例定义：当病例医疗总费用与病种分值费用标准偏差（偏差系数）50％以下或 2 倍以上时，为费用偏差病例。

$$费用偏差系数 Rpc＝该病例实际医疗费用 Ebl÷$$
$$同级别定点医院相应病种分值费用标准 Efz$$

实际支付分值计算公式参考如下。

（1）当偏差系数≤0.5，支付分值＝偏差系数 Rpc×该病种分值。

（2）当 0.5＜偏差系数≤1 时，支付分值＝[偏差系数 Rpc＋（1－偏差系数 Rpc）×0.7]×该病种分值，即结余费用奖励 70％。

（3）当 1＜偏差系数≤2 时，支付分值＝[1＋（偏差系数 Rpc－1）×0.3]×该病种分值，即超额费用仅补偿 30％。

（4）当偏差系数＞2 时，支付分值＝（偏差系数 Rpc－0.7）×该病种分值，即扣减病种标准费用的 70％。

DIP 是通过数据挖掘对病案数据进行客观分类标化后应用于支付的管理体系，支付实时数据的来源是《医疗保障基金结算清单》。而《医疗保障基金结算清单》中诊疗数据指标主要来自住院病案首页。

加成分值（四）肿瘤靶向治疗、免疫治疗及化疗，入组以下 6 个病种，特殊项目加成分值＝该病例药品费用（西药、中成药、中药饮片）/上年度病种每分值费用，见表 14-4。

表 14-4　加成分值（四）肿瘤靶向治疗、免疫治疗及化疗

病种类型	病种编码	病种名称	疾病诊断编码	手术操作编码	分值
二级核心病种	Z51.1;99.2500	为肿瘤化学治疗疗程:注射或输注癌瘤化学治疗药物	Z51.1	99.2500	260
二级核心病种	Z51.1;99.2800x006	为肿瘤化学治疗疗程:分子靶向治疗	Z51.1	99.2800x006	260
二级核心病种	Z51.1;99.2801	为肿瘤化学治疗疗程:抗肿瘤免疫治疗	Z51.1	99.2801	260
二级核心病种	Z51.1;n(y)	为肿瘤化学治疗疗程:保守治疗	Z51.1	n(y)	260
二级核心病种	Z51.8;99.2800x006	其他特指的医疗照顾:分子靶向治疗	Z51.8	99.2800x006	260
二级核心病种	Z51.8;99.2801	其他特指的医疗照顾:抗肿瘤免疫治疗	Z51.8	99.2801	260

二、医疗服务项目价格与各专业组 DIP 对比

各专业学科的 DIP 运行情况与费用结构情况见表 14-5。

表 14-5　各专业学科 DIP 运行情况与费用结构情况对比

排序	科室	DIP 结余（分析）	药占比	材料比	医疗服务项目占比	其中检查检验	其中手术治疗	其他医疗服务
1	外科(甲状腺)	−165380.59	0.11	0.40	0.49	0.18	0.22	0.09
2	肿瘤科(乳腺)	−156024.36	0.20	0.26	0.54	0.34	0.17	0.03
3	重症监护(急诊区)	−114013.56	0.47	0.09	0.44	0.22	0.02	0.20
4	重症监护(综合)	−79334.75	0.45	0.31	0.24	0.19	0.03	0.01
5	肾移植科	−76904.07	0.41	0.06	0.53	0.18	0.29	0.06
6	内科(呼吸)	−76222.81	0.32	0.07	0.61	0.46	0.01	0.14
7	肿瘤科(内科)	−65887.64	0.60	0.05	0.35	0.28	0.01	0.06
8	内科(消化)	−65489.03	0.38	0.10	0.52	0.36	0.04	0.13
9	重症监护(心脏外科)	−63122.21	0.42	0.12	0.46	0.19	0.04	0.24
10	内科(内分泌)	−58839.99	0.12	0.22	0.66	0.51	0.01	0.15
11	肿瘤科(一科)	−47896.34	0.48	0.03	0.49	0.41	0.01	0.07
12	重症监护(脑部)	−47195.35	0.40	0.14	0.45	0.16	0.07	0.22
13	产科	−45084.10	0.11	0.18	0.71	0.60	0.00	0.00
14	肿瘤科(三科)	−41949.54	0.42	0.04	0.55	0.10	0.01	0.05

排序	科室	DIP 结余（分析）	药占比	材料比	医疗服务项目占比	其中检查检验	其中手术治疗	其他医疗服务
15	心理科	−31240.65	0.07	0.01	0.93	0.43	0.01	0.49
16	内科（老年呼吸一组）	−31230.69	0.31	0.04	0.65	0.53	0.01	0.12
17	内科（血液）	−27582.73	0.42	0.04	0.54	0.37	0.01	0.16
18	内科（老年呼吸二组）	−24349.09	0.26	0.04	0.71	0.55	0.01	0.15
19	内科（肾脏病）	−23730.93	0.19	0.18	0.63	0.42	0.06	0.16
20	肿瘤科（淋巴瘤）	−23708.98	0.51	0.06	0.43	0.37	0.01	0.05
21	肿瘤科（骨）	−21822.50	0.16	0.37	0.47	0.27	0.13	0.07
22	烧伤科	−19195.33	0.21	0.28	0.51	0.17	0.16	0.18
23	肿瘤科（二科）	−12136.51	0.22	0.04	0.74	0.65	0.01	0.08
24	重症监护（儿科）	−11975.29	0.33	0.10	0.56	0.21	0.09	0.27
25	综合一区	−10967.50	0.15	0.12	0.73	0.54	0.02	0.17
26	重症监护（老年）	−8200.61	0.41	0.17	0.41	0.17	0.09	0.15
27	重症监护（心脏急危）	−3964.84	0.39	0.16	0.46	0.19	0.06	0.21
28	肿瘤治疗科	−3777.77	0.44	0.10	0.46	0.35	0.02	0.09
29	皮肤科	−3598.11	0.22	0.04	0.74	0.48	0.01	0.25
30	内科（老年肾脏病）	−522.10	0.20	0.06	0.74	0.54	0.03	0.16
31	综合三区	12.63	0.11	0.01	0.88	0.36	0.00	0.52
32	肿瘤科（儿童血液）	1638.42	0.40	0.04	0.56	0.32	0.00	0.23
33	普通儿科	4646.42	0.18	0.06	0.76	0.48	0.03	0.25
34	器官移植科	5413.71	0.39	0.22	0.39	0.18	0.20	0.01
35	眼科	6514.36	0.23	0.18	0.59	0.08	0.45	0.07
36	内科（风湿）	7459.30	0.33	0.03	0.64	0.50	0.01	0.13
37	内科（老年消化）	7603.24	0.16	0.10	0.74	0.47	0.06	0.21
38	综合二区	9216.52	0.16	0.42	0.43	0.24	0.08	0.11
39	肿瘤科（放射治疗）	10449.34	0.53	0.03	0.43	0.18	0.01	0.24
40	肿瘤科（微创介入）	18185.81	0.22	0.54	0.24	0.08	0.12	0.04
41	重症监护（心外二科）	23801.51	0.27	0.21	0.52	0.14	0.19	0.18
42	外科（四周血管）	24216.34	0.08	0.68	0.23	0.08	0.11	0.04
43	内科（老年心血管）	27534.49	0.04	0.50	0.46	0.24	0.19	0.03
44	内科（老年神经）	28609.54	0.18	0.35	0.47	0.31	0.07	0.09

排序	科室	DIP 结余（分析）	药占比	材料比	医疗服务项目占比	其中检查检验	其中手术治疗	其他医疗服务
45	耳鼻喉科	38690.23	0.12	0.19	0.70	0.17	0.43	0.09
46	外科（胰腺）	39174.41	0.29	0.18	0.53	0.20	0.22	0.11
47	外科（颌面）	41021.28	0.15	0.11	0.74	0.35	0.28	0.11
48	精神科	52035.91	0.14	0.02	0.84	0.37	0.07	0.40
49	外科（泌尿）	62108.57	0.14	0.14	0.72	0.22	0.42	0.09
50	心脏康复科	69908.30	0.06	0.62	0.32	0.13	0.14	0.05
51	妇科	74969.83	0.22	0.09	0.69	0.22	0.33	0.13
52	新生儿科	75185.91	0.08	0.07	0.85	0.26	0.04	0.55
53	外科（心脏瓣膜）	80111.28	0.16	0.40	0.43	0.13	0.23	0.07
54	外科（肝胆）	91547.41	0.31	0.22	0.47	0.16	0.21	0.10
55	外科综合病房	112010.71	0.16	0.29	0.55	0.14	0.31	0.09
56	内科（脑血管病）	119712.09	0.17	0.31	0.52	0.35	0.07	0.09
57	内科（神经变性病）	130736.95	0.18	0.41	0.41	0.25	0.08	0.08
58	心脏病儿科	149580.00	0.03	0.47	0.50	0.14	0.27	0.09
59	外科（胸外二）	153309.70	0.16	0.37	0.47	0.15	0.25	0.07
60	小儿心脏外科	159194.84	0.13	0.30	0.57	0.14	0.34	0.09
61	内科（神经免疫病）	165221.16	0.16	0.45	0.39	0.24	0.08	0.07
62	外科（乳腺）	196175.58	0.11	0.11	0.78	0.37	0.32	0.08
63	外科（骨脊柱）	203574.78	0.07	0.60	0.33	0.12	0.18	0.03
64	心脏移植科	212404.79	0.20	0.31	0.49	0.15	0.24	0.10
65	外科（骨关节）	254840.37	0.14	0.31	0.55	0.16	0.30	0.09
66	肿瘤科（肺外）	291510.08	0.08	0.35	0.57	0.14	0.32	0.11
67	外科（胃肠）	346064.30	0.21	0.26	0.53	0.21	0.23	0.09
68	外科（胸外一）	568878.84	0.12	0.35	0.53	0.16	0.31	0.06
69	内科（心血管代谢）	700886.35	0.09	0.57	0.35	0.14	0.19	0.01
70	外科（神经）	704486.04	0.13	0.48	0.39	0.13	0.18	0.08
71	外科（心脏大血管）	704489.19	0.20	0.35	0.45	0.14	0.24	0.09
72	内科（结构性心脏病）	728642.92	0.03	0.67	0.29	0.10	0.17	0.02
73	内科（冠心病）	882464.29	0.03	0.68	0.29	0.11	0.15	0.03
74	内科（心律失常）	1188206.85	0.02	0.73	0.25	0.10	0.13	0.02

各专业学科对比平均费用与疾病难度系数（CMI）对比见表14-6。

表14-6　各专业学科对比平均费用与疾病难度系数（CMI）对比

置信度	平均费用/元	病种组合系数（CMI）
最大（1）	440855.5	28.33204
最小（1）	1721.95	0.12118
置信度（95.0%）	16815.83	1.081283

平均费用最大值为44万元，1个单元老年重症医学科；最小值为1721元，1个单元综合三区。病种组合系数CMI最大值为28.33，1个单元老年重症医学科。最小值为0.12，1个单元综合三区。各专业平均费用与CMI难度系数回归图见图14-2。

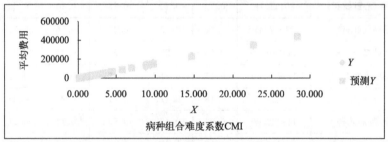

注：X为自变量，即病种组合难度系数（CMI）；Y为因变量，即病种平均费用。

图14-2　各专业平均费用与CMI难度系数回归图

从上图可以看出，平均费用随着病种组合难度系数CMI的上升而上升。

通过关联系数分析，我们可以得到，各二级科室的DIP运行情况与医用耗材占比正相关，与药品负相关。各专业学科医保结余与费用结构关联对比见表14-7。

表14-7　各专业学科医保结余与费用结构关联对比

医疗服务项目占比关联系数	药比关联系数	耗材占比关联系数
−0.35298	−0.46169	0.623753087

从上表可看到，医保结余与费用结构并无非常直接的关联。其中，耗材占比为正相关，并更靠近1，这代表医用耗材的控制对DIP结余有正向影响。这主要是因为DIP分值库中有手术操作的病种组合分值较没有手术操作的病种组合高，而手术操作一般需用到大量的医用耗材。

医院可通过做好医用耗材的资产管理，提高医用耗材的进销存管理。

一是开发SPD界面显示关联耗材库存与收费数据，可视化各科的可收费耗材数量。开发SPD系统端口，将科室的耗材领用数与HIS收费系统进行关联可视化，帮助临床科室及时了解科室耗材使用现状，当临床科室医用耗材库存≤0时，限制收费功能触发，科室需排查原因进行处理后方可收费。

二是低值耗材赋码绑定UDI码或耗材标签码，为实施低值耗材扫码收费做好赋码准备。开发SPD系统端口，通过绑定原厂UDI码或耗材标签码，对接HIS系统，医护人员使用具体耗材时，使用PDA扫描UDI码或标签码即可完成收费，从而减少因手工录入导致收错耗材。

三是开发SPD系统耗材使用预警功能，随时提醒科室的耗材库存情况。SPD系统开发了耗材库存预警功能，科室根据使用情况，自行设置耗材使用预警值。当科室耗材库存低于预警值，每次登录时，SPD系统将自动出现弹框，提醒科室及时做好领用补充库存。

四是建立医用耗材管理员制度，帮助和督促临床科室加强领用后的耗材管理。根据《医疗机构医用耗材管理办法（试行）》等文件要求，结合管理实际情况，制定医用耗材管理员制度，对临床科室耗材的领用、验收、存储、盘点进行了规范和指引。

1. 医疗服务项目与结余回归分析

医疗服务项目与结余回归分析见表14-8～表14-10、图14-3。

表14-8　各专业学科回归总体描述表

回归统计	
R	0.352985
R^2	0.124598
调整后R^2	0.11244
标准误差	536942.4
观测值	74

表14-9　各专业学科回归模型摘要

模型	R	R^2	调整后R^2	标准估算的误差	观测值
1	0.353	0.125	0.112	536942.406	74

表14-10　各专业学科回归系数

项目	B	标准误差	t	显著性	95%CI下限	95%CI上限
常量	905597.087	219975.323	4.117	0.0001	467084.295	1344109.879
医疗服务项目	-1261478.253	394059.042	-3.201	0.0020	-2047020.595	-475935.010

对医疗服务项目与结余进行相关性分析，可以得出医疗服务项目对结余的影响

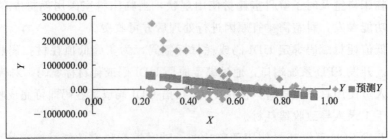

注：X为自变量，即医疗服务项目；Y为因变量，即结余。

图 14-3　医疗服务项目占比与 DIP 结余回归图

有统计学意义，$F=10.248$，$P<0.05$；医疗服务项目可以解释结余变异的 12.5%，影响程度中等（调整 $R^2=11.2\%$）。

最终模型确定如下：

$$结余 = 905597.086 - 1261478.253 \times 医疗服务项目$$

模型表明，医疗服务项目和结余存在显著的线性相关关系，且呈现负相关变化。医疗服务项目每增加 1，结余减少 1261478.253（95% CI：-2047020.595，-475935.910）元。

2. CMI 与平均费用回归分析

CMI 与平均费用回归分析见表 14-11、表 14-12、图 14-4。

表 14-11　各专业学科模型摘要

模型	R	R^2	调整后 R^2	标准估算的误差	观测值
1	0.353	0.125	0.112	536942.41	74

表 14-12　各专业学科系数

项目	B	标准误差	t	显著性	95% CI 下限	95% CI 上限
常量	-1798.87	663.2141	-2.71235	0.008351	-3120.959	-476.773
CMI	15519.97	117.0812	132.5573	9.11E-88	15286.570	15753.36

对 CMI 与平均费用进行相关性分析，可以得出 CMI 对平均费用的影响有统计学意义，$F=17571.44$，$P<0.05$；CMI 可以解释平均费用的 99.6%，影响程度高（调整 $R^2=99.6\%$）。

最终模型确定如下：

$$平均费用 = -1798.87 + 15519.97 \times CMI$$

模型表明，CMI 和平均费用在显著的线性相关关系，且呈现正相关变化。CMI 值每增加 1，平均费用增加 15519.97（95% CI：15286.570，15753.36）元。

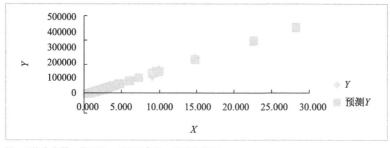

注：X为自变量，即CMI；Y为因变量，即平均费用。

图 14-4　疾病难度系数 CMI 与平均费用回归图

第三节　医疗服务项目价格与 DIP 病种的分析对比

一、 DIP 分值库

2022 年，广州出台了新版分值库。新版分值库由核心病种 5843 个组合、综合病种 1853 个组合和中医病种 169 个组成。

1. 非手术组

经过统计，对应疾病诊断编码章节，可得到结论：非手术组虽然分值较低，妊娠、损伤中毒组亏损是普遍现象（表 14-13）。

表 14-13　DIP 分值库对应 ICD-10 章节发现问题

章	块	标题	发现问题
I	A00-B99	某些传染病和寄生虫病	
II	C00-D48	肿瘤	
III	D50-D89	血液和造血器官疾病以及某些涉及免疫机能的异常	
IV	E00-E90	内分泌、营养和代谢疾病	手术组 75% 偏差病例在 1～1.5 之间
V	F00-F99	精神和行为障碍	手术组 75% 盈余
VI	G00-G99	神经系统疾病	
VII	H00-H59	眼和附器疾病	
VIII	H60-H95	耳和乳突疾病	手术组 75% 盈余
IX	I00-I99	循环系统疾病	
X	J00-J99	呼吸系统疾病	

续表

章	块	标题	发现问题
XI	K00-K93	消化系统疾病	
XII	L00-L99	皮肤和皮下组织疾病	
XIII	M00-M99	肌肉骨骼系统和结缔组织疾病	
XIV	N00-N99	泌尿生殖系统疾病	
XV	O00-O99	妊娠、分娩和产褥期	非手术组平均分值 205,75% 病例亏损
XVI	P00-P96	起源于围生期的某些疾病	
XVII	Q00-Q99	先天性畸形、变形和染色体异常	
XVIII	R00-R99	症状、体征和异常的临床和化验结果 NEC	
XIX	S00-T98	损伤、中毒和外因的某些其他结果	非手术组平均分值 461,偏差系数分布正常,75%病例亏损
XX	V01-Y98	发病和死亡的外因	
XXI	Z00-Z99	影响健康状况和接触健康服务的因素	
XXII	U00-U99	特殊用途编码	非手术组平均分值 1042,偏差系数 0.5

2. 手术组

对应公立医院绩效考核四级手术、微创手术目录,经统计可得出以下结论。

(1) 四级手术 DIP 病种分值的下四分位 (2231 分) 较其他病种分值的上四分卫 (1427 分) 更高,也就是说四级手术病种分值普遍高于非四级手术病种和保守治疗病种分值。详见图 14-5。

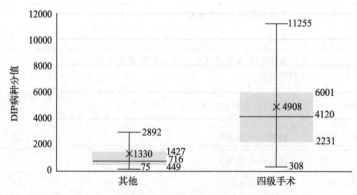

图 14-5　DIP 分值库四级手术与其他病种箱型图

(2) 四级非微创手术 DIP 病种分值中位数最高,为 4343 分;75%的 DIP 病种高于 2356 分;25%~75%区间为 2356~6205 分。

（3）四级微创手术　DIP 病种分值中位数仅次于四级非微创手术，为 3137 分；75％的 DIP 病种高于 1883 分；25％～75％区间为 1883～4800 分。详见图 14-6。

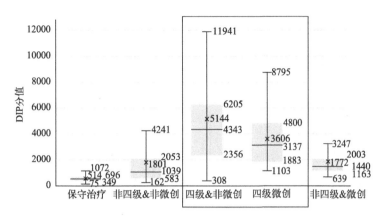

图 14-6　DIP 分值库各类病种箱型图

（4）微创手术　四级手术病种分值（下四分位为 1883 分）较非四级手术病种分值（上四分位为 2003 分）普遍更高。详见图 14-7。

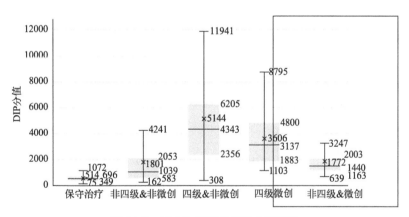

图 14-7　DIP 分值库微创手术箱型图

二、病种分析

以某大型三甲公立医院为例，2022 年病历入组 2949 组，占医保 DIP 分值库的 38.32％，其中结余病种 1597 个，占总病种的 54.15％，超额病种 1352 个，占总病种的 45.85％。

体现医疗技术难度的疾病难度系数 CMI 1.89，病种总体医疗服务项目占比

（一）收治人数排名前 20 病种分析

收治人数排名前 20 病种分值及费用结构见表 14-14。

表 14-14 收治人数排名前 20 病种分值及费用结构

病种组合	疾病名称	平均费用/元	加成分值	加权分值	加权结余	药占比	材料占比	医疗服务项目占比
Z51.1；99.2500	为肿瘤化学治疗疗程	7627	1171327	1897974	147344.83	64.49%	4.39%	31.12%
I25；诊断性操作	慢性缺血性心脏病	5816	418	417513	575101.03	8.29%	24.74%	66.97%
I25；00.6601，36.0700	慢性缺血性心脏病	23458	2815	1586076	1895459.03	5.51%	55.74%	38.74%
Z51.8；99.2800x006	其他特指的医疗照顾	7325	182885	242312	3516.28	76.79%	1.55%	21.66%
C73.x；06.2x02，40.3x00	甲状腺恶性肿瘤	13404	1144	442697	28132.73	19.73%	16.58%	63.69%
I49；37.3401	其他心律失常	24264	42	1025673	2287797.01	0.77%	75.20%	24.03%
I47；37.3401	阵发性心动过速	25676	63	872940	1015694.14	0.96%	75.13%	23.91%
I48；37.3401	心房纤颤和扑动	45246	757	1657431	2991433.33	1.70%	81.22%	17.07%
I63：n(y)	脑梗死	8278	11771	256422	171126.53	29.43%	4.40%	66.17%
H35；治疗性操作	其他视网膜疾患	4380	8035	84822	-15625.93	54.77%	0.96%	44.28%
D24.x；85.2200	乳房良性肿瘤	6459	47	132814	135922.34	20.52%	14.51%	64.97%
Z51；治疗性操作	其他医疗照顾	7058	2724	128269	12290.78	57.25%	4.01%	38.75%
I20；诊断性操作	心绞痛	6813	241	132444	102275.44	7.71%	31.46%	60.83%
D24.x；85.2200，85.8701	乳房良性肿瘤	7816	36	173402	324437.19	21.39%	14.09%	64.52%
E11.6：n(y)	2 型糖尿病伴有其他特指的并发症	5338	8	112233	177175.28	8.70%	3.35%	87.95%
Z51.8：99.2801	其他特指的医疗照顾	4913	47259	83849	4542.75	59.20%	1.76%	39.04%

病种组合	疾病名称	平均费用/元	加成分值	加权分值	加权结余	药占比	材料占比	医疗服务项目占比
I21；36.0700	急性心肌梗死	18512	7	389330	799809.63	5.69%	43.22%	51.08%
I63：诊断性操作	脑梗死	15580	3334	307951	512159.29	23.07%	16.26%	60.67%
C73.x：06.2x02	甲状腺恶性肿瘤	13838	757	190208	−271205.63	21.20%	18.14%	60.66%
R61.0：05.0x01	局限性多汗症	8489	391	134841	10920.34	5.93%	6.79%	87.29%

如表 14-14 所示，收治人数占比前 20 名的病种以心脑血管疾病、恶性肿瘤、外科手术为主，其中亏损病种仅有 2 个，亏损最大病种为"C73.x：06.2x02，40.3x00 甲状腺恶性肿瘤"，结余病种 18 个，结余最多病种为"I48：37.3401 心房纤颤和扑动"。

对比分析医疗服务项目占比、药占比和耗材占比，未体现明显趋势。

（二）结余排名前 20 病种分析

结余排名前 20 病种分值及费用结构见表 14-15。

表 14-15　结余排名前 20 病种分值及费用结构

病种组合	疾病名称	平均费用/元	加成分值	分值	结余	药占比	材料占比	医疗服务项目占比
I48：37.3401	心房纤颤和扑动	45246	757	1657431	2991433.33	1.70%	81.22%	17.07%
I49：37.3401	其他心律失常	24264	42	1025673	2287797.01	0.77%	75.20%	24.03%
I25：00.6601，36.0700	慢性缺血性心脏病	23458	2815	1586076	1895459.03	5.51%	55.74%	38.74%
C34.1：32.2001	上叶，支气管或肺的恶性肿瘤	30661	482	649610	1676241.46	8.01%	38.86%	53.13%
I47：37.3401	阵发性心动过速	25676	63	872940	1015694.14	0.96%	75.13%	23.91%
C34.1：32.3000	上叶，支气管或肺的恶性肿瘤	39641	2473	593772	965303.90	7.02%	46.54%	46.44%
C34.3：32.2001	下叶，支气管或肺的恶性肿瘤	30200	48	333455	855305.49	8.36%	39.84%	51.80%
I21：36.0700	急性心肌梗死	18512	7	389330	799809.63	5.69%	43.22%	51.08%
	动脉夹层							

病种组合	疾病名称	平均费用/元	加成分值	分值	结余	药占比	材料占比	医疗服务项目占比
Q21.1: 35.5200x001	房间隔缺损	18504	42	355318	587621.61	1.21%	47.46%	51.33%
I25:诊断性操作	慢性缺血性心脏病	5816	418	417513	575101.03	8.29%	24.74%	66.97%
C34.3: 32.4100	下叶,支气管或肺的恶性肿瘤	37969	820	243499	534693.41	7.69%	40.51%	51.80%
I63:诊断性操作	脑梗死	15580	3334	307951	512159.29	23.07%	16.26%	60.67%
C34.3: 32.3000	下叶,支气管或肺的恶性肿瘤	40829	621	328422	474954.95	6.89%	46.92%	46.19%
I72.0: 39.7205, 88.4101	颈动脉瘤和动脉夹层	67256	95	216320	446159.50	4.20%	78.57%	17.23%
C34:手术	支气管和肺恶性肿瘤	40333	4501	405315	420854.80	9.39%	43.33%	47.27%
I48:37.3401, 37.3404	心房纤颤和扑动	49376	11	285942	372937.48	1.33%	77.98%	20.68%
D24.x: 85.2200, 85.8701	乳房良性肿瘤	7816	36	173402	324437.19	21.39%	14.09%	64.52%
C18.7: 17.3600	乙状结肠恶性肿瘤	37550	5397	124929	285724.91	15.11%	29.93%	54.96%
I20:00.4100, 00.6601, 36.0700	心绞痛	25725	145	178564	277697.06	3.95%	58.45%	37.60%

从上表可看出,结余前20名病种大多数为核心分值库核心病种及有手术操作的病种,绝大部分为心血管和肺病种,可能与该院收治的疾病结构有关。其中:心房纤颤和扑动,其他心律失常,慢性缺血性心脏病,上叶、支气管或肺的恶性肿瘤,阵发性心动过速五个病种总结余最多。

进一步细分,人均结余最多的五个病种包括:I71:39.5010 主动脉瘤和主动脉夹层、I63.0:39.7401 入脑前动脉血栓形成引起的脑梗死、I60.0:39.7205 颈动脉弯管和权的蛛网膜下出血、I63.2:39.7401 入脑前动脉未特指的闭塞或狭窄引起的脑梗死、I31:37.3101 心包的其他疾病。

（三）超额排名前 20 病种分析

超额排名前 20 病种分值及费用结构见表 14-16。

表 14-16　超额排名前 20 病种分值及费用结构

病种组合	疾病名称	平均费用/元	加成分值	加权分值	加权结余	药占比	材料占比	医疗服务项目占比
I48：手术	心房纤颤和扑动	42376	43	136138	−705116.99	1.08%	82.83%	16.09%
I34：35.1201	非风湿性二尖瓣疾患	82197	5179	320159	−701199.29	21.13%	25.32%	53.55%
C73.x：06.2x02	甲状腺恶性肿瘤	13838	757	190208	−433929.01	21.20%	18.14%	60.66%
C34：诊断性操作	支气管和肺恶性肿瘤	14548	786	174854	−419428.97	7.90%	4.40%	87.70%
Q21.1：35.6100x001	房间隔缺损	46445	618	125609	−366850.07	13.85%	36.82%	49.32%
C50：85.3300x001	乳房恶性肿瘤	50085	1089	87555	−355066.22	10.28%	49.26%	40.46%
I34：35.1202	非风湿性二尖瓣疾患	81203	1401	261873	−297164.46	18.27%	30.32%	51.41%
I：手术	综合病种	81085	2026	245653	−267315.85	14.01%	48.09%	37.90%
D02.2：32.2001	支气管和肺原位癌	26217	448	64799	−251231.95	8.08%	37.84%	54.07%
Q21.0：35.6201，35.7100x002	室间隔缺损	45178	891	109959	−244347.30	9.00%	23.39%	67.61%
D02.2：32.3000	支气管和肺原位癌	36182	353	64432	−239963.36	7.47%	49.56%	42.96%
I48：37.3401，37.9000x001	心房纤颤和扑动	84936	38	164701	−236342.57	1.11%	83.58%	15.32%
Q21.1：35.6101	房间隔缺损	46866	992	104747	−234987.69	14.88%	25.97%	59.15%
I34：35.2301	非风湿性二尖瓣疾患	94142	1551	163563	−234792.78	17.31%	39.48%	43.20%
Q21：手术	室间隔缺损							

病种组合	疾病名称	平均费用/元	加成分值	加权分值	加权结余	药占比	材料占比	医疗服务项目占比
C34.8：32.2001	支气管和肺交搭跨越恶性肿瘤的损害	43072	291	53791	−198470.63	6.69%	43.21%	50.10%
C22.9：39.7903,50.9300,88.4701	未特指的肝恶性肿瘤	34284	1687	74668	−197935.50	18.53%	59.84%	21.63%
C34：治疗性操作	支气管和肺恶性肿瘤	20843	1657	119719	−195411.70	19.06%	16.83%	64.10%
E04.2：06.1100,06.3100	非毒性多结节性甲状腺肿	11402	10	113342	−191244.61	0.39%	73.00%	26.61%
I36：手术	非风湿性三尖瓣疾患	56960	323	63552	−189585.27	13.84%	28.71%	57.45%

从上表可看出，亏损前 20 名病种大多数为核心分值库核心病种及有手术操作的病种，绝大部分为心血管和肺病种，可能与该院收治的疾病结构有关。其中：心房纤颤和扑动、非风湿性二尖瓣疾患、甲状腺恶性肿瘤支气管和肺恶性肿瘤、房间隔缺损总亏损最多。

进一步细分，人均亏损最多的五个病种包括：I35：35.2101，35.2301 非风湿性主动脉瓣疾患、I67.1：39.5100x007 脑动脉瘤，未破裂、I60.3：39.7205 后交通动脉的蛛网膜下出血、D32.0：01.5106，02.0300x001，02.1209 脑膜良性肿瘤、I60.1：39.5100x007 大脑中动脉的蛛网膜下出血。

（四）疾病难度系数 CMI 排名前 20 病种分析

疾病难度系数 CMI 前 20 病种分值及费用结构见表 14-17。

表 14-17　疾病难度系数 CMI 前 20 病种分值及费用结构

病种组合	疾病名称	平均费用/元	CMI	加成分值	加权分值	加权结余	药占比	材料占比	医疗服务项目占比
I31：37.3101	心包的其他疾病	446322	49.248	2243	53196	43933.93	48.68%	10.80%	40.52%
I60.0：39.7205	颈动脉弯管和权的蛛网膜下出血	392418	43.775	661	47397	47532.32	30.61%	28.03%	41.36%
I33：35.2301	急性和亚急性心内膜炎	391234	43.399	4251	187821	171792.52	37.94%	20.73%	41.33%

病种组合	疾病名称	平均费用/元	CMI	加成分值	加权分值	加权结余	药占比	材料占比	医疗服务项目占比
R57:手术	休克,不可归类在他处者	329549	36.748	825	119434	116706.87	46.20%	12.15%	41.65%
A41:手术	其他脓毒症	318026	35.594	1058	76984	79271.64	55.96%	11.73%	32.30%
I21:36.0700,37.6101	急性心肌梗死	301143	31.049	544	168239	−13936.93	28.26%	16.45%	55.28%
I33:35.2101	急性和亚急性心内膜炎	262680	28.522	1959	92590	57627.99	43.32%	18.01%	38.67%
T24:手术	髋和下肢烧伤和腐蚀伤,除外踝和足	254406	27.689	127	30005	20516.43	24.49%	15.64%	59.87%
I35:35.0600	非风湿性主动脉瓣疾患	259702	27.594	243	119627	41414.35	7.89%	76.02%	16.09%
C24.1:52.7x00	法特壶腹恶性肿瘤	254316	26.644	3273	28607	748.86	39.31%	16.63%	44.06%
R57:诊断性操作	休克,不可归类在他处者	214664	23.964	4995	259355	260865.88	45.54%	13.24%	41.22%
G20:手术	帕金森病	219877	23.869	23	51746	33766.96	2.53%	88.02%	9.45%
J13:治疗性操作	链球菌性肺炎	201650	22.446	87	24324	23984.35	47.32%	8.91%	43.77%
C91:治疗性操作	淋巴样白血病	190174	21.049	1240	68347	60842.38	74.16%	2.23%	23.61%
G04:治疗性操作	脑炎、脊髓炎和脑脊髓炎	195270	21.013	839	68263	34540.83	38.20%	11.12%	50.68%
I71:38.4500x013	主动脉瘤和主动脉夹层	187582	20.629	5552	424401	342734.33	30.83%	29.72%	39.45%
I35:35.0500	非风湿性主动脉瓣疾患	195373	20.369	1259	772682	58775.39	4.56%	76.36%	19.08%
L89:诊断性操作	受压区压疮	181957	20.030	370	21681	17824.21	51.68%	8.15%	40.17%
J18.9:96.7201	未特指的肺炎	182553	20.029	2958	282006	219663.80	49.45%	6.89%	43.66%
I25:36.1400	慢性缺血性心脏病	196843	19.982	1537	86514	−29298.75	24.76%	20.94%	54.30%

从上表可看出,CMI前20名病种核心病种及综合病种均有,病种分布较广,

大部分病种为结余，仅有心包其他疾病和慢性缺血性心脏病为亏损。如上一节分析，平均费用与难度系数成正比，在费用结构上分布较平均。

（五）医疗服务项目占比排名前 20 病种分析

医疗服务项目占比前 20 病种分值及费用结构见表 14-18。

表 14-18　医疗服务项目占比前 20 病种分值及费用结构

病种组合	疾病名称	平均费用/元	加成分值	加权分值	加权结余	药占比	材料占比	医疗服务项目占比
R59.0:n(y)	局限性淋巴结增大	7726	0	604	−3756.56	0.00%	0.12%	99.88%
C73.x:n(y)	甲状腺恶性肿瘤	1700	0	388	91.72	0.00%	0.50%	99.50%
M87:n(y)	骨坏死	1846	0	208	8.37	0.01%	0.52%	99.47%
R94.3:n(y)	心血管功能检查的异常结果	2081	0	238	56.10	0.35%	0.23%	99.42%
M:治疗性操作	综合病种	3646	0	418	98.45	0.68%	0.05%	99.27%
H90.5:n(y)	未特指的感音神经性听觉丧失	2048	0	235	55.30	0.58%	0.26%	99.16%
C53:手术	宫颈恶性肿瘤	2569	0	587	138.57	0.40%	0.51%	99.10%
O02.1:n(y)	稽留流产	5428	0	526	−1188.71	0.24%	0.78%	98.98%
O30:n(y)	多胎妊娠	1956	0	257	526.14	0.00%	1.04%	98.96%
O14:n(y)	先兆子痫	3002	0	274	−900.11	0.48%	0.65%	98.87%
O01:诊断性操作	葡萄胎[水泡状胎块]	2072	0	561	1370.56	0.31%	0.82%	98.87%
N32.9:n(y)	膀胱未特指的疾患	1049	0	120	28.26	0.12%	1.04%	98.84%
N87:67.3202	宫颈发育不良	2765	0	1913	5131.12	0.46%	0.73%	98.81%
I49.1:n(y)	心房过早除极	2939	0	1287	4226.97	0.49%	0.77%	98.74%
N84.0:n(y)	子宫体息肉	1573	0	231	779.30	0.34%	0.94%	98.72%
N41:诊断性操作	前列腺炎性疾病	4581	0	728	3038.39	1.00%	0.35%	98.65%
E79.0:n(y)	高尿酸血症不伴有感染性关节炎体征和砂砾性病	5795	0	503	−2129.32	0.99%	0.52%	98.49%
N83.2:n(y)	其他和未特指的卵巢囊肿	1696	0	248	815.60	1.27%	0.58%	98.15%
O10:n(y)	原有的高血压并发于妊娠、分娩和产褥期	3341	0	2108	3286.87	0.90%	1.12%	97.98%
Q27.8:n(y)	周围血管系统其他特指的先天性畸形	860	0	104	97.34	1.24%	0.88%	97.88%

从上表可看出，医疗服务项目占比前 20 名病种多为核心病种非手术治疗，病种分布较广，大部分病种为略有结余，仅有局限性淋巴结增大、稽留流产和高尿酸血症不伴有感染性关节炎体征和砂砾性病为亏损。

（六）手术治疗占比排名前 20 病种

手术治疗占比前 20 病种分值及费用结构见表 14-19。

表 14-19　手术治疗占比前 20 病种分值及费用结构

病种组合	疾病名称	平均费用/元	加成分值	加权分值	加权结余	药占比	材料占比	其中手术治疗占比
Q10.0;08.3101, 08.8902	先天性上睑下垂	3637	0	415	98.13	3.92%	3.97%	84.48%
M10;80.8201	痛风	10346	8	807	−5048.44	6.77%	1.90%	81.98%
H02.0;08.4203	睑内翻和倒睫	2239	0	1258	3600.98	3.82%	4.73%	81.62%
R61.0;05.0x01	局限性多汗症	8489	391	134841	17472.54	5.93%	6.79%	81.44%
M75.0;80.4102	粘连性肩关节囊炎	11917	2	1241	−1387.71	10.17%	2.92%	81.04%
D30;手术	泌尿器官良性肿瘤	46572	1201	5584	5056.78	2.89%	7.44%	80.60%
J32;21.3102, 21.5x00x004	慢性鼻窦炎	14038	5	1404	−2458.96	5.11%	7.30%	80.38%
J35;28.3x02	扁桃体和腺样体慢性疾病	8712	1	849	−1879.69	6.25%	1.76%	79.12%
D18.0; 83.3200x012	血管瘤,任何部位	5569	0	638	150.27	3.97%	3.14%	78.71%
G47;治疗性操作	睡眠障碍	6904	0	4061	13481.13	5.12%	1.97%	78.63%
J31.0;21.6904	慢性鼻炎	3258	0	620	3619.06	6.74%	2.07%	78.56%
J32;22.5301	慢性鼻窦炎	17069	53	4487	−17997.64	6.39%	5.40%	77.97%
D17.7;17.4200, 55.4x03	其他部位的良性脂肪瘤样肿瘤	48566	385	5895	6299.90	3.05%	5.15%	77.89%
J35;28.6x00x001	扁桃体和腺样体慢性疾病	5982	19	11871	5850.29	7.83%	2.93%	77.55%
J35;28.6x00x005	扁桃体和腺样体慢性疾病	6161	22	4467	4279.01	9.10%	1.91%	77.41%
D12;21;84.xx00x022	唇裂及腭裂	15173	24	5518	−26020.26	8.09%	7.18%	77.39%

续表

病种组合	疾病名称	平均费用/元	加成分值	加权分值	加权结余	药占比	材料占比	其中手术治疗占比
S₂手术	综合病种	4584	0	523	123.60	16.76%	4.37%	77.10%
R61.0₂05.2904	局限性多汗症	8915	21	4822	−2651.14	8.28%	7.42%	76.93%
H11.0₂11.3901	翼状胬肉	1914	0	2368	6066.24	4.49%	5.64%	76.44%
G47.3₂28.3x02	睡眠呼吸暂停	6953	0	966	2590.14	8.82%	2.19%	76.19%

从上表可看出,手术治疗占比前 20 名病种多为核心病种,病种分布较广,有结余有亏损且难度系数不高。

(七) 肿瘤靶向治疗、免疫治疗及化疗加成系数分析

肿瘤靶向治疗加成系数分值及费用结构见表 14-20。

表 14-20 肿瘤靶向治疗加成系数分值及费用结构

病种组合	疾病名称	平均费用/元	加成分值 4-肿瘤靶向治疗、免疫治疗及化疗	加权分值	加权结余	药占比	材料占比	医疗服务项目占比
Z51.1₂99.2500	为肿瘤化学治疗疗程	7627	1219093	1897974	147344.83	64.49%	4.39%	31.12%
Z51.8₂99.2800x006	其他特指的医疗照顾	7325	186823	242312	3516.28	76.79%	1.55%	21.66%
Z51.8₂99.2801	其他特指的医疗照顾	4913	49602	83849	4542.75	59.20%	1.76%	39.04%
Z51.1₂n(y)	为肿瘤化学治疗疗程	5416	13870	24304	5182.94	58.21%	2.66%	39.13%
Z51.1₂99.2800x006	为肿瘤化学治疗疗程	10484	8578	13262	2761.82	66.02%	1.72%	32.25%
Z51.1₂99.2801	为肿瘤化学治疗疗程	3376	500	764	49.44	65.80%	2.29%	31.91%

从上表可看出,加成系数四病种均为略有结余,从分值的角度看,加成系数分值占总分值的 64.61%。由于均为恶性肿瘤化疗病种,药占比较高。

(八) 药比排名前 20 病种分析

药比排名前 20 病种分值及费用结构见表 14-21。

表 14-21 药比排名前 20 病种分值及费用结构

病种组合	疾病名称	平均费用/元	加权分值	加权结余	药占比	材料占比	医疗服务项目占比
Z51.1＋D70.x:n(y)	为肿瘤化学治疗疗程＋粒细胞缺乏	24416	2217	−7471.10	96.77%	0.16%	3.07%
M45:治疗性操作	强直性脊柱炎	4257	665	2659.88	91.79%	0.88%	7.34%
E75.2:n(y)	其他神经鞘脂贮积症	7214	12760	20230.59	89.86%	0.26%	9.88%
Z51.0:92.2700x002	放射治疗疗程	23235	19255	14151.46	84.28%	3.82%	11.91%
D38.3:n(y)	纵隔动态未定或动态未知的肿瘤	4071	1859	439.26	83.27%	0.20%	16.53%
K51:治疗性操作	溃疡性结肠炎	4209	480	109.23	81.47%	0.76%	17.77%
K50:n(y)	克罗恩病［局限性肠炎］	5411	55296	85983.65	80.35%	0.72%	18.93%
J15.6:n(y)	其他革兰氏阴性细菌性肺炎	35281	3588	−5320.08	78.24%	1.46%	20.30%
K51:n(y)	溃疡性结肠炎	5321	8515	10666.18	78.00%	0.59%	21.41%
N18.1:n(y)	慢性肾脏疾病,1 期	8752	915	−961.77	77.92%	0.62%	21.46%
E22.0:n(y)	肢端肥大症和垂体性巨人症	3769	4016	2956.43	77.81%	0.26%	21.92%
Z51.8:99.2800x006	其他特指的医疗照顾	7325	242312	5626.04	76.79%	1.55%	21.66%
D69.5:n(y)	继发性血小板减少	19595	4531	1868.52	76.29%	1.56%	22.15%
D69.4:n(y)	其他原发性血小板减少	20415	4228	−5296.20	75.94%	1.13%	22.94%
T86.1:n(y)	肾移植失败和排斥	19629	12556	−9516.93	75.74%	0.77%	23.49%
N30:治疗性操作	膀胱炎	37702	4387	2194.01	75.56%	3.75%	20.69%
C91:治疗性操作	淋巴样白血病	190174	68347	60842.38	74.16%	2.23%	23.61%
D69.6:n(y)	未特指的血小板减少	13844	6575	5061.73	74.08%	1.58%	24.34%
K50:治疗性操作	克罗恩病［局限性肠炎］	6908	10313	14244.88	72.07%	4.31%	23.62%
T86:治疗性操作	移植器官和组织的失败和排斥	50506	6000	4688.96	71.92%	3.77%	24.30%

从上表可看出，药占比前 20 名病种多为内科疾病，病种分布较广，大部分病种为略有结余，仅有为肿瘤化学治疗疗程＋粒细胞缺乏、其他革兰氏阴性细菌性肺炎、慢性肾脏疾病、肾移植失败和排斥、其他原发性血小板减少为亏损。

（九）耗材占比排名前 20 病种分析

耗材占比排名前 20 病种分值及费用结构见表14-22。

表 14-22　耗材占比排名前 20 病种分值及费用结构

病种组合	疾病名称	平均费用/元	加权分值	加权结余	药占比	材料占比	医疗服务项目占比
I44：治疗性操作	房室传导阻滞和左束支传导阻滞	77629	28341	31238.14	0.48%	91.53%	7.99%
Z45.0：37.8000x002	心脏起搏器装置的调整和管理	41846	23865	5313.64	0.30%	91.50%	8.20%
I70.2：39.9009	四肢动脉的动脉粥样硬化	105906	11025	−12893.64	1.33%	91.47%	7.20%
I45：治疗性操作	其他传导疾患	44912	15084	−928.05	0.25%	90.64%	9.11%
Z45.0：37.8701	心脏起搏器装置的调整和管理	39526	206693	351225.07	0.48%	89.73%	9.80%
I44：37.8000x001	房室传导阻滞和左束支传导阻滞	48117	11570	10899.10	0.54%	89.67%	9.79%
I49：37.8301	其他心律失常	51061	220167	356120.38	0.41%	89.66%	9.93%
I72.3：39.7900x007	髂动脉瘤和动脉夹层	112430	39858	−152568.61	1.31%	89.27%	9.43%
I45.5：37.8301	其他特指的心脏传导阻滞	54908	36954	−1141.91	0.47%	89.03%	10.50%
I48：37.8301	心房纤颤和扑动	47819	13126	33676.24	0.70%	88.92%	10.39%
Z45.0：37.8501	心脏起搏器装置的调整和管理	29759	12834	−7575.39	0.81%	88.34%	10.85%
Z45：治疗性操作	植入装置的调整和管理	32867	50944	−10682.48	0.51%	88.30%	11.19%
I44：37.8301	房室传导阻滞和左束支传导阻滞	49512	291554	425509.97	1.26%	88.29%	10.45%
G20：手术	帕金森病	219877	51746	33766.96	2.53%	88.02%	9.45%
I71：39.7102,39.7906	主动脉瘤和主动脉夹层	133791	74892	210029.24	1.71%	87.59%	10.71%
I71：39.7102	主动脉瘤和主动脉夹层	100771	484257	1253147.34	2.09%	87.40%	10.51%
I71：39.7102,39.7900x019	主动脉瘤和主动脉夹层	150833	110039	117101.08	2.55%	87.39%	10.06%

病种组合	疾病名称	平均费用/元	加权分值	加权结余	药占比	材料占比	医疗服务项目占比
R00：治疗性操作	心脏搏动异常	44647	53168	−28646.58	0.90%	87.34%	11.76%
I71：39.7103	主动脉瘤和主动脉夹层	90456	7609	−36684.15	0.64%	87.28%	12.08%
I48：37.3403，37.9000x001	心房纤颤和扑动	94446	9048	−22627.58	0.69%	87.23%	12.08%

从上表可看出，耗材占比排名前 20 病种均为循环系统疾病，且大部分为核心病种。建议相关病种耗材纳入国家集采范围，促进病种费用大幅度下降。

三、综合运行情况

通过认真落实医疗保障相关政策，医院获得了高质量发展。

1. 医疗社会服务综合能力高水平运转

出院患者手术人数稳步上升。2022 年末，受疫情防控政策调整影响，出院手术占比人数较同比下降 0.61%。

在总手术量较同比略下降的情况下，出院患者四级手术实现了较大幅度的提升，同比上升 3.15%。详见表 14-23。

表 14-23　2019—2022 年出院患者四级手术占比

年份	出院患者手术人数	手术占比	四级手术人数	四级手术占比
2019	58814	42.58%	19231	32.70%
2020	46538	42.76%	17431	37.64%
2021	53503	44.06%	18973	35.78%
2022	50179	43.45%	19537	38.93%

出院平均住院日和择期术前平均住院日持续缩短（图 14-8）。

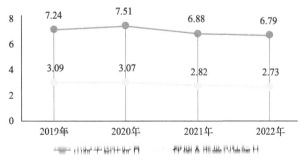

图 14-8　2019—2022 年出院平均住院日和择期术前平均住院日

2. 医保运行精细稳健

在 2018 年实施 DIP 付费以后，医院按照功能定位收治患者，医保基金支付四年持续结余，同时药比、检查化验费用占比等指标逐年下降，体现医务人员劳动价值的次均服务占比稳步上升。详见图 14-9～图 14-11。

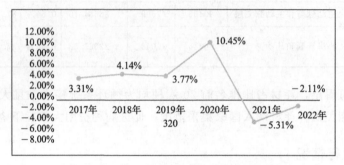

图 14-9　2017—2022 年次均费用增长情况

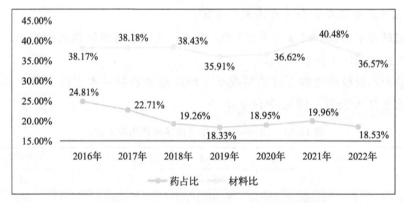

图 14-10　2016—2022 年药占比、耗材占比情况

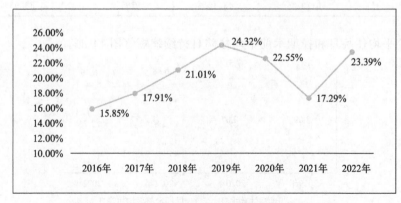

图 14-11　2016—2022 年次均医疗服务费用占比情况

表 14-24　某执行按病种分值（DIP）地区三级甲等医院的
医疗服务项目占比与 DIP 运行情况对比

年度	2016 年	2017 年	2018 年	2019 年	2020 年	2021 年	2022 年
医疗服务收入占比	15.85%	17.91%	21.01%	24.32%	22.55%	17.29%	23.39%
结余（超额)/万元	−1.04	2.38	61.38	1.69	19.28	8.37	49.01
当期职工费率/(元/分)	/	/	15.66	14.05	14.21	14.3	14.88
当期居民费率/(元/分)			14.51	13.96	14.16	14.36	14.16

　　表 14-24 为某执行按病种分值（DIP）地区三级甲等医院的医疗服务项目占比与 DIP 运行情况对比。为数据保密需要，结余超额行次已进行脱敏处理，仅体现趋势。

（本章撰写人：欧凡）

第十五章

医院价格管理
典型案例

第一节 搭建在线审核系统，降低价格违规风险

中山大学附属第三医院高度重视价格管理和医疗收费行为风险防控，不断建立健全医院管理体系架构，完善价格监管制度，借助信息化手段，基于"互联网＋"背景下建立一个规则完善、设置合理的线上智能化医疗服务价格在线审核和监督软件（以下简称"医疗服务价格在线审核系统"），对开具医嘱实施实时审核与即时提醒，强化事前管控，使价格管理前置化、信息化、智能化、精细化，从源头避免一些明显违反收费规则的行为，保障患者合法权益，规范临床医疗行为，维护医保基金安全，提升价格管理工作效率。

一、总体设计

（一）价格管理组织架构

医院多年来高度重视价格管理和医疗收费行为风险防控，强化组织机构建设，成立由医疗副院长和总会计师为组长的价格管理委员会，主要由临床、医技科室和相关职能部门负责人担任成员，负责领导、组织协调和决策医院价格管理重点难点问题。医院根据主管部门文件及时修订医疗服务价格管理办法，建立多层级、多角度的内部监督机制。

（二）价格管理运行模式及工作机制

建立兼职价格管理员机制，成立以科室护士长为主的兼职价格管理人员队伍，

负责各科室医疗收费工作指导、复核及自查自纠，参与政策学习和业务培训，强化各科室价格政策落实和问题整改，减少日常差错。

建立价格管理专员工作机制，成立以各学科专家和业务骨干为主的价格管理专员队伍，负责全院医疗服务项目论证、评估、分析和检查，充分发挥专业特长和临床管理经验，为提升价格管理水平和减少检查风险保驾护航。

制订专科运营助理工作管理办法，由专科助理协助开展价格管理工作，参与价格项目论证、现场检查、病历记录抽取和查阅、专业讨论、科室新增医疗项目申报及其他价格管理专项工作等，配合医院做好价格监督管理工作。

（三）系统建设总体思路

传统的价格检查工作依赖人工抽查和人工审核。价格专职岗位由于人员数量有限，导致病历抽查覆盖范围窄，抽查精细度不够，未形成有效的"回头查"，未能充分执行 PDCA［计划（plan）、执行（do）、检查（check）和处理（action）］循环。临床兼职价格员工作量大，且人员流动率高，对价格规则掌握程度不深且理解也不一致，导致违规收费、不合理收费的发生率非常高，医疗费用审核质量难以提高。医疗收费工作贯穿全院所有环节，医疗工作任务繁重，临床人员组成复杂，包括医生、护士、技术员、进修生、研究生等，人员流动率高，且近年价格政策更迭较快，要求医务人员对庞大的收费规则详细了解，有其现实局限性。

因此，为解决抽查样本量少、代表性不强、问题发现不及时、整改缺乏系统性、重视程度不高、价格工作成效不明显等问题，以加强医院质量和风险管理为目标，医院通过建立医疗服务价格在线审核系统，以价格智能审核和监管系统为载体，以控制医院内部费用为方向，通过将收费规则前置，向事前事中转移，不断优化价格管理手段，成为提高收费管理效率的助力器，为医院精细化管理提供指引。总体设计思路见图 15-1。

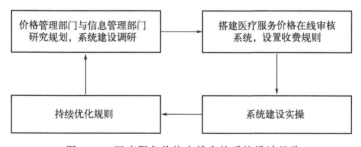

图 15-1　医疗服务价格在线审核系统设计思路

二、应用过程

临床是医院的主体，医疗收费是临床工作的客观反映。不合理收费与医疗行为不规范密切相关，加强价格精细化管理，利用信息系统实现事前、事中监控势在必行。价格管理部门通过前期调研，充分了解医疗服务价格在线审核系统的可行性，并提出需求申请。在医院领导的支持下，通过多次组织医务、护理、医保、信息等多部门协调会，反复磋商，研究规划构建医疗服务价格在线审核系统，通过植入HIS系统对疑似违规收费进行实时拦截，实现事前提醒，事中控制，事后分析的费用控制全流程闭环模式。

在HIS系统上搭建医疗服务价格在线审核系统，医生工作站设置医嘱和收费项目纠错功能，对医护人员容易混淆的、记忆点多的收费项目内涵和表述，在医生开具医嘱时实时进行漂浮框或弹窗提醒，便于记忆和正确选择。对具有明显规律性、科室普遍发生的收费差错，设置出院患者费用自动核对功能，通过系统规则设置，减少人工审核，提高医务人员工作效率和质量。将疑似违规收费行为和收费差错在患者出院前进行有效规避，结合医保管理政策和制度，减少医保基金不合理使用的检查风险。同时，为价格管理部门专职价格管理人员、医院兼职价格管理人员以及价格管理专员提供问题统计、辨识和数据分析、资料存档渠道，促进价格管理信息化和精细化建设。

医院多维度采集医保智能审核反馈、政府培训内容、医疗服务项目内涵等规则，持续梳理、建立不合理收费审核规则库，如分解收费、重复收费、互斥项目、超频次收费、超标准收费等监管规则，将规则设置到线上审核系统，将智能审核延伸至医院的医生工作站，对开具医嘱的明细实施审核与即时提醒、及时拦截，从源头避免了一些明显违反收费规则的行为，保障患者的合法权益，避免资源的极大浪费。

医院医疗服务价格在线审核系统整体分为按知识库维护、项目维护和费别维护三大模块，涉及事前提醒、事中控制、事后分析三大功能；控制等级分为医生端口和护士端口，医生控制等级分为温馨提示、限制警告、阻断控制三类级别，在医生开具医嘱时生效。护士控制等级分为一级、二级、三级，在办理出院时生效。通过前置在医院端的监控系统，由事后监管逐步向信息实时监控转变。见图15-2。

(一) 初始化和维护

① 将现行医疗服务项目价格规范、收费规则、正确使用方法等进行设置，当HIS系统调用医嘱开立时，审核系统进行校验和检查，根据风险程度，分类输出显示和统计。见图15-3、图15-4。

② 价格管理部门人员可以对审核规则和内容进行调整设置，HIS系统原来已有的规则和设置不受影响，审核软件更新的设置实行同步，相互不冲突。

③ 重大问题或影响面广的问题需由 HIS 系统后台调整和设置，避免对其他系统或模块造成连锁反应。

④ 维护界面留有修改痕迹和日志。

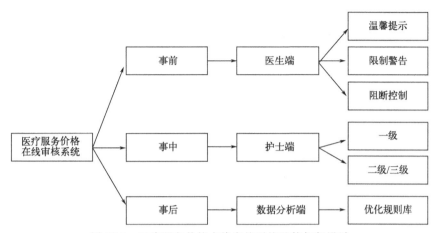

图 15-2　医疗服务价格在线审核系统监控框架设计

【温馨提示】：仅提示，可进行保存医嘱

【限制警告】：填写备注后可保存医嘱

【阻断控制】：不可保存医嘱，需修正医嘱

【一级】：点击确认后可以办理出院

【二级/三级】：无法办理出院，需修正医嘱

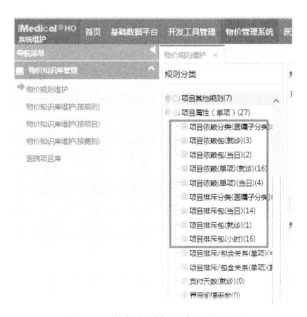

图 15-3　价格规则知识库维护设置

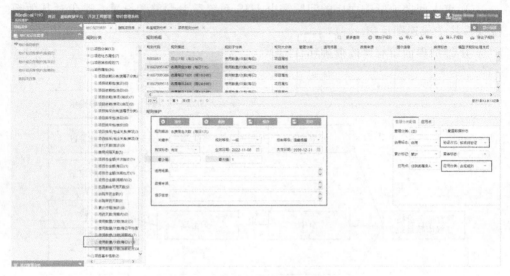

图 15-4　价格具体审核规则设置

(二) 不同风险程度的收费条目审核和结果输出

1. 温馨提示

涉及政策提示、全院性项目、容易混淆项目，用简练的文字进行漂浮框提醒，方便医护人员记忆和操作。

对有争议，存在特殊情况的项目，按照收费规范进行梳理和设置，开立医嘱时弹出提示框，提醒可能存在的风险，医务人员确认属于可操作后进入下一步操作。

2. 限制警告

一般性问题，如吸痰护理每日收费不超过 24 次，进行锁定，医嘱审核时进行差错提醒，须填写备注后方可继续开具医嘱，给补录收费或特殊原因等留一个缓冲口。

3. 阻断控制

对无争议的互斥项目（如套餐重复、单项内容交叉重复收费、分解收费项目、收费科室无权限等），按照收费规范进行梳理和设置，开立医嘱时进行系统锁定，提示锁定原因（如收费天数不能超过住院天数，必须核减收费次数后方可办理入院）。

4. 违规提示

(1) 医生审核医嘱提示界面见图 15-5。

(2) 在院患者核查，住院护士菜单，【费用管理】【价格控费违规核查】界面进行核查，见图 15-6。

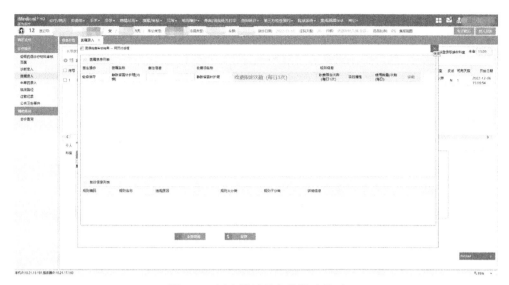

图 15-5　医生端医嘱审核提示界面

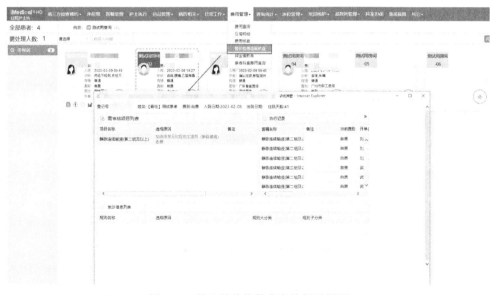

图 15-6　护士端价格控费审核提示界面

（3）护士办理出院提示界面见图 15-7。

（三）在线查阅和检查

① 与 HIS 系统和电子病历系统稳定对接，提供价格管理人员抽查平台，根据科室、药师、患者姓名、患者 ID、患者年龄、患者性别、就诊时间分布、就诊费用金额、是否死亡、医疗服务项目编码或名称等不同参数搜索和查找患者收费记录、

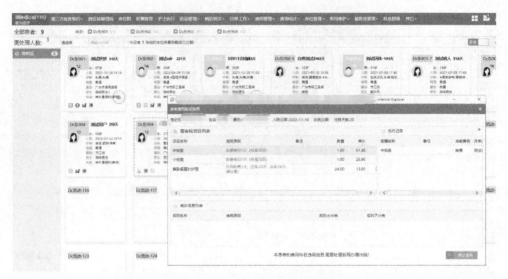

图 15-7　护士端出院医嘱审核提示界面

费用清单等，必要时调取检查记录、电子病历等，支持在线价格检查。见图 15-8。

② 建立 HIS 系统内部价格检查表单流转途径：提示问题、人工辨析和操作、发现收费问题、返回科室生成自查记录、科室编辑生成复核和反馈记录、价格管理人员确定/消除问题、形成内部检查档案归档等。

③ 有内部交互和交流途径，提示表单流转状态。

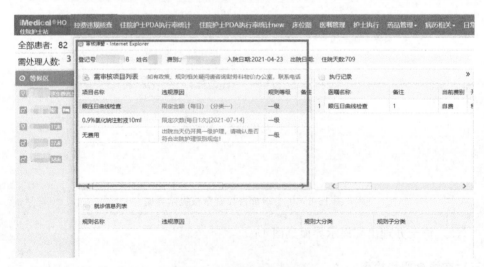

图 15-8　控费核查提示界面

(四) 价格管理人员日常监管和统计

编制输出报表，对一定时间内发现问题的类型、内容、数量、金额、风险程度、处理方法、整改效果等进行汇总、分析和归档。对误操作和主观操作的记录进行输出和记录，用于价格管理部门和人员进行风险分析和评估，重点进行判断和监管。见图 15-9。

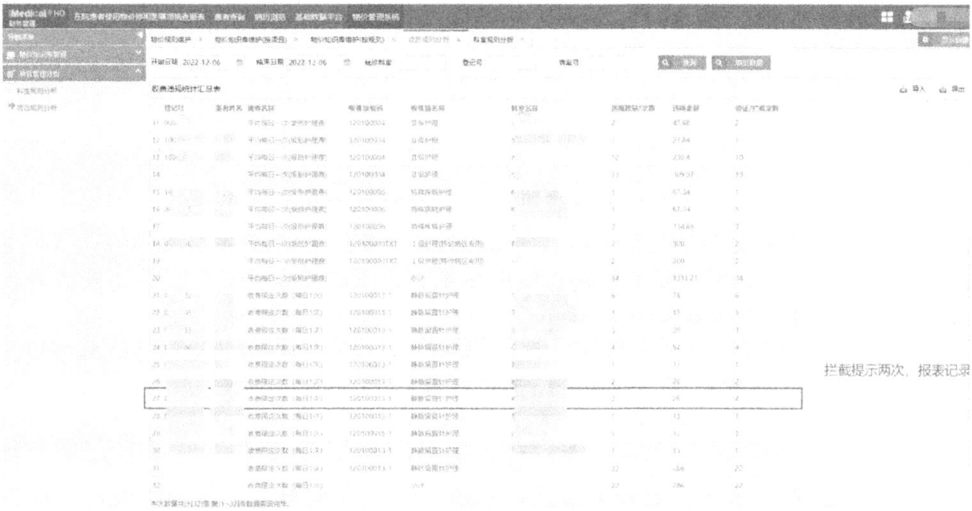

图 15-9　输出报表用于后台核查界面

三、取得成效

（一）以控费为导向，完成系统设计构建

自医疗服务价格在线审核系统上线以来，实现了将价格政策和项目规范从通过"人脑记忆""查找电子版价格书"的形式转换为"工作站在线提醒和纠错"，把发现问题、解决问题从"事后堆积"逐步调整为向"事前事中分散"。

将人为干预转变成系统控制，有效减少不必要的事后溯源查因，打造智慧价格管理模式。例如，一些因为在院患者多、医护人员工作繁忙造成的差错和疏漏问题，具有一定的规律性和普遍性，可以通过系统设置和把关，批量实现在线操作提醒以及差错纠正；一些不符合项目规范和收费政策的复杂性、特殊性、有争议问题，通过系统软件及时发现、汇总相关问题和数据，判断风险等级，以便于价格管理部门和人员及时进行判断、分析和处置。

（二）医保基金得到有效监管

结合在线审核系统自动拦截和收费提醒功能，优化了医院医保基金监管方式，加强了信息智能监控力度，发挥大数据优势，使收费管理效率得到有效提升。系统上线后，医保反馈违规收费数量与违规金额明显下降。

(三) 内部控制意识增强

通过收费提醒的反复强化，规范收费理念逐步植入医务人员的意识中，现阶段医务人员会主动咨询收费内涵、范围，探讨收费合规性。

四、经验总结

(一) 信息化手段提升收费管理效果

在内部控制体系建设中，信息系统建设一直有着举足轻重的地位。信息化是推动制度落地的手段，通过将制度、流程嵌入信息系统，从而确保内部控制管理要求和措施被有效执行。医疗服务价格在线审核系统正是基于信息化手段，不断提升收费管理效率效果，实现精准"控费"。

(二) 更加重视大数据监管，定期分析汇总培训

不断细化和完善系统应用功能，对数据资源进行深度发掘与分析，将"数据"增值，让数据赋能。充分运用分析结果，进一步反思、总结和整改，形成良性循环反馈机制，不断优化系统审核规则，对临床提供及时的价格收费培训和政策宣传。

(三) 持续改进监管模式，避免在线审核流于形式

通过不断收集临床使用系统的反馈意见和建议，改进系统运行效率、稳定性和适用性，使医疗服务价格在线审核系统更加精准地服务于价格管理工作。

(本节撰写人：赵岚岚　雷亚梅)

第二节　用好自主定价政策，还原医疗服务真实价值

目前从公立医院这一政策最终执行者层面研究如何通过规范及优化价格项目管理，适应和支持医院创新发展的具体案例研究较少。本案例将结合广东省人民医院的自主定价医疗服务价格项目管理实践，探讨医院如何用好医疗服务价格改革政策，挤出输入性成本"水分"，还原项目真实价值，促进新技术开展应用的同时降低患者医疗费用，从而促进医院高质量发展。

一、背景

医疗服务价格改革显著影响公立医院收入，进而对其医疗行为、技术革新

及运营管理产生一系列深远影响。对公立医院而言，一方面为维持正常运转，可能出现低标准住院、大处方、大检查等不恰当医疗行为；另一方面倒逼转换运营管理思路，把药品、耗材等原本收入来源项目转化为成本项目进行控制管理，增加医院边际贡献的同时，降低患者医疗费用负担。例如，某医院为控制药品、耗材规定：一是能用国产的、便宜的药和耗材的，不用进口的、昂贵的；二是建立临床药师制度，规范临床用药；三是制订年度药比控制性指标，加大考核力度，药比完成情况与绩效挂钩，该院年药品收入占比呈逐年下降趋势。

随着三医联动、分级诊疗、医联体等医疗改革的推进，医疗服务价格改革协同支付政策改革，给医院带来更巨大、更深刻的影响。以按病种、按疾病诊断相关分组付费为主的多元复合式医保支付方式结算后，医院取得医疗收入不再具有"项目累加"效益，不是做的医疗项目越多，收入就越高，而是需要通过调整业务结构，提高服务质量和效率来提高资源使用效率和边际贡献。例如，采取有效措施缩短检查检验报告时间、降低手术接台时间，从而降低平均住院日。

医疗服务价格改革的诸多措施，实质就是让公立医院提供的服务质量和技术价值获得合理价格补偿，从而激励医院提供更优质高效医疗卫生服务，公立医院的价格政策环境已十分向好，但"打铁还需自身硬"，如果医院自身价格管理水平跟不上，则难以充分享受到这政策红利。例如，为解决医疗服务价格项目对医疗技术创新和医疗服务改进兼容度不高这一问题，政府已在不断完善新增价格项目管理办法。A医院在2018年至2021年期间，有24项首次运用的国际首创、国际先进、国内首创新医疗技术，其中有10项（42%）无对应价格项目。倘若A医院未经充分专家论证及合理成本测算即向医保部门申请新增价格项目，将直接导致审批效率低、报批程序周期长，最终导致项目通过率低、不利于技术可持续创新。

按管理学原理，如果不能描述，就无法计量，如果不能计量，就无法管理，故改革成效如何，管理是否到位，都需要用数据说话，即适当量化评价。公立医院高质量发展的最终目标是为了人民健康，但如何衡量高质量发展的水平，尚未有公认的评价标准。本案例认为可以选取公立医院绩效考核指标的改善，来印证其发展质量的改进。《国务院办公厅关于加强三级公立医院绩效考核工作的意见》（国办发〔2021〕4号）（以下简称《绩效考核工作的意见》），提出绩效考核的目的就是要促进公立医院提高医疗服务质量和效率，为人民群众提供高质量的医疗服务。《绩效考核工作的意见》关键是在公立医院具体操作层面，从医疗质量、运营效率、持续发展及满意度评价四个维度角度提出了55项具体量化考核指标，打分权重和打分办法。公立医院发展定位有了"绩效考核"这一标尺，清楚自身在同行中的位置和差距，精准找到发力点，为持续提升综合服务水平提供积极有益的参考。

二、案例医院价格管理情况简介

医院不断建立健全价格管理制度与体系，成立了价格与经济管理专业委员会，由分管院领导任主委，委员包括财务、审计、医务、护理、信息、医保、药事、总务、医技、设备、纪检监察等职能部门负责人，负责全院价格管理工作的领导、组织和决策，计财处为内部价格管理职能部门。医院在同行中较早开展成本核算工作，已建立了一套系统的、全面的、多层次的成本核算体系，核算对象覆盖科室、诊次、床日、病种、项目等，搭建了由一体化信息系统有效支持的医院经济管理系统，可以科学高效地进行价格项目成本测算、监测成本及价格水平、收入结构变化，为合理建议政府价格调整提供了技术基础。

三、开展自主定价项目，可促进新技术开展、优化收入结构及控制成本

根据广东省医保局关于公布《广东省基本医疗服务价格项目目录（2021 年版）》和《广东省市场调节价医疗服务价格项目目录（2021 年版）》有关事项的通知（粤医保发〔2021〕20 号），以及《广州地区新增和特需医疗服务价格项目管理办法》（穗医保规字〔2020〕9 号），公立医院开展基本医疗服务价格项目，必须执行所在地级以上市政府指导价；开展符合规定的非基本医疗服务价格项目，则可由医院综合考虑服务成本、患者需求等因素自主定价，具体包括三类，即新增医疗服务价格试行项目、市场调节价医疗服务价格项目及特需医疗服务价格项目。

自主定价的医疗服务价格政策，尤其是新增医疗服务价格项目自主定价的政策，能及时将新医疗技术转化为边界清晰、要素完备的医疗服务价格项目，从价格这一供给侧面给公立医院开展新医疗技术打开了一条通道，进一步发挥公立医院的优势资源作用，在新技术开发、成果应用、新项目引入、新材料应用等方面，激发专业技术人员和基层管理者的积极性和创造性，有效促进医疗技术创新发展和临床应用。医院在进行医疗服务自主定价的过程中，需要进行精细的成本测算，也有利于加强医院内部管理，提高运营效率，并让优质优价的医疗服务通过市场有序竞争，优胜劣汰，进入良性运行轨道，从而引导整个医疗服务行业价格合理形成，回归医疗服务价值本身。

表 15-1 详细分析了自主定价项目价格政策对公立医院绩效考核指标的影响，亦从侧面印证对医院发展质量的影响。

表 15-1　自主定价项目价格政策对公立医院绩效考核指标的影响分析

序号	自主定价	项目范围	项目立项及定价	对公立医院绩效考核指标的影响
1	市场调节价项目	广东省市场调节价医疗服务价格项目目录(2021年版)	在目录范围内,医院自主定价。实行打包收费,一律不得另外收取医疗器械费;对同一项目,可根据成本等情况制定不同的价格标准	① 材料打包收费,可提高"医疗服务收入(不含药品、耗材、检查检验收入)占医疗收入比例" ② 定价可充分体现技术劳务价值,提高"人员支出占业务支出比重" ③ 分档定价,可按实际情况合理控制"门诊次均费用增幅""住院次均费用增幅" ④ 定价可考虑合理利润,弥补基本医疗服务价格项目补偿不足部分,提高"医疗盈余率"
2	新增医疗服务价格项目	尚未列入广州地区公布的基本医疗服务项目目录、市场调节价项目目录的,经临床验证及科学论证(鉴定)能显著提高诊疗效果或符合群众多样化健康需求的,经论证审核通过纳入新增医疗服务价格项目目录的医疗服务项目	可在本市医保部门公布的试行项目内选择编码及项目收费,医院自主定价及保持价格相对稳定	① 定价可充分体现技术劳务价值,提高"人员支出占业务支出比重" ② 支持临床科室开展新医疗技术项目,尤其是手术、治疗类项目,可提高"医疗服务收入(不含药品、耗材、检查检验收入)""出院患者四级手术比例""出院患者微创手术占比"等指标
3	特需医疗服务价格项目	改善型项目:通过改善服务设施、优化服务时间、改良服务技术等手段,开展的提高疾病诊断防治质量和就医感受的改善型项目	在基本医疗服务项目目录范围内,按照成本及合理利润的原则,医院自主定价,并保持价格相对稳定	定价可考虑合理利润,弥补基本医疗服务价格项目补偿不足部分,提高"医疗盈余率"
		新技术项目:为满足患者需求,应用新技术提供的自愿选择的个性化医疗服务技术项目	医院自主立项,并按照成本及合理利润的原则,自主定价及保持价格相对稳定	① 定价可充分体现技术劳务价值,提高"人员支出占业务支出比重" ② 支持临床科室开展新医疗技术项目,尤其是手术、治疗类项目,可提高"医疗服务收入(不含药品、耗材、检查检验收入)""出院患者四级手术比例""出院患者微创手术占比"等指标 ③ 需合理控制规模,使得"特需医疗服务量占比""特需医疗服务收入占比"等指标

四、医院自主定价医疗服务价格项目管理流程

从公立医院内部管理而言，自主定价医疗服务价格项目尚未有成熟完善的管理制度和定价流程，各家医院均按照政策要求及实际需求在各自摸索。自主定价项目的价格一般以项目成本为基础，需要考虑在公立医院公益性、社保基金支付的可行性、患者支付能力、患者支付意愿及彰显医院品牌等方面取得综合平衡。同时，还应尽可能降低项目成本构成中的消耗卫生材料、试剂等"物"的消耗，从而给价格制定提供足够空间，用来提高体现医护人员劳动价值的"人"的价值，让整个项目价格更科学合理，达到"腾笼换鸟，调整结构"的目标。医院自主定价医疗服务价格项目管理流程如图 15-10 所示，分为新增医疗服务价格试行项目、市场调节价医疗服务价格项目及特需医疗服务价格项目三类，除各职能部门专业论证外，还需经价格与经济管理委员会及院长办公会审批通过。

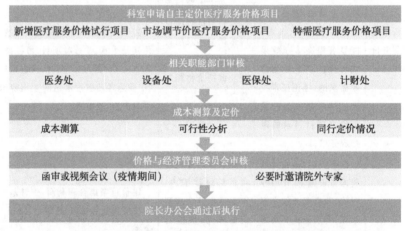

图 15-10 医院自主定价医疗服务价格项目管理流程

具体将结合医院"个体化 3D 模型重建"（收费编码 300000008×）和"个体化 3D 模型制备"（收费编码 300000009×）项目定价过程，对医院新增医疗服务项目成本测算、项目定价等实施过程及对医院影响进行分析。

五、医院"个体化 3D 模型重建"项目的自主定价过程

个体化治疗是未来医学发展的方向，随着 3D 打印技术的不断成熟以及相关研究的发展进步，3D 打印技术在心脏外科、肺科、胰腺外科、颅颌面外科及脊柱外科等个体化治疗等领域得到尝试性应用，有望成为解决个体化治疗最有成效的治疗方法之一，也是各家医院鼓励积极应用的医疗新技术。2019 年初，《关于公布广州地区新增医疗服务价格项目（三）的通知》（穗发改〔2019〕24 号）将"个体化

3D 模型重建"和"个体化 3D 模型制备"列为新增医疗服务价格项目，公立医院可自主定价。为扩大服务有效供给，培育专业化优势，同时为了提高医院的医疗技术和服务层次，提升医院综合实力，2019 年 9 月医院正式开展心脏的个体化 3D 模型重建及制备，随后 2020 年 12 月申报开展的个体化 3D 模型重建及制备，2021 年 7 月申请开展胰腺个体化 3D 模型制备及重建，以下主要以胰腺个体化 3D 模型制备及重建项目为例。

1. 项目成本测算及分析

成本测算是定价最关键的环节，科学合理的成本数据为新增项目定价提供必要的基础和依据。

（1）项目成本计算方法　根据《事业单位成本核算具体指引——公立医院》，医院医疗活动的成本项目应包括人员经费、卫生材料费、药品费、固定资产折旧费、无形资产摊销费、提取医疗风险基金和其他医疗费用。医疗服务项目成本按照各省级医疗服务价格主管部门制定的医疗服务价格项目（不包括药品和可以单独收费的卫生材料）划分，以各医疗服务价格项目为成本核算对象，并进一步计算其单位成本，即医疗服务项目成本。

一般认为作业成本法可精确核算医疗服务项目成本，但在实践中存在工作量大、计算烦琐以及系统模型更新难等问题。实务中，从新增医疗服务价格项目消耗资源来看，可以按直接成本和间接成本两部分进行计算，也便于临床医护工作者等非财务专业人员理解及操作。直接成本主要是直接人力成本，直接材料成本和设备的使用成本，具有"可视化"的特点，即某个项目所需的"人、财、物"可简单明了地列示清楚，操作层面也可通过系统内置公式直接计算生成。间接成本主要是房屋折旧费、水电物业费、培训费、办公用品费、维修维护费、办公设备费等不能直接计入项目成本的费用以及医辅科室和行政后勤科室分摊来的间接成本，没有给出明确、统一的计算方法，一般采用参数分配法进行分配，参数可以选择工时、工作量、人员数量、房屋面积等。

（2）项目成本测算过程　由于这两个项目需要第三方科技公司提供专业 3D 模型重建服务及 3D 模型制备服务，故成本测算由医院及第三方共同完成。项目统一使用"广州地区新增服务价格项目成本测算表"进行成本测算，包括项目劳务支出（医师、护士、技术员等）、材料消耗支出（卫生材料、低值易耗品、药品及试剂、水电燃料）、固定资产折旧［医疗仪器设备、房屋及其他建筑物、其他固定资产、设备保修（维修）费、管理费及其他］。

个体化 3D 模型制备是根据临床需求设定参数要求打印出实体模型结构，项目主要成本构成为人力成本、材料成本（含成型材料和支撑材料）及固定资产折旧。模型的体积大小、脏器结构是影响制备时长、物耗成本的主要因素。以肺与胰腺这两个不同脏器为例：肺相关模型的制备时长 4 小时，胰腺相关模型制备时长 6 小时；支撑材料成本方面，肺相关模型使用数量是 1500g，胰腺相关模型使用数量 2020g，数量差异 520g；固定资产折旧主要指全彩色多材料 3D 打印机折旧。

个体化 3D 模型重建是指根据患者病变的 CT 数据使用专用计算机辅助软件重建 3D 模型，项目主要成本构成为人力成本及固定资产折旧，重建对象不同，完成时长、设备占用时间不同，耗费成本不同，例如肺相关模型的重建时长 3.5 小时，胰腺相关模型重建时长 4.5 小时，相差 1 小时，所需人力成本和分摊的固定资产折旧费用也不同。

从成本结构来看，个体化 3D 模型重建的主要成本是人力成本，占总成本比重为 56%，其次是固定资产折旧，占总成本比重为 35%；个体化 3D 模型制备主要成本是成型材料和支撑材料，占总成本比重为 45%，其次是固定资产折旧，占总成本比重为 34%，两者合计 78%，详见表 15-2。

表 15-2　个体化 3D 模型重建及制备的成本测算情况　　　　单位：元

序号	项目名称	成本合计	其中							
			人力成本		材料成本		固定资产折旧		管理费	
			金额	占比	金额	占比	金额	占比	金额	占比
1	个体化 3D 模型重建(胰腺)	4607	2597	56%	—	—	1595	35%	415	9%
2	个体化 3D 模型制备(胰腺)	8429	1008	12%	3820	45%	2841	34%	760	9%

注：其中人力成本与材料成本均为直接成本，固定资产折旧按设备原值及设备占用时间折算。管理费分摊＝(劳务支出＋材料消耗支出＋固定资产折旧费用)×管理费用率，管理费用率为上年度上报卫生系统统计报表数据。

2. 项目定价及分析

（1）项目定价　自主制定医疗服务价格项目的价格，需补偿医院为开展此项新增医疗服务项目所发生的各种资源消耗成本，同时获得合理边际贡献。由于新增医疗服务价格项目暂未在临床广泛开展，属于尚未形成成熟竞争市场的新技术、新业务，须综合考虑医疗服务市场需求、项目管理政策及患者支付能力等各方面。《全国医疗服务价格项目规范（2012 年版）》《全国医疗服务项目技术规范（2023 年版）》还将技术难度与风险程度纳入定价要素中。但由于技术难度与风险程度较难量化，实际操作层面，大多数医院一般是结合本区域同类型医院的同类项目价格水平，参考国内其他省、市的服务项目使用情况和收费价格，再参考近年医疗服务价格项目调价增幅进行分析。

（2）项目定价过程

① 第一次定价。由于广州地区尚未开展此类项目，无同行价格可参考，考虑

患者费用负担，故开展项目的临床科室申请直接按成本定价。

医用耗材、第三方服务价格是市场化的，如果项目直接以成本定价、医院边际贡献为零，医疗服务价格并没有体现到技术劳务价值和支持医院发展上，而是被输入性成本变动"湮没"，不利于新技术可持续开展。从技术风险难度及项目比价关系来看，根据表 15-2 成本测算结果，胰腺个体化 3D 模型重建及制备的项目成本较高，即使价格等于成本，也几乎相当于甚至高于广州地区四级手术价格。例如"全胰腺切除术"为四级手术，价格为 4867.2 元，根据《全国医疗服务项目技术规范（2023 年版）》，需 4 名医生 2 名护士，平均耗时 10 小时完成；胰十二指肠切除术（Whipple 手术）价格为 6760 元，需 4 名医生 2 名护士，平均耗时 8 小时完成；"全胰腺切除术"和"胰十二指肠切除术（Whipple 手术）"，均仅有区域医疗中心的少数经验丰富的腹部外科医生团队甚至需要联合有经验的麻醉和护理团队才能够较好完成该手术，手术切除部位解剖复杂，大出血等风险高，手术操作技术要求精湛、细致。若个体化 3D 模型重建及制备定价过高，将造成新的项目之间比价关系不合理，违背了价格改革政策导向和医院鼓励新技术、提升解决疑难杂重症能力的初衷。

故医院迫切需采取措施降低该项目成本，探求新的价格制定空间，才能降低患者费用负担、保障医院必要经济利益及保持项目间合理比价关系。

② 第二次定价。从表 15-2 及以上分析得出，胰腺个体化 3D 模型重建的成本降价空间为人力成本及折旧，个体化 3D 模型制备的成本降价空间为材料费及折旧，如需真正腾笼换鸟，则需要降低这部分成本，从而合理定价。

表 15-3　个体化 3D 模型重建及制备的成本对比情况　　　单位：元

序号	项目名称	项目	成本合计	人力成本	耗材、低值易耗品支出	设备折旧
1	个体化 3D 模型重建（胰腺）	降低成本前	4607	2597	—	1595
		降低成本后	2610	1417	—	931
		差额	−1997	−1180	—	−664
2	个体化 3D 模型制备（胰腺）	降低成本前	8429	1008	3820	2841
		降低成本后	3605	168	1912	1191
		差额	−4824	−840	−1908	−1650

经院长办公会讨论决策，医院设备部门牵头，联合医务部门及计财部门与第三方专业服务公司进行了多轮谈判并拟定最终采购价格，进行了相应调整，如表 15-3 所示：个体化 3D 模型重建（胰腺）成本由原 4606.52 元降为 2609.75 元（降幅 43.3%），个体化 3D 模型制备（胰腺）成本由原 8428.75 元降为 3605.06 元（降幅 57.2%）。其中，个体化 3D 模型重建工时从每人 1.5 小时调整至 1 小

时，技术员工时从 9 小时调整至 7 小时。成本项目中降幅最大的为个体化 3D 模型制备成型材料及支撑材料成本，价格由原 2.5 元/克与 1 元/克，分别调整至 1 元/克与 0.59 元/克，成本从原 3820 元降至 1911.8 元。A 医院按照降低后的成本，及内部价格管理规定（不超过成本 1.3 倍定价）重新定价，如表 15-4 所示。

表 15-4　个体化 3D 模型重建及制备成本、定价对比　　　　单位：元

序号	项目名称	成本			定价			边际贡献		
		降价前	降价后	差额	降价前	降价后	差额	降价前	降价后	差额
1	个体化 3D 模型重建（胰腺）	4607	2610	−1997	4607	3393	−1214	0	783	783
2	个体化 3D 模型制备（胰腺）	8429	3605	−4824	8429	4687	−3742	0	1082	1082

由于自主定价的新增项目暂未纳入医保报销目录，由患者自费，在与第三方服务供应商谈判、降低成本前，由于项目本身成本过高，医院考虑患者费用负担，完全仅按成本定价，边际贡献为零，医院没有得到任何经济补偿。而通过谈判降低成本后，医院的定价也随之降低，患者费用负担减轻的同时能获得合理回报，该技术可持续发展，能为更多临床患者提供长期优质服务，达到提升"社会效益"与鼓励新技术发展双赢的效果。见表 15-5。

表 15-5　医院与自主定价项目相关的绩效考核指标改善情况

项目立项及定价	对公立医院绩效考核指标的影响	医院绩效考核指标变化情况
在目录范围内，医院自主定价。实行打包收费，一律不得另外收取医疗器械费用；对同一项目，可根据成本等情况制定不同的价格标准	① 材料打包收费，可提高"医疗服务收入（不含药品、耗材、检查检验收入）占医疗收入比例" ② 定价可充分体现技术劳务价值，提高"人员支出占业务支出比重" ③ 分档定价，可按实际情况合理控制"门诊次均费用增幅""住院次均费用增幅" ④ 定价可考虑合理利润，弥补基本医疗服务价格项目补偿不足部分，提高"医疗盈余率"	① 医疗服务收入占医疗收入比例 2022 年比 2020 年提高 0.1 个百分点 ② 受疫情影响，人员支出占业务支出比重不变 ③ "门诊次均费用增幅"由 2020 年的 21.42% 降为 2022 年的 −7.17%，"住院次均费用增幅"由 2020 年的 9.14% 降为 2022 年的 −4.62% ④ 受疫情影响，2020—2022 年医疗盈余率为零

该实践还可完善之处在于，尽管案例对医疗技术制定了适宜价格，但尚未体现医疗技术的风险难度，例如，心脏、肺、胰腺等不同器官的个体化 3D 模型重建，应具有不同的风险系数及技术难度，如何通过比价关系的不同来体现不同的价值，以满足 A 医院重大疾病临床需求为导向，打造布局合理、技术较高、特色鲜明的优势专

科群的发展格局，值得进一步深入研究，为医院的健康稳定发展提供可靠保障。

（本节撰写人：冯欣　龙青）

第三节　运用 PDCA 规范价格管理，助力医院高质量发展

PDCA 循环是由美国统计学家戴明博士（W. Edwards Deming）提出来的，它反映了质量管理活动的规律，是一种重要的质量管理工具，在实践中广泛应用。PDCA 质量管理工具兼顾循环性、系统性以及持续改进等特点，通过计划（plan）、执行（do）、检查（check）、处理（action）不断循环，可及时发现价格管理过程中存在的问题，提出改进意见并迅速执行，优化价格管理，推动医院经济治理体系高质量发展。

本节综合三家医院管理案例，分别展示 PDCA 质量管理工具在"手术麻醉中心收费管理""降低换药不合理收费占比"以及"让'超限定频次'不再超"方面的应用，供读者借鉴参考。

一、手术麻醉中心收费管理

深圳市儿童医院分析了 2021 年 1～12 月手术麻醉中心收费情况，发现违规收费金额合计 32.5 万元，其中多收金额为 21.2 万元，少收金额为 11.3 万元。后期经过复核及整改，多收金额 21.2 万元全部完成退费，但少收金额未能成功补费，造成直接经济损失 7.4 万元，退补费过程中造成人力资源浪费，成本合计约 4.0 万元，即 2021 年手术麻醉中心违规收费造成经济损失约 11.4 万元。违规收费对于医院的声誉及人力、财力都有很大损耗，亟需医院重点解决。

（一）P（Plan)-归因分析并制定方案

1. 二八法则，原因分析

经过数据分析，2021 年 1～12 月手术麻醉中心 80% 的违规收费集中在"重复收费、有加收无主项、扩大范围、计时项目、数量异常、频次限制和小数点问题"等七类问题（图 15-11），鉴于此，组织专家进行头脑风暴分析原因（图 15-12），主要集中在人员收费政策不熟悉、信息系统不完善、收费项目繁杂等原因。

2. 制定整改计划及方案

围绕手术麻醉中心人员收费政策不熟悉、信息系统不完善、收费项目繁杂等问题，深圳市儿童医院制定了专项的整改方案，主要集中在提升管理效能、建立督导培训新模式、提高信息监控效率和加强绩效考核力度等四大方面，价格按规范化管

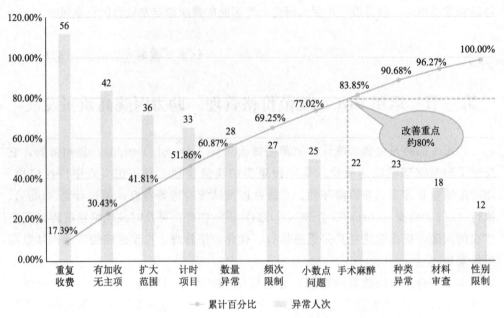

图 15-11   2021 年 1～12 月手术麻醉中心已纠正错误收费问题分析表

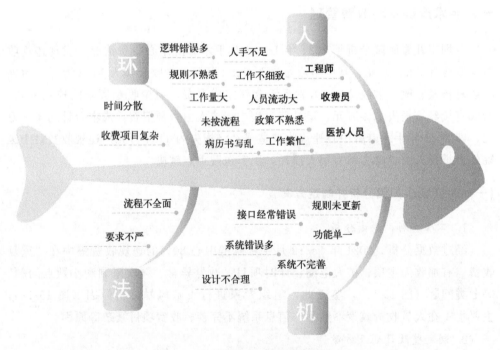

图 15-12   引起违规收费的原因分析

理,以期在保证医院业务的顺利开展情况下能够促进医院业务的高质量发展,真正实现业财融合。

（二）D（Do）-具体做法

1. 优化制度流程，提升管理效能

院领导高度重视医院价格管理，多次组织会议进行督导。召开外科手术收费问题专题会议，由分管领导总会计师主持，院长、纪委书记等院领导出席，价格医保科、医务科、护理部、手麻科、骨科、外科病区等科室人员参会，针对相关手术收费问题及手术记录进行充分讨论，深入学习相关价格政策及各项管理要求。针对业务焦点问题逐个研判，专家和职能部门形成一致意见；在全院范围内，有针对性的规范书写病历，优化医嘱项目和医疗服务价格项目的匹配对照关系，对问题严重的内容实现专项治理及整改；对经济运营影响大、发生违规较多的手术收费，制定规范和标准，确定多项"不准"红线。经过反复调研与运行验证，最终形成文件，完善医院价格规范化管理细则，改善价格规范化管理流程，进一步力争实现医疗服务收费的精细化管理。

2. 完善督导、培训、核查的一体化新业务模式，实现有效管控

通过对所有病区、麻醉手术中心督导培训，将专项会议决议及各项管理要求传达全院各科室，优化计费流程，实行每月自查自纠，发现问题落实到人、定期督导。开展外科病区专项督导培训，11个外科病区共计专项督导培训29次，医护人员参与率达98％。手术麻醉中心专项督导培训5次，院领导和价格医保科按计划到临床科室听取汇报，联系多部门共同检验整改效果，价格规范化管理水平持续改进及提升。

3. 利用信息化手段提高监控效率及质量

通过调研、收集临床科室价格收费问题及意见，汇总各科室系统问题及个性化收费规则，由医院价格精细化管理系统工程师、一体化系统工程师与相关临床及医技科室确定细节，制定优化的方案，确定落实完成计划，对一体化信息系统功能及医院价格精细化系统规则进行进一步优化提升（部分优化规则见表15-6）。其次，加快优质信息化资源扩容，做到手术信息化监管进一步精细化，按计划落实、验收及反馈，做好各阶段相关信息化需求的执行落实督导工作，逐步提高收费及监控效率及质量，核查出问题并及时解决处理。

4. 加强绩效考核力度，营造价值创造氛围

经与医院运营及绩效管理科室沟通协调，增加医疗服务收费质量在绩效考核扣分中的比重，从2021年的5分提升到2022年的8分；加强检查及绩效考核力度，对于督导后仍出现的违规收费问题，在月绩效及年度绩效中，将绩效考核结果落实到科室及个人，通过各种方法调动全院价格医保工作人员的积极性，体现"管理出效益"。

表 15-6　信息系统部分优化规则明细表

序号	规则分类	系统需提示异常内容
1	材料审查	氧饱和探头扩大范围收费
2	床位诊护	护理总费用审查
		重症监护不能收取一般专项护理
		诊查费用审查
		床位费用审查
3	计日项目	计入不计出项目总量异常
4	计时项目	计时项目一日超 24 小时
		单位为小时的项目总量异常
5	扩大范围	违规使用 1500～2500 元的临床诊疗项目等离子刀
		违规使用 2500 元以上的临床诊疗项目超声刀
6	每日重复收费	特殊脑电图不能同时收取脑电图
7	手术麻醉	多项手术未发现半折优惠收费
8	数量异常	收费项目收费数量异常
		项目数量的小数位为一位或一位以上
		使用静脉输液接瓶项目未发现静脉输液项目
9	有加收无主项	使用全身麻醉(指非气管插管)加收但未发现麻醉主项
10	重复收费	高流量给氧不能同时收取低流量和中流量给氧
		肠回转不良矫治术重复收取阑尾切除术

(三) C (Check)-建立定期督导检查机制

1. 建立手术相关科室的督导检查机制

围绕手术麻醉中心出现的违规收费问题及整改落实情况,深圳市儿童医院建立了定期督导检查机制,每年进行手术相关科室督导检查,从源头减少问题的发生。2022 年完成神经外科、泌尿外科、普外二科、日间手术中心、癫痫外科、骨科、普外一科、心血管外科、耳鼻咽喉头颈外科等科室的督导检查,强调发现并整改落实的问题不能再发生,持续进行优化。

2. 手术麻醉中心专项检查

(1) 手术名称及记录规范化检查　检查手术科室手术名称及记录规范落实情况,科室人员参加培训情况,以及对政策的了解重视程度,加强手术记录书写的规范化。

(2) 手术收费规范化的检查　对手术麻醉中心收费人员进行督导,检查整改措施的落实情况，检查收费人员对政策掌握的熟练程度，减少或避免违规收费。

3. 手术信息平台优化升级验收

检查信息化需求的落实情况，对于信息化公司已经反馈完成的工作给予验收是否完成，并收集反馈情况；未完成的工作督促系统工程师做好计划尽快完成；汇总信息平台改进对于促进价格管理质量提升的影响成果，对于影响较大的因素，加强信息系统基础建设，维护稳定的功能，保证功能持续有效。

（四）A（Action）-成效总结

1. 医疗服务收费质量明显提升，较大程度挽回医院经济损失

出院病例收费违规率下降 71%（图 15-13），七类主要违规问题例数及金额明显下降，收费质量提升明显（图 15-14），极大减少了医院直接经济损失和人力资源的浪费（图 15-15），价格规范化管理的重要性深入人心。

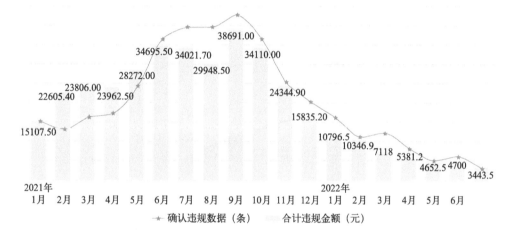

图 15-13　2021 年 1 月—2022 年 7 月麻醉手术中心已纠正违规收费病例数及金额汇总表

2. 改革创新推动医院管理能力现代化进程

完善督导、培训、汇报、检验的一体化新模式，对经济运营影响大、发生违规情况多的手术进行单项规范化收费剖析，使管理逻辑越来越清晰合理，推动医院价格管理能力规范化和科学化进程。

3. 价格管理质量、效率的提升推动医院高质量发展

更高的手术收费管理质量、更有效率的信息监控手段，加快优质管理资源扩容，为推动医院高质量发展、保护患者及参保人权益、提供优质高效医疗卫生服务，建设健康中国提供有力支撑。

4. 以经济管理为重点，提升高质量发展新效能

价格规范化管理通过设计调动员工积极性的考核标准、为薪酬制度、绩效考核

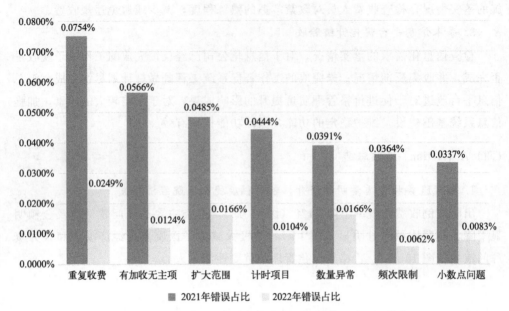

图 15-14　2021—2022 年违规收费主要问题占比对比汇总表

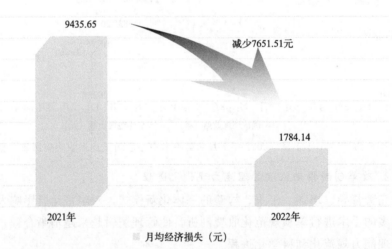

图 15-15　2021—2022 年 7 月月均经济损失对照表

制度改革提供有力依据，是公立医院运营管理的有力推手，促使医院运营管理事半功倍！

（本案例撰写人：丁慧　林思颖　彭凤婧　李欣桐　朱利辉）

二、降低换药不合理收费占比

某医院在收费监管中，发现时常出现换药项目有高套收费的现象，多次整改效果欠佳。2021 年 11 月，医保局开展医疗服务价格专项检查中，发现医院部分科室微创手术患者 0.7cm 切口收取中换药，存在超标准收费现象。市医保局要求医院全面自查 2021 年度换药收费是否有超标准收费，结果发现：2021 年度有中换药及以上的收费且病案首页手术操作名称中有 ** 镜手术的收费数据 632 人，经价格管理办和科室核查微创手术超标准收费的共 222 人，换药不合理收费人次占比 35%。医院以这次医保检查为契机，成立多部门联合小组，运用 PDCA 质量管理工具持续跟踪、整改。

（一）P（Plan)-归因分析并制定方案

该院通过鱼骨图，分别从管理因素、设备、人、环境四个方面展开讨论，明确换药超标准收费原因，如图 15-16 所示。

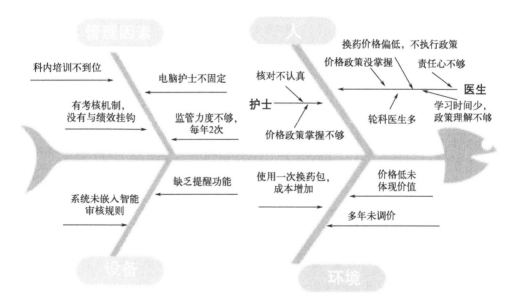

图 15-16　换药超标准收费原因鱼骨分析图

对要因进行分析，按照二八法则找出真因（图 15-17)，分别为价格政策没掌握，科室培训不到位，电脑护士不固定，监管力度不够。

（二）D（Do)-具体做法

1. 成立专项小组

由价格管理办牵头，联合医务科、医保办、信息科、临床科室主任、护士长、兼职价格管理员成立专项整改小组。小组职责分工见表 15-7；小组工作计划见表 15-8。

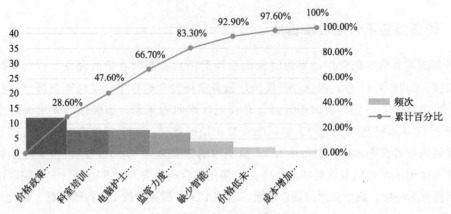

图 15-17　换药超标准收费原因分析

表 15-7　专项整改小组职责分工

成员	职务	分工	所在科室
石×云	组长、督导	主题选定、效果确认、全程把握	价格管理办
李×洪	秘书	现状调查、因素分析、对策拟定、对策实施、标准推行	价格管理办
李×香	督导	规范价格行为、标准推行	价格管理办
赵×奇	督导	规范医疗行为	医务科
傅×	督导	规范医疗行为	医保办
科室主任、护士长	督导、组员	对策实施，标准推行	临床科室
医生、护士兼职价格管理员	组员	对策实施，标准推行	临床科室
刘×帮	组员	数据支持	信息科
张×辉	指导	数据收集、应用工具使用	感染科

表 15-8　工作计划表

阶段	项目	第一季度			第二季度			负责人
		1月	2月	3月	4月	5月	6月	
P	主题选定							组长、秘书
	现状调查							
	因素解析							
	对策制定							
D	对策实施							全组人员
	对策改善							
C	效果确认							组长秘书、督导
A	标准执行							全组人员
	检讨回顾							

2. 设定目标值和监测指标

（1）现况值 2021 年度有中换药及以上收费且病案首页手术操作名称中有＊＊镜手术的患者 632 人，属于微创手术超标准收费的 222 人，占比 35％。

（2）设定目标值

第一季度：2022 年一季度下降至 25％以下。

第二季度：2022 年二季度下降至 5％以下。

监测指标：换药不合理人次占比率。

$$换药不合理人次占比率＝\frac{微创手术换药不合理人次}{微创手术换药（中）以上人次}×100\%$$

［注：微创手术换药收取换药（小）是合理的，以换药（中）以上且同时收取＊＊镜的为不合理。］

3. 针对真因提出整改措施

（1）价格政策没掌握 加大培训力度，提高医护人员价格政策的掌握程度。

① 加大培训，通过线上、线下培训等多种形式加大价格政策培训。

② 邀请市卫健局与市医保局来医院进行价格政策培训。

③ 医保办、价格管理办、医务科等多部门联合，深入临床科室进行一对一培训，科室主任、护士长、医生及护士兼职价格管理员齐动员，加强科室内部培训，主动规范换药收费。

④ 对兼职价格管理员进行专项考核，要求考核合格率 100％。

（2）要求科内培训到位 兼职价格管理员参加价格政策培训，指导及培训本科室人员的价格行为。

① 兼职价格管理员在科内对医护人员培训、指导及考核，要求人人掌握。

② 兼职价格管理员做好科内培训资料，并有记录可查。

③ 价格管理办监督兼职价格管理员科内价格培训落实情况。

（3）要求保障电脑护士的稳定性和团队的协作

① 制定明确的工作流程：明确各项工作的要求和步骤，确保各个岗位的工作内容和职责明确、一致。提供护士价格政策培训，明确兼职价格管理员的职责，落实每日费用核对和出院前收费复核，培训电脑护士审核要点及技巧，提高业务水平和专业素养，尽量保障其固定的岗位。

② 增加职业保障措施：为电脑护士提供良好的薪资福利待遇，建立绩效考核制度，对电脑护士的工作表现进行评分，将表现优秀的电脑护士给予奖励，保障她们有条件履行好岗位和职责。

③ 加强沟通和交流：与电脑护士进行定期的沟通和交流，了解护士的需求和意见，争取护士长的支持和理解，增加护士的归属感和认同感，减少科室电脑护士

调岗的情况。

（4）监管力度不够 完善监管机制与流程，制定兼职价格管理人员的主要职责，加大监管力度。

① 修订医院内部价格管理制度，健全价格管理体系，强化科主任护士长的管理责任，安排熟悉本科室业务流程，有一定资历有经验的医生、护士担任兼职价格管理员，配合做好科室价格行为管理。

② 制定兼职价格管理人员的主要职责

A. 熟悉本科室开展的医疗服务项目、价格、项目内涵、除外内容、技术难度、人力消耗和风险程度。

B. 结合临床情况，向医院职能部门提出价格管理建议，如本科室拟申请新增或修订的医疗服务项目或调价，以及拟开展由医院自主定价的医疗服务项目，提出申请，并提供基础资料。

C. 参加价格政策培训，负责指导及培训本科室人员。

D. 定期开展自查自纠工作，及时纠正不规范价格行为。

E. 配合价格管理办做好本科室医疗服务价格管理、公示、政策解释、咨询与投诉。

③ 加大监管力度，制定价格管理奖惩制度。增加换药收费专项检查频次，与医务科、医保办联合督查，违规金额与科室绩效挂钩。

A. 医院建立健全价格管理奖惩制度，将此工作纳入医院年度目标考核，作为科室绩效考核的重要指标。

B. 将医务科、医保办、价格管理办等职能部门进行价格行为的自查存在问题，以及市医保局等监管存在的问题，与科室绩效考核挂钩，科室再责任追究到人。

（三）C（Check）-建立定期督导检查机制

以上措施实施一段时间后，我们进入效果的检验阶段。抽查了 2022 年 1 月 1 日至 3 月 30 日期间，存在中换药及以上的收费且病案首页手术操作名称中有＊＊镜手术的收费数据 23 人次，超标准收费有 5 人次，超标准收费占比 22％（表 15-9）。

针对一季度出现的情况，我们再进入下一个 PDCA 循环管理，继续分析存在原因并进行整改，以达到我们的预期目标——2022 年二季度下降至 5％以下。

再次抽查了 2022 年 4 月 1 日至 6 月 30 日期间有中换药及以上的收费且病案首页手术操作名称中有＊＊镜手术的收费数据 48 人次，超标准收费有 2 人次，超标准收费占比 4％（表 15-10）。

表 15-9　"换药"收费整改效果核查（20220101—0330）与再整改

"换药"收费整改效果核查（20220101—0330）与再整改

一 核查结果：核查 20220101—0330 期间换药（中）以上收费有 ** 镜加收收费有 ** 镜加收的项目有 23 人次，超标准收费有 5 人次，超标准收费占比 22%。
二 整改措施：再次告知相关科室的兼职价格管理员，要严格按照换药标准据实选择恰当的换药项目。

住院号	患者姓名	科室	项目编码	项目名称	入院时间	出院时间	换药收费数量	换药收费单价（元）	使用 ** 镜微创手术	物价办抽查情况	核实不合规收费金额＝收费数量×（收费单价－应收单价）（元）
37627×	庞×林	耳鼻喉科	W120600003	换药（中）	20220118	20220130	1	22	术中使用其他内镜加收	微创手术	7
51137×	王×珍	普外科	W120600003	换药（中）	20220121	20220219	7	22	术中使用腹腔镜加收	前纵行切口长约 10cm	49
511■9×	黄×里	小儿外科	W120600002	换药（大）	20220121	20220126	3	30	术中使用腹腔镜加收	两切口分别长约 4.0cm 及 3.0cm	45
512c6×	杨×林	心胸外科	W120600001	换药（特大）	20220211	20220310	3	54	呼吸系统诊疗加收（使用电子纤维内镜）	左侧胸壁见长约 20cm 切口	72
5133××	宾×连	普外科	W120600002	换药（大）	20220311	20220316	2	30	术中使用腹腔镜加收	微创手术	30

注：整改效果由 2021 年的 35% 下降到 2022 年一季度的 22%。

表 15-10 "换药"收费整改效果再核查 (20220401—0630) 与再整改

"换药"收费整改效果再核查 (20220401—0630) 与再整改

住院号	患者姓名	科室	项目编码	项目名称	入院时间	出院时间	换药收费数量	换药收费单价（元）	使用**镜微创手术	物价办抽查情况	核实不合规收费金额（元）
51694×	黄×转	泌尿外科	w120600003	换药（中）	20220427	20220524	5	22	术中使用腹腔镜加收	腹腔镜手术	35
36715×	林×雄	普外科	w120600003	换药（中）	20220504	20220506	1	22	术中使用腹腔镜加收	腹腔镜手术	7

一、核查结果：核查换药（中）以上收费有**镜加收费的项目有48人次，超标准收费占4%。

二、整改措施：再次告知泌尿外科、普外科兼职价格管理员，要严格按照换药标准按实选择恰当的换药项目。

注：整改效果由2022年一季度的22%下降到二季度的4%。

通过持续改进，2022 年一、二季度换药不合理人次占比率分别为 22%、4%，达到预期目标。

（四）A（Action）-下一步计划

运用 PDCA 循环法，为医院内部价格管理提供了科学的管理方法，对减少换药不合理人次占比制定了明确的目标和监测指标，针对存在的问题和原因，提出了一系列整改措施。通过加强科室内部价格培训和考核，加大监管力度，提高换药收费专项检查频次，减少不合理换药收费情况，有效提高了医护人员对价格政策的掌握程度，规范内部价格行为，最终达到了降低换药不合理收费占比的目的。下一阶段将对全院微创手术之外的换药进行专项核查，持续规范内部价格行为，合理合规使用医保基金。

（本案例撰写人：石靖云　李湖香　张江辉）

三、让"超限定频次"不再超

汕头大学医学院附属肿瘤医院是广东粤东地区唯一一所集预防、医疗、教学和科研为一体的省属非营利性三级甲等肿瘤专科医院。为加强医院医疗服务项目规范管理，保障医疗基金的合理使用及患者的合法权益，历年来汕头市医保中心每月均抽查医院临床科室出院病历，并将违规医疗服务收费项目在国家医疗保障信息平台以及广东省医保信息平台两定协同管理子系统进行反馈。为落实整改医保中心反馈的违规收费情形，汕头大学医学院附属肿瘤医院医保和价格管理办公室安排专人进行梳理分析，先后分析了 2022 年 1 月 1 日—2022 年 12 月 31 日的所有违规数据，从计划（plan）、执行（do）、检查（check）、行动（action）四阶段进行合理规范，减少"超限定频次"规则的违规现象发生。

（一）P（Plan）-归因分析并制定方案

针对"超限定频次"医保违规项目，医院召开价格管理委员会，全体价格管理委员会委员参加会议，本次会议由各个临床科室的兼职价格管理员进行头脑风暴，大家集思广益，分析各自科室出现该项目违规收费的所有原因（图 15-18），并找出主要原因，同时制定整改措施。

本次会议价格管理委员会委员共提出原因 14 个，并讨论、分析了最主要的原因六项。

① 医生未规范开医嘱，当天医生重复开了两次级别护理，护士转抄医嘱时未及时退费，造成该项目重复收费。

② 出院前护士未做好医嘱的审核、未及时查缺补漏、未及时发现"超限定频

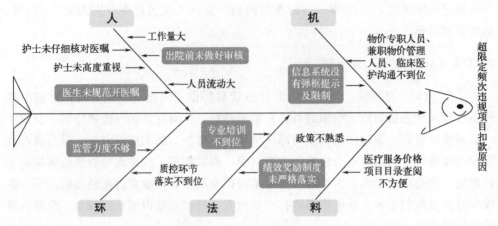

图 15-18　超限定频次违规项目扣款原因分析鱼骨图

次"项目违规收费。

③ 因临床科室医护人员流动大，护士对医保政策不熟悉，医保和价格管理办公室未及时进行医保专业培训、医疗服务价格项目收费培训。

④ 智能信息系统没有设置"超限定频次"提示，出院前未设置"超限定频次"收费弹框提示及办理出院结账限制。

⑤ 医保和价格管理办公室监管及各临床科室自查自纠力度不够。

⑥ 对于违规医疗服务项目收费纳入绩效奖励制度未严格执行。

根据以上原因分析，价格管理委员会制定管理计划，一致同意将目标值设定为：让"超限定频次"不再超，即将目标值设定为"超限定频次"规则违规发生率为 0。

针对以上原因，价格管理委员会制定了以下几个方面措施。

① 针对医生未规范开医嘱、出院前护士未做好医嘱的审核以及临床科室医护人员流动大，护士对价格政策不熟悉三个原因，医保和价格管理办公室制定院级、科级培训计划和考核，要求人人掌握价格政策。

② 完善智能信息系统提示，做到事前预警、事中监管、事后分析反馈。

③ 加强督查和整改追踪，检查分三个层级，科室自查、院内督查及院外督查，进行多层级、多角度、全方位督查。

④ 对于各地医保中心检查出的违规医疗服务收费项目纳入我院绩效考核中，视情节严重程度列入医保年终绩效考核。

（二）D（Do）-具体做法

1. 加强培训

医保和价格管理办公室多次在院周会及价格管理委员会上宣讲，以及深入临床各个科室培训。通过反复地宣讲，多层次、多场次、多形式地宣讲，深化医护人员的意识及规范医疗服务项目收费，加强医保价格政策的宣讲，特别是"超限定频次"规则的介绍，并对培训内容进行考核，每次考核通过率达到100％。

2. 建立智能审核信息系统

通过与信息科加强沟通，对智能信息系统做了两方面的调整，做到事前预警提示、事中智能审核和事后加强监管。

第一，在每个患者眉栏处增加"医保要求"四个项目，包括静脉留置针护理≤住院天数、跌倒/坠床风险评估≤2次、癌痛综合评定≤3次/周、压疮护理≤12次/天×住院天数，在这四个医保限定项目前方标注住院天数，当这四个项目超过住院天数时，字体颜色就会变为红色，非常方便护士查看及审核（图15-19）。

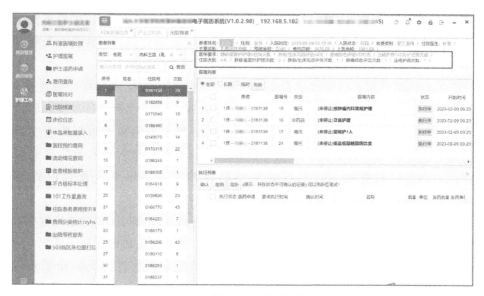

图15-19　信息系统事前预警提示

第二，对于床位费、诊查费以及护理费用如果超出住院天数时，系统会在患者出院前，护士做结账申请出院时进行弹框提示（图15-20），提示字样为"床位费或诊查费次数与住院天数不符，住院天数（多少天），诊查费收费天数为多少，请到【费用查询】补收或者退掉床位费！"护士如未予以退费，则无法为患者结账出院，属于系统强制执行退费。

通过这两个智能监控设置，护士可以快速审核以及强制务必做到准确，做到事前预警提示、事中智能审核和事后加强监管，让"超限定频次"不再超。

3. 配置价格专职人员加强督查和整改追踪

督查分三个层级的检查，多层级、多角度督查，三层级督查如下：

首先要求各临床科室兼职价格管理人员每月进行医疗服务项目收费自查，抽

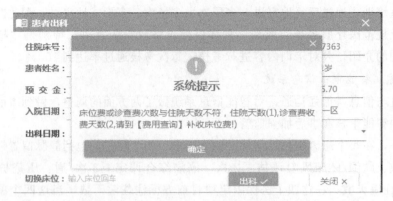

图 15-20　信息系统事中智能审核提示

查 10 个在院患者病例，并将"住院病人收费项目自查表"在每月 25 日前提交医保和价格管理办公室，如未及时自查自纠的科室，价格专职管理人员会及时督促自查。

　　医保和价格管理办公室价格专职人员按一定顺序检查临床科室，每月查 3～4 个临床科室，每个临床科室抽查 3 名在院患者医疗服务收费项目，发现问题及时反馈给临床科室护士长（兼职价格管理人员），要求临床科室根据检查项目全科核查、举一反三，分析原因并制定整改措施，专职价格管理人员负责追踪整改情况，并及时做好记录，形成完整的闭环检查，确保每项督查内容整改完成。

　　各地医保中心每月抽查医院出院病历医疗服务项目收费情况，对违规收费项目反馈在国家医疗保障信息平台以及广东省医保信息平台两定协同管理子系统，医保和价格管理办公室及时将平台反馈的数据发送给临床科室进行原因分析和落实整改。

　　三个层级同时检查，多个角度查问题，医保和价格管理办公室严格督查临床科室整改情况，确保临床科室将本科室本月出现的问题及时整改完毕。

　　4. 加强绩效考核管理制度的执行落实

　　对于各地医保中心检查出的违规医疗服务收费项目纳入医院绩效考核中，视情节严重程度列入医保年终绩效考核。落实绩效考核可提高大家的意识及重视程度，让临床科室负责人高度重视"超限定频次"规则，以达到"超限定频次"不再超的目标。

（三）C（Check）-建立定期督导检查机制

　　以上措施实施一段时间后，进入效果的检验阶段。因为广东省医保信息平台两定协同管理子系统反馈数据到 2023 年 5 月，所以将 2023 年 1～5 月数据与 2022 年

1～5月数据进行对比（图 15-21），"超限定频次"项目违规金额明显下降，特别是 2023 年 2～3 月的数据，2 月该项目违规金额低于 100 元，3 月违规金额为 144.8 元，全院仅有 2～3 个患者出现"超限定频次"违规项目，非常接近预期目标值；且 2023 年对比 2022 年 1～5 月，"超限定频次"规则违规发生率大幅度下降（图 15-22）。

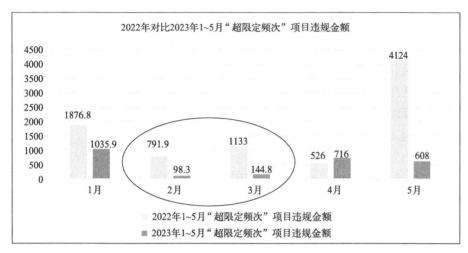

图 15-21　2022 年对比 2023 年 1～5 月"超限定频次"违规项目金额对比图

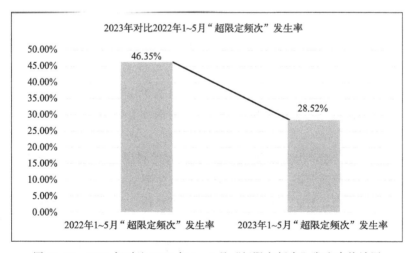

图 15-22　2023 年对比 2022 年 1～5 月"超限定频次"发生率统计图

在 1 月与 5 月该项目违规金额均有大幅度地下降，但违规金额仍接近 1000 元，而 2023 年 4 月对比 2022 年 4 月，该项目违规金额呈现上升的趋势，针对 1 月、4 月及 5 月出现的情况，确定项目管理进入下一个 PDCA 循环管理，继续分析其产生原因并进行整改，以达到我们的预期目标——让"超限定频次"不再超。

（四）A（Action）-下一步计划

经过反复调研与运行验证，医院最终形成整改文件，完善医院内部价格行为规范化管理工作制度，改善价格行为规范化管理流程，进一步实现医疗服务收费的精细化管理，促进医院的高质量发展。

智能信息系统增加了"超限定频次"规则事前预警、事中监控功能，大大降低了该项目违规收费的发生率。

加大督查机制及力度，2023年开始，临床科室须每月自查科室在院患者医疗服务收费项目，特别是"超限定频次"规则的检查。各地医保中心也在加大督查力度，每月推送医疗服务违规收费项目到医院，医院都会及时进行三层级全面督查，对存在问题及时反馈整改。将医疗服务违规收费项目纳入我院绩效考核中，并视情节严重程度列入医保年终绩效考核。

通过大力宣讲及培训医保政策，医院全体职工能够准确理解医保政策及医疗服务价格目录，科室严格按标准收费，"超限定频次"规则违规明显下降，效果显著。但是，2023年1～5月医院仍存在"超限定频次"规则违规数据，仍未达到预期目标，针对还可能存在的问题我院将进一步强化整改措施。

① 每年制定培训计划，针对"超限定频次"进行多场次宣讲，培训集中化，要求全院全员掌握该项目的合理合规收费。

② 加强信息系统智能审核，做好"超限定频次"规则的执行落实督导工作，逐步提高收费及监控效率及质量，核查出问题并及时解决处理。

③ 完善医院医保绩效奖励制度，之前对于违反医疗服务项目收费情况予以绩效扣罚，但是未执行奖励政策。在院领导的大力支持下，关于2023年全年医疗服务违规项目少、违规金额少，排名前三的临床科室予以绩效奖励，并评为医保明星科室，激发医护人员工作的积极性，提高全院对医疗服务项目规范化管理、科学化管理。

④ 对于"超限定频次"规则违规金额最大的科室，鼓励并指导其科室运用PDCA管理工具进行质量改进，降低该项目的发生率。

PDCA循环法在医院内部价格管理实际探究运用，为医院内部价格管理提供了科学的管理方法，促进医院内部价格管理体系更加科学严谨，促进医院的精细化管理，为医院切实加强经济管理、控制成本、防范收费的相关风险点提供了实操手段。医院在今后的医疗服务价格管理实践中不断总结经验，完善创新，进行下一个医院内部价格管理PDCA循环管理新模式，促进医院健康地持续发展，进一步推动医院的高质量发展。

（本案例撰写人：韩冬青　王妙君　陈丽东　陈楚英　陈铃敏　李妍）

第四节　"港澳药械通"使用及定价的实践探索

港澳药械通指医院使用临床急需、已在港澳上市的药品，以及临床急需、港澳公立医院已采购使用、具有临床应用先进性的医疗器械。

一、"港澳药械通"背景简介

中共中央、国务院于 2019 年 2 月发布《粤港澳大湾区发展规划纲要》（简称《发展纲要》）。《发展纲要》提出要充分发挥粤港澳大湾区在国家经济发展和对外开放中的支撑引领作用，增进香港、澳门同胞福祉，保持香港、澳门长期繁荣稳定。为此，国家市场监督管理总局等八部委于 2020 年 11 月发布《粤港澳大湾区药品医疗器械监管创新发展工作方案》（简称《工作方案》），积极引入港澳已上市使用的药物和医疗器械（简称"港澳药械通"），能更好服务于大湾区患者，满足港澳居民在内地的用药用械需求，实现大湾区医疗同质化。

2020 年，香港大学深圳医院（简称"港大医院"）作为"港澳药械通"政策全国首个试点单位，国家充分考虑了港大医院是国内首家深港合作的公立医院，能有效分析和论证香港、澳门地区公立医院实施较为成熟的药械，而且在香港有可利用的人力资源、真实有效的医疗数据作为支撑，引进国内的药械在有效性、安全性和可行性论证都能有一定的依据。经过该院领导和员工的共同努力，此项工作现已取得阶段性成果。

二、"港澳药械通"工作开展情况

《工作方案》提出可在指定医院使用国内未注册、在港澳已上市的药物，以及临床急需、港澳公立医院已采购使用的医疗器械，并指定港大医院为国内唯一试点单位。2021 年 4 月、5 月"港澳药械通"首药、首械先后在该医院投入临床使用。2021 年 7 月试点工作顺利展开。2021 年 8 月该政策在湾区四个城市五家医院正式扩展实施。

在制度建设方面，自 2020 年 11 月试点开始，港大医院建立完善了管理组织架构，明确责任分工，完成了从院内遴选、伦理审查、项目申报、订单采购、进口通关、配送查验、贮存出库、知情同意、授权管理、使用登记、收费管理、患者随访、不良事件监测等全流程的制度建设。由于此类药械在国内尚未注册，故在申报、采购、通关、监管等各方面均无法规可依、无先例可循。在试点期间，港大医院积极配合省级政府和相关部门，商讨解决方案，改革创新举措，填补制度空白，为"港澳药械通"政策的推广实施奠定了扎实的实践基础。

在运行管理方面，港大医院严格执行"零加成"收费政策，并按照"来源可溯，去向可追，风险可控，责任可究"的监管原则，通过严格执行管理制度、审批使用授权、设置特许药械仓库和门诊留观室、开发服药小程序、术中拍照留影等多种措施实现全流程可追溯的痕迹化管理，同时接受省、市各级政府职能部门定期或不定期的检查与督导，确保合理使用、规范收费、防止流弊。因港大医院打造了严谨规范的"港澳药械通管理样板"，广东省药监局要求其他获得使用资质的医院多次到该医院培训学习。

截至 2023 年 7 月，港大医院已获批引入 20 种药品和 11 种器械，惠及患者超 1700 人次，包括内地生活的港澳同胞、大湾区居民，还包括因为疫情影响无法返港治疗的港籍患者，因港大医院具备和香港医院相同的医疗设施，让港籍患者在该院得到良好的延续治疗。迄今，港澳、内地媒体发布逾三百篇"港澳药械通"专题报道积极宣传，引起了社会上较大的正面效应，医疗同质化初具成效。

三、药品使用概况

通过图 15-23 分析目前港大医院"港澳药械通"药品的使用，根据患者年龄段需求情况进行分析，剔除了 RH（一）血型孕母使用了抗 D 免疫球蛋白的人群，药品使用患者年龄段多在 41～55 岁区间，初步论证了由于该年龄段的患者正值壮年，家庭地位高且社会需求较大等，同时 56～70 岁年龄段的需求量也在增加。

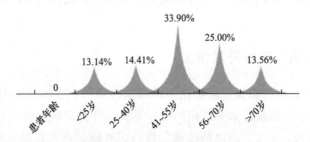

图 15-23　港澳药械通患者年龄情况

通过图 15-24 分析"港澳药械通"患者来源情况：广东省内人员占比为 31％，广东省外（不含港澳台）患者占比为 61％，境外（含港澳台）患者占比为 8％。从患者分布来源分析，虽然国家出台"港澳药械通"政策，是考虑以粤港澳大湾区患者的需求作为试点，经过两年半的试行可以发现，粤港澳大湾区以外的患者对"港澳药械通"药品的需求量更多。通过试点医院数据初步预测，在粤港澳大湾区以外的地区，"港澳药械通"适用的疾病谱和适用人群，是否考虑对需求量大的药品进行仿制，或考虑购入谈判机制。

港大医院采购的药品类型有针对孕产妇特异性血型、肿瘤（含白血病）治疗

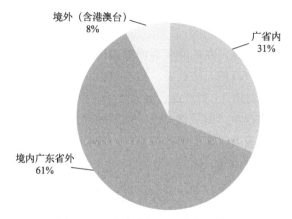

图 15-24 港澳药械通患者来源情况

类、神经系统、心血管系统类疾病的患者，由于药品价格相对昂贵，审核严谨，限定条件比较苛刻，因此使用量并不大，暂未影响科室药品占比结构。

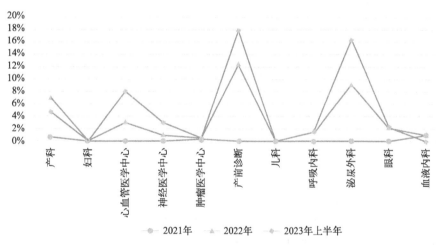

图 15-25 2021—2023 年上半年港澳药械通专科药品占比

根据图 15-25 分析，2021 年"港澳药械通"刚落地使用，药品使用费用不明显，2022 年至 2023 年上半年药品使用费用基本平衡，其中心血管中心、产前诊断和泌尿外科的使用费用较其他专业稍多。2022 年该院的药品使用费用占全院医疗费用比为 20%，"港澳药械通"药品使用费用占本科室药品使用费用，其中占比最高的是产前诊断中心约 12%，主要是 RH（一）血型孕母使用了抗 D 免疫球蛋白。2023 年上半年该院药品使用费用占全院医疗费用比为 19%，"港澳药械通"使用费用最多的科室依次是产前诊断中心、泌尿外科与心血管中心。因此，该院目前使用"港澳药械通"的药品费用对科室收入结构的影响不大。

四、医械使用概况

经过两年多的探索实施，在政府各职能部门的大力支持下，药品收费问题已得到解决，但仍有部分医疗器械无法收费。截至目前，港大医院采购的医疗器械、检验试剂和一次性使用耗材有 11 类产品。在现行收费政策要求下，引入的大部分医疗器械无法收费，医院存在"做一例、亏一例"的情况，严重制约了医疗器械的引入和使用，极大制约了该项政策的实施与推广，现就"港澳药械通定价"问题进行讨论：

(一)"港澳药械通"设备、耗材及试剂无价格项目

① 按照"港澳药械通"政策规定，引入的进口设备、耗材或试剂均为在国内未注册且无同类可替代的产品，因此开展的医疗服务项目均属新增项目，故需要申报新增医疗服务价格项目作为收费依据。如用于矫正青少年脊柱侧弯的磁力棒矫形项目。该项目用于脊柱侧弯青少年患者，通过安置磁力钛棒矫正侧弯的脊柱，术后进行体外延伸的无创治疗。申报定价：1000 元/次，该项目已于 2021 年 5 月提交立项申请，至今仍未获批。据调研，我国部分城市有相关的有创手术治疗定价，住院费均价为 10000 元/人次。由于耗材的先进性，技术的安全性，操作的无创性，治疗效果获得感也会提升，但由于漫长的定价审批流程，无法体现医务人员的劳务价值。

② 用于外周血干细胞采集物 T 细胞抗原受体（TCR）及血细胞分化簇抗原（CD）45RA 阳性细胞清除术，成本定价 33 万元，该项目用于治疗白血病患儿，取得近亲骨髓采样后，通过清除阳性细胞 45RA 技术，将可用度高的骨髓细胞移植到患儿体内，目前该技术在香港玛丽医院开展已有 10 年，生存率高。国内有需求的患儿只能到香港治疗，费用约为 200 万港币。港大医院拟开展该技术，由于政府职能部门每年仅一次集中申报新项目，该项目于 2021 年 6 月获广东省药监局批件，直至 2022 年 6 月才能提交立项申请，等候至今又一年，新增医疗服务价格项目仍未批复。

(二)医疗服务价格项目除外内容无"港澳药械通"耗材

因"港澳药械通"引进的植入性材料、一次性工具材料在国内均无使用先例，即使有相关的价格项目，但因除外内容无药械通类用途的耗材，导致这些材料无法收费。由于该政策引进的进口器械属于国际先进的医疗器械，采购价格较高，如用于脊柱侧弯手术植入钛棒使用手动延伸器（3265 元/个）、治疗儿童原发性膀胱输尿管反流的注射用聚糖透明质酸共聚物（5820 元/套，尚未包含关税等费用）等，因无法收费，医院迄今无法推广使用。

（三）"港澳药械通"药、械影响医院 DIP 病种付费

深圳市已全面推行按病种分值付费的 DIP 结算方式，由于"港澳药械通"药、械均价格昂贵，无形拉高了相应病种的费用，虽然港大医院药品占比暂时无影响，但对同类病种分值付费下，"港澳药械通"试点医院在药品耗材零加成的医改形势下，毫无优势可言，会导致做得越多，亏损越大。

五、建议

落实"港澳药械通"政策是推进粤港澳大湾区建设的重要举措之一，故即使在前期亏损情况下，港大医院仍然以极大的担当，积极引入和使用相关药械，但对部分价格高昂的器械、试剂、药品费用却无力承担。为进一步提升"港澳药械通"政策实施效果，增加引进器械品类和可惠及患者数量，并确保该项政策实行的可持续性，收费问题亟待解决。针对上述问题，我们建议如下。

（1）由于"港澳药械通"属于临床急需器械，在审批价格项目方面，建立便捷的绿色通道，给予快速立项审批；或将项目准入及定价审批权下放至广东省医疗保障局，类似国家药监局将采购"港澳药械通"的审批权下放至广东省药监局。

（2）鉴于可除外收费耗材的政策，建议药监局批复引入的"港澳药械通"植入性、一次性工具材料医保局均可同意单独收费，类似"港澳药械通"药品，只要国家医保局赋码即可收费。

（3）按特需政策收费，针对"港澳药械通"适用患者和范围非大众群体，曾有专家建议使用"港澳药械通"的项目可参照《广东省公立医疗机构特需医疗服务价格管理暂行办法》特需项目实施，但这种收费方式违背了试行"港澳药械通"临床急需，惠及百姓的初衷，不建议按特需政策推行。

（4）通过试点医院的药械使用数据，通过真实世界数据的研究结果，考虑国内患者的需求量，尤其癌症等重疾患者进口"救命药"买不起、拖不起、买不到等诉求，突出反映了推进解决药品降价保供的紧迫性。可考虑药品的仿制，如图 15-25 药品占比分析，产科和产前诊断中心使用的"注射抗 D 免疫球蛋白"，是针对 RH（一）血型阴性的孕母，预防新生儿 Rh 溶血性疾病使用，市场有较大需求，能紧跟国家提倡优生优育等政策。

（5）"港澳药械通"从引进到使用流程，已有较为完善的准入机制和监督管理制度，针对的人群个体化较强，不存在滥用现象。而且药品耗材已实行零加成，试点医院无经济效益可言，只为惠及百姓。

综上，如"港澳药械通"定价问题得到有效解决，将可加快各家试点医院引进国际先进医疗器械，惠及更多的粤港澳大湾区和内地有需求的居民。

（本节撰写人：陈红湛　林玲　曹湘萍　李喜秋　王盈）

参考文献

[1] 李丽. 我国医疗服务价格规制的理论与实证分析 [M]. 北京：经济科学出版社，2008.

[2] 于保荣，梁志强，高静，等. 医疗服务成本及价格体系研究 [M]. 济南：山东大学出版社，2012.

[3] 刘宝. 医疗服务价格研究 [M]. 上海：复旦大学出版社，2022.

[4] 金春林，王海银. 基于比价策略的医疗服务价格调整：基础与应用 [M]. 北京：科学出版社，2019.

[5] 蒋帅. 医疗服务价格形成机制与定价模型研究 [M]. 北京：经济科学出版社，2022.

[6] 邵丽娜，孙晓桐，吴晶，等. 我国通用型医疗服务项目价格空间聚集性及影响因素分析 [J]. 中国医疗保险，2023（5）：71-77.

[7] 马原，杨胤清，杨练，等. 基于机制设计理论的复杂型医疗服务项目定价模型研究 [J]. 中国卫生经济，2022，41（6）：1-4.

[8] 李洛，刘宝. 区域医疗服务价格的可比性 [J]. 中国卫生资源，2020，23（3）：228-231.

[9] 金春林，王海银. 新形势下医疗服务价格改革的挑战及发展思路 [J]. 中国卫生资源，2021，24（5）：489-491.

[10] 梁志强，于保荣，孙强，等. 我国公立医院医疗服务项目收费偏离成本情况分析 [J]. 中国卫生经济，2013，32（9）：38-41.

[11] 陆正洪. 我国现行医疗服务价格成本补偿结构研究 [J]. 中国卫生经济，2014，33（12）：63-65.

[12] 刘芳，杨军. 医疗服务价格和医疗服务成本的分析研究 [J]. 中国卫生经济，2011，30（3）：58-60.

[13] 王晓昕，张媚，许敏，等. 基本医疗服务价格的经济学特征及政策启示 [J]. 中国卫生经济，2021，40（6）：36-39.

[14] 闫晋洁，王卫红，张凯龄. 公立医院特需医疗服务价格管理现状及趋势探索：基于成本核算视角 [J]. 中国卫生经济，2018，37（8）：54-56.

[15] 王海银，金春林. 我国医疗服务价格与经济水平协调发展研究 [J]. 中国医疗保险，2022（10）：23-26.

[16] 潘敏，黄茂娟，吴颖敏，等. 医疗服务价格水平差异对公立医院财务状况影响的实证分析 [J]. 中国卫生经济，2016，35（8）：65-68.

[17] 谭玲，邓萱，张媚，等. 医疗服务价格水平差异评价及政策启示——以四川省为例 [J]. 中国卫生政策研究，2015，8（12）：47-51.

[18] 楚天舒，韩雅慧，张晨曦，等. 长三角地区医疗服务项目价格结构比较研究 [J]. 中国卫生经济，2023，42（1）：57-61.

[19] 林燕羹，刘宝. 我国新增医疗服务价格项目管理现状与对策研究 [J]. 中华医院管理杂志，2021，37（11）：878-882.

[20] 袁加，陈刚，冯骊琛. 新增医疗服务价格项目管理探讨 [J]. 中国卫生经济，2020，39（8）：51-53.

[21] 郑大喜，谢雨晴，吴静．典型地区新增医疗服务价格项目成本测算的比较分析 [J]．中国卫生经济，2021，40（2）：56-61．

[22] 徐静晗，李天舒，朱倩，等．基于时间驱动作业成本法的新增医疗服务项目成本测算 [J]．中国卫生经济，2021，40（09）：68-70．

[23] 郑大喜，付华．医疗服务项目成本测算政策回顾、实施难点及解决办法分析 [J]．中国医疗保险，2023（4）：31-40．

[24] 肖佳，廖惠英．药品零差率下医疗服务项目成本核算及比价关系分析 [J]．中国卫生经济，2019，38（2）：46-48．

[25] 肖蕾，张娟．面向决策应用的公立医院成本核算机遇、挑战及策略研究 [J]．中国卫生经济，2023，42（1）：73-76．

[26] 邹俐爱，邓婕，谢金亮．医院价格风险管理探讨 [J]．中国卫生经济，2015，34（11）：47-49．

[27] 林凯，王振宇，戴笑韫，等．医疗服务价格调整对公立医院收入结构的影响研究——基于成分数据分析方法 [J]．中国医院管理，2021，41（4）：47-51．

[28] 李天俊，滕世伟，杨华，等．医院医疗服务收费管理常见问题分析 [J]．中华医院管理杂志，2022，38（10）：724-727．

[29] 李彤冰，侯伟，刘仁昭，等．新形势下公立医院内部价格管理体系建设探索 [J]．中国卫生经济，2020，39（12）：63-65．

[30] 陈敏亚，郑孔林，满祎．医嘱闭环管理在我院的应用 [J]．中华医院管理杂志，2012，28（11）：858-859．

[31] 刘惠娟，劳幼华，王东来．电子医嘱与收费项目匹配在医院的实施及推广 [J]．中国卫生经济，2014，33（3）：83-85．

[32] 刘佳玉，王欣，孙晶晶，等．医疗机构医保智能审核系统的设计与应用 [J]．中华医院管理杂志，2022，38（2）：97-100．

[33] 梁允萍，冯欣．运用大数据思维改进公立医院内部价格管理 [J]．中华医院管理杂志，2018，34（5）：433-436．

[34] 李洛，刘宝．长三角医保一体化视野下的医疗服务价格现状分析 [J]．中华医院管理杂志，2021，37（11）：873-877．

[35] 仲原，田红，江其玫，等．公立医院医疗服务价格动态调整模型构建与应用 [J]．中华医院管理杂志，2022，38（2）：81-86．

[36] 蒋昌松，蒋婷，王鑫，等．复杂型医疗服务项目价格调整方法——基于模拟市场机制设计 [J]．中国医疗保险，2022（10）：5-10．

[37] 马原，杨练，杨胤清，等．复杂型医疗服务项目定价模型优化研究：报价奖励的设定 [J]．中国卫生经济，2022，41（12）：56-58．

[38] 邹俐爱，郑普生．公立医院价格话语权研究 [J]．中国卫生经济，2010，29（9）：38-40．

[39] 蒋帅．基于成本与价值导向的医疗服务项目定价模型研究 [J]．中国卫生经济，2021，40（11）：47-50．

[40] 郑大喜．典型地区医疗服务价格动态调整方案比较、实施经验与启示 [J]．中国卫生经

济，2022，41（6）：44-50.

[41] 郑大喜，史金秀，王莉燕．试点城市医疗服务价格动态调整机制建立、运行进展与启示
[J]．中国卫生经济，2023，42（5）：58-62.

[42] 郑大喜．医疗服务价格动态调整触发评估指标、规则比较与启示[J]．中国医疗保险，
2023（3）：64-71.

[43] 于丽华．2012年版《全国医疗服务价格项目规范》应用中的政策衔接与调整策略[J]．中
华医院管理杂志，2016，32（5）：355-358.

[44] 张慧，于丽华，张振忠．我国医疗服务项目定价方法探析[J]．中国卫生经济，2014，33
（7）：61-62.

[45] 邹俐爱．构建医院价格管理者"三基"知识体系的探索[J]．中国卫生经济，2018，37
（12）：61-63.

[46] 黄华波．立足新起点　迎接新挑战　推进基金监管工作新跨越[J]．中国医疗保险，
2021，（4）：6-8.

[47] 马雄伟．业财融合视角下的医院物价管理创新应用[J]．中国总会计师，2018，（2）：
130-132.

[48] 易懿，阚军，郑万会，等．医院医疗服务计费智能纠错系统研究与应用[J]．中华医院管
理杂志，2019，35（8）：669-673.

[49] 王亚铁．医保监管中手术收费违规场景分析及医疗服务价格调整建议[J]．中国医疗保
险，2022（8）：85-87.

[50] 雷咸胜．我国医保基金监管现存问题与对策[J]．中国卫生经济，2019，38（8）：31-33.